Pilates für Läufer

DANKSAGUNG

Dieses Buch ist für Tanja, die mich in jeder Hinsicht beim Schreiben des Buchs unterstützt hat. Ganz herzlichen Dank für deinen wertvollen Rat und deinen moralischen Zuspruch in einer Zeit, in der meine Gedanken oft von den Auswirkungen der Corona-Pandemie in Anspruch genommen wurden.

Ein besonderer Dank gilt auch dem Verlag Meyer & Meyer, der sein Vertrauen in mich als Soloautor gesetzt hat. Ebenso danke ich der Firma Togu, die ihre hervorragenden Trainingsgeräte zur Verfügung gestellt hat und sich verantwortlich zeigt für die vielen wundervollen Fotos in diesem Buch.

Abschließend gilt mein Dank natürlich auch der Unterstützung des Deutschen Pilates Verbands.

Christian Lutz, Hamburg, Mai 2020

Hinweise

Aus Gründen der besseren Lesbarkeit haben wir uns entschlossen, durchgängig die männliche (neutrale) Anredeform zu nutzen, die selbstverständlich die weibliche mit einschließt.

CHRISTIAN LUTZ

PILATES *für* LÄUFER

EINFACH BESSER LAUFEN

Meyer & Meyer Verlag

Pilates für Läufer

Bibliografische Information der Deutschen Nationalbibliothek
Die Deutsche Nationalbibliothek verzeichnet diese Publikation in der Deutschen Nationalbibliografie; detaillierte bibliografische Details sind im Internet über <http://dnb.d-nb.de> abrufbar.

Auckland, Beirut, Dubai, Hägendorf, Hongkong, Indianapolis, Kairo, Kapstadt,
Manila, Maidenhead, Neu-Delhi, Singapur, Sydney, Teheran, Wien

Member of the World Sport Publishers' Association (WSPA)

Gesamtherstellung: Print Consult GmbH, München

MIX
Paper from responsible sources
FSC® C084279

ISBN 978-3-8403-7730-3
E-Mail: verlag@m-m-sports.com
www.dersportverlag.de

INHALT

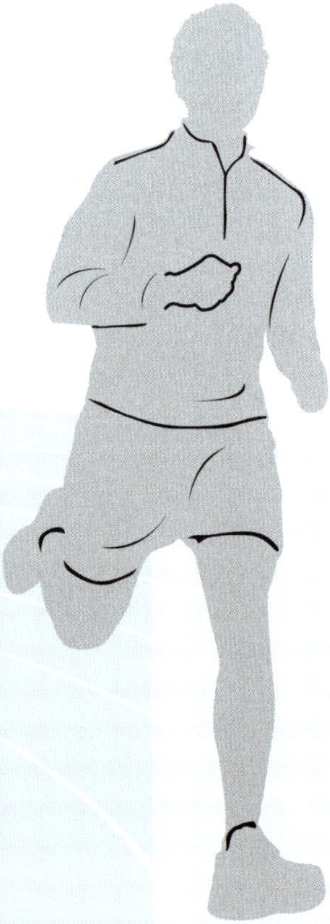

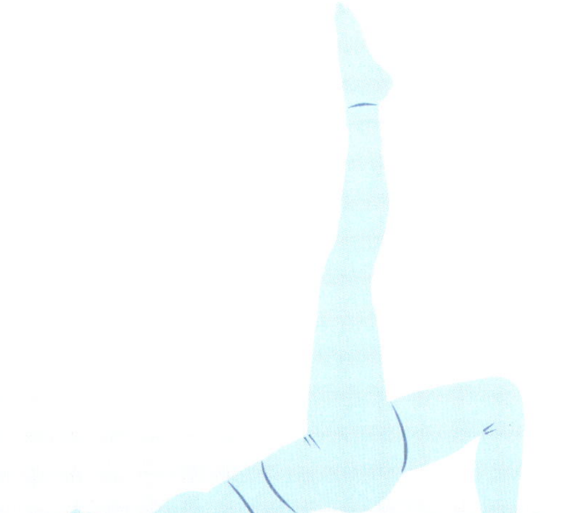

KAPITEL 1

VORWORT DES AUTORS

Ich laufe gern. Ich bin immer gern gelaufen. Schon als Kind hat mich mein Vater zum Laufen mitgenommen. Das war für ihn mit Sicherheit kein besonders effizientes Training, aber wir hatten eine wunderbare gemeinsame Zeit in der Natur. So war für mich das Laufen von Anfang an mit Gemeinschaft, Freude und Natur verbunden.

Als Jugendlicher und Erwachsener habe ich diese Tradition beibehalten. Laufen mit Freunden, möglichst in der Natur und nicht durch die Straßen der Stadt. Bei dieser Gelegenheit wurden die neuesten Geschichten ausgetauscht, Probleme gelöst und vieles mehr. Das Laufen funktionierte quasi von selbst und häufig stundenlang.

Der Wald beginnt nur wenige hundert Meter hinter meinem Elternhaus und so war es ein Leichtes, der Stadt zu entfliehen und den Kopf frei zu bekommen. Um diese Lebensqualität zu erhalten, habe ich mir, wo immer es mich in meinem Leben hingeführt hat, erst einmal eine schöne Strecke in der Natur zum Laufen gesucht.

Warum ich Ihnen das alles erzähle? Weil es offensichtlich vielen Menschen anders ergeht: Obwohl sie regelmäßig und mit guten Vorsätzen laufen, haben sie das Gefühl, nicht dafür geeignet zu sein, quälen sich häufig, haben eigentlich keinen Spaß an der Bewegung und laufen lediglich aufgrund ihrer Überzeugung, der Gesundheit etwas Gutes zu tun. Auch, wenn es sich offensichtlich für sie nicht so anfühlt.

Und aus einem sehr aktuellen Anlass. In der aktuell schwierigen Situation der Corona-Pandemie, da Sportanlagen und Fitnessstudios geschlossen sind, sehen viele Menschen das Laufen als einzige Möglichkeit, um fit zu bleiben und so wird mir jeden Tag, wenn ich an der Alster meine Runden drehe, vor Augen geführt, dass der moderne Mensch verlernt hat, zu laufen!

Dabei gibt einem das Laufen, wenn man es richtig angeht, mit der Zeit mehr zurück, als man am Anfang investieren muss.

Um Spaß und Freude beim Laufen zu empfinden, muss man es langsam angehen lassen und sich körperlich auf die Belastung vorbereiten. Genau wie ein Profiläufer, der sich auf einen bestimmten Wettbewerb vorbereitet, seinen Körper lange im Vorfeld auf dieses Ereignis einstellt (sonst würde er nämlich Gefahr laufen, sich zu verletzen und seine Teilnahme an dem Wettbewerb zu gefährden), sollten auch Sie als Freizeitläufer, ob Einsteiger oder erfahrener Läufer, darauf achten, dass Sie fit genug für die Laufleistung sind, die Sie sich vorgenommen haben.

Richtig! Sie sollten fit genug sein, um zu laufen, nicht umgekehrt. Das ist die schlichte, aber magische Formel, mit der Sie ein Leben lang mit Freude laufen werden.

Was Sie dafür brauchen? Ich habe die Pilates-Methode als perfekte Ergänzung zu meinem Lauftraining gefunden. Laufen und Pilates ist eine wunderbare Kombination. Das Verbessern von Kraft, Koordination, Mobilität, Haltung, Atmung und das Auflösen körperlicher Defizite, die mich beim Laufen einschränken, kann ich mit Pilates prima erreichen. Das Laufen beschert mir ein Trainingserlebnis in der Natur und die Verbesserung der Herz-Kreislauf-Belastbarkeit, die beim Pilates nur schwer zu erreichen ist.

In der Kombination halten sie (Laufen und die Pilates-Methode) mich körperlich fit und gesund sowie geistig entspannt. Und genau wie beim Laufen bleibe ich mit dem Pilates-Mattentraining unabhängig von aufwendigem Equipment oder einem festen Trainingsort. Beides, Pilates und Laufen, kann ich immer und überall ausführen: zu Hause, auf Reisen oder im Urlaub.

Mit diesem Buch möchte ich Sie von dieser wundervollen Wechselwirkung überzeugen und Pilates als einen unverzichtbaren Bestandteil Ihres Trainings etablieren.

Ich wünsche Ihnen viel Freude beim Lesen des Buchs und vor allem beim Ausführen der Übungen und Übungssequenzen.

Christian Lutz

Mai 2020, Hamburg

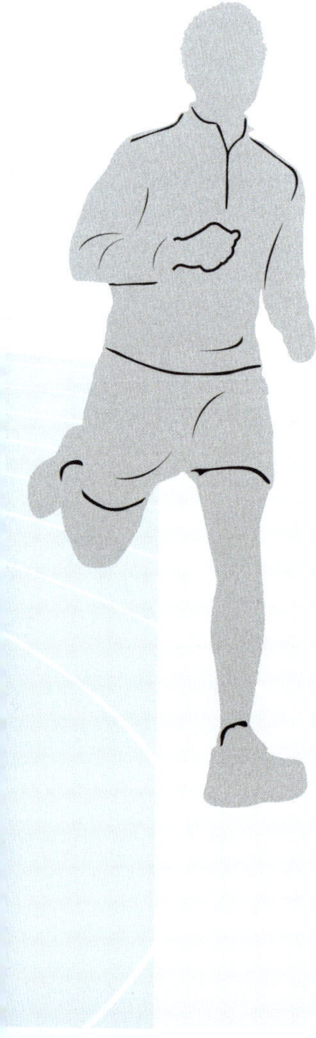

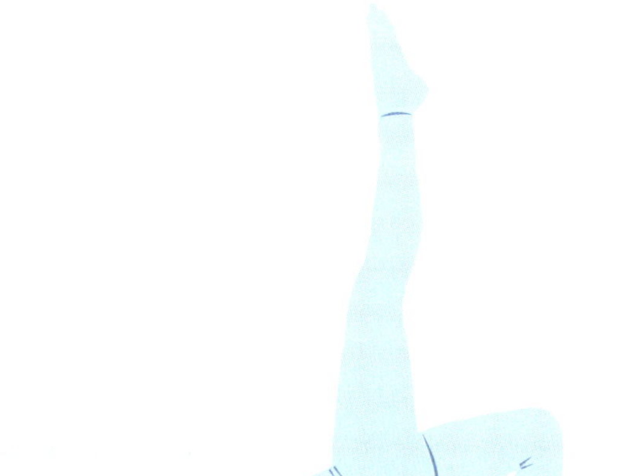

KAPITEL 2

EINLEITUNG

Dies ist ein Buch über die natürlichste Sache der Welt, das Laufen. Keine Frage, der Mensch ist der geborene Läufer.

Die Geschichte der Menschwerdung begann vor etwa vier Millionen Jahren. Sie begann mit der Aufrichtung zum Zweibeiner und der Vermenschlichung des Fußes. Seit diesem Zeitpunkt hat sich der menschliche Körper kontinuierlich weiterentwickelt. Zum besten Läufer auf diesem Planeten. Der Mensch ist nicht der schnellste oder stärkste Läufer, aber er ist aufgrund eines ausgeklügelten Kühlungssystems und, wie wir wohl heute sagen, einer sehr nachhaltigen Energiebereitstellung, praktisch nicht ermüdbar. Unser ganzer Körper ist darauf ausgelegt, Stunden und Tage zu laufen.

Wenn wir uns anstrengen, ist es unsere spärliche Körperbehaarung und die Fähigkeit zu schwitzen, die unseren Körper vor Überhitzung schützt. Ein perfektes Zusammenspiel aus Muskeln und Bindegewebe schafft ein Bewegungssystem, das aufgrund seiner elastischen Eigenschaften bei einer gleichmäßigen Geh- und Laufbewegung die benötigte Energie weitestgehend im System halten kann und sie nur in verschiedene Energieformen umwandelt. So muss für unsere Fortbewegung nur ein geringer Energieanteil durch zusätzliche Muskelarbeit immer wieder neu bereitgestellt werden. Das ist gelebte Nachhaltigkeit!

Was das mit Ihnen zu tun hat? Sie sind Wochenendläufer, Einsteiger, Fortgeschrittener oder Profi? Sie überlegen, mit dem Laufen zu beginnen, möchten Ihre Gesundheit verbessern oder haben sich vorgenommen, in Zukunft 5 km, 10 km, einen Halbmarathon, einen Marathon oder noch weiter zu laufen? Machen Triathlon oder eine andere Sportart, bei der das Laufen Teil des Trainings ist?

Dann ist dieses Buch für Sie! Warum? Die Pilates-Methode wird Ihnen helfen, der Läufer zu sein, der Sie gerne sein möchten. Sie wird Ihnen die Kraft, Mobilität, Haltung, Koordination und Atmung geben, die Sie brauchen, um natürlich zu laufen.

Denn die Realität sieht für viele anders aus! Das viele Sitzen in Freizeit, Beruf und beim Autofahren fordert seinen Tribut. Der menschliche Körper ist ein lebendiges, sich ständig veränderndes Meisterwerk. Er ist ein perfektes Abbild seiner Umwelt und kann sich wunderbar den vorherrschenden Gegebenheiten anpassen. Er ist der perfekte Spiegel seines Alltags und gibt sich die Struktur, die ihm dabei hilft, möglichst wenig Energie zu verbrauchen.

Überflüssige, weil nicht benutzte Gewebe und Leitungsbahnen werden einfach ab- und umgebaut. Aus einem Bewegungskörper wird so nach und nach ein Sitzkörper. Da ihm dies in nur wenigen Jahren nicht perfekt gelingen kann, bereitet uns unsere sitzende Lebensweise vielfältige Probleme: orthopädische und internistische. Der Rücken schmerzt, die Hexe schießt, der Nacken ist verspannt.

Typische Wohlstandserkrankungen infolge Übergewicht, Bluthochdruck, Tabak- und Alkoholmissbrauch drohen. Wir bemerken, dass sich etwas ändern muss und erinnern uns daran, wozu wir ursprünglich bestimmt sind. Uns zu bewegen, zu gehen und zu laufen! Aber wir vergessen, dass unser Körper auf die Belastung des Laufens vorbereitet werden muss – wir müssen uns fit machen, um zu laufen!

Sie erkennen sich hier nicht wieder? Sie sind fit, gesund und trainiert? Sie laufen regelmäßig oder haben sogar schon lange Läufe bestritten? Lesen Sie trotzdem weiter. Ich verspreche Ihnen, es lohnt sich.

2.1 Was ist Pilates und warum sollten Sie als Läufer nach der Pilates-Methode trainieren?

Die Pilates-Methode ist ein Trainingssystem, das auf den Grundpfeilern Haltung (Alignment), Rumpfkraft (Zentrierung) und Atmung basiert. Regelmäßig ausgeführt, verbessert Pilates die Haltung des Läufers und verhilft zu mehr Kraft, Mobilität, verbesserter Atmung sowie zu gesteigerter Koordination und Balance. Sie werden vor Verletzungen geschützt und bestehende Beschwerden werden beseitigt.

Üben nach der Pilates-Methode kann für Sie den Unterschied ausmachen, ob Sie mit guter Haltung, erhobenen Hauptes und Leichtigkeit Ihr Ziel erreichen oder sich mit vorgeschobenem Kopf, runden Schultern und schweren Schritten über die Ziellinie schleppen.

2.2 Laufen und die Pilates-Methode – ein perfektes Paar

Laufen ist Trend und Faszination. Nicht nur in Zeiten des Corona-Virus entdecken Jahr für Jahr immer mehr Menschen das Laufen für sich. Der Läufer besitzt die Freiheit, seinen Sport immer und überall ausführen zu können. Einerlei, ob jung oder alt, Menschen aus allen Bevölkerungsgruppen laufen regelmäßig, um Stress abzubauen, die Stimmung zu heben und um das Risiko typischer Wohlstandskrankheiten wie Übergewicht, Bluthochdruck und Diabetes zu senken.

INTERNISTISCHE FAKTOREN, DIE POSITIV BEEINFLUSST WERDEN:

- Das Übergewicht – hoher Body-Mass-Index (BMI) – wird reduziert.
- Blutfette und Cholesterinspiegel werden gesenkt.
- Der Bluthochdruck wird gesenkt.
- Das Diabetesrisiko wird gesenkt.
- Das Gichtrisiko wird gesenkt.
- Depressionen werden gelindert oder vermieden.
- Die Kognition wird verbessert.
- Es hält allgemein körperlich und mental jung.

Aus orthopädischer Sicht hält das Laufen unseren Bewegungsapparat gesund, erhöht die Resilienz von Knochen, Gelenken, Muskeln sowie des Bindegewebes und hält uns jung. Nicht umsonst sagt der Volksmund: Wer rastet, der rostet.

Richtig ausgeführt, werden Faszien, Knochen und Muskeln gestärkt und die Gelenke geschont. Die regelmäßigen Stoßbelastungen des Laufens halten die Gelenke gesund und sorgen für ihre Ernährung. Dagegen führen Schonung und Nichtbelastung zu Abbauprozessen und Schäden. Gleiches gilt für alle anderen Anteile unseres Bewegungsapparats: Knochen, Bindegewebe, Muskeln.

Muskelzellen werden zu Fett- oder Bindegewebszellen umgebaut, das Bindegewebe verliert seine Elastizität und Widerstandsfähigkeit und die Knochen ihre Fähigkeit, uns zu tragen. Use it or loose it.

Aber Laufen ist auch eine sich ständig wiederholende, gleichbleibende Abfolge von Bewegungen, die dazu führt, bestimmte Strukturen des Körpers mehr zu belasten und andere weniger. Ohne einen Ausgleich und gute Vorbereitung kann dies mit der Zeit zu Dysbalancen von Muskeln und Bindegewebe führen, die in der Folge Beschwerden verursachen.

Jeder Schritt bedeutet einen Aufprall des Körpers mit dem bis zu Fünffachen des eigenen Körpergewichts auf den Boden. Diese Kraft wird durch den Fuß, das Bein, das Becken, die Wirbelsäule bis zum Kopf übertragen. Jede Schwäche oder anatomische Fehlhaltung kann so mit der Zeit Beschwerden und Verletzungen auslösen.

Dass dies keine Schwarzmalerei ist, zeigt die Statistik. Etwa 50 % aller Läufer verletzen sich Jahr für Jahr während des Laufens – teilweise so schwer, dass sie für eine Zeit lang ihr Training einstellen müssen. Bei etwa 80 % zwickt und zwackt es mindestens einmal im Jahr in der Wade, im Kreuz, in den Oberschenkeln oder an anderer Stelle.

Wenn aber doch Laufen die natürlichste und ursprünglichste Fortbewegung des Menschen ist, klingt diese Tatsache nicht genauso absurd, als würden sich 50 % der Vögel verletzen, weil sie fliegen?

Was machen wir falsch?

Viele unterschiedliche Studien zu diesem Thema kommen zu einem ziemlich einhelligen Ergebnis. Die Belastung durch das Training ist höher als die Belastbarkeit des Körpers. Sind wir doch nicht zum Laufen geboren? Die Antwort lautet eindeutig: Ja, wir sind zum Laufen geboren, aber ....

Genauso, wie unser Körper sich die letzten vier Millionen Jahre an die Fortbewegung auf zwei Beinen angepasst hat, passt er sich an unsere heutige sitzende Lebensweise an. Sitzen beim Frühstück, sitzen auf dem Weg zur Arbeit, sitzen während der Arbeit, vielleicht ein wenig Bewegung danach, dann aber ab aufs Sofa und danach ins Bett. Und das Ganze beginnt schon im Kindesalter mit Vorschule und Schule. Wie soll auf diese Weise ein funktioneller und belastbarer Bewegungsapparat entwickelt werden?

Gesundes und effizientes Laufen basiert auf einer guten Ausrichtung des Skeletts und der Gelenke, kraftvollen Muskeln und auf einem Bindegewebe, das elastisch und widerstandsfähig genug ist, um uns zu schützen und zu bewegen sowie auf einem Nervensystem, das alle diese Systeme zu gesunden und effizienten Bewegungen verknüpft.

Jeder Mensch kann laufen, aber bevor er mit dem Laufen beginnt, muss er sich dafür fit machen. Das Skelett und die Gelenke müssen in eine Ausrichtung gebracht werden, sodass das myofasziale System (Muskeln und Bindegewebe) effizient arbeiten kann. Muskeln und Bindegewebe müssen kraftvoll und beweglich genug sein, die Lasten, die auf den Körper wirken, sicher aufzufangen und in Bewegung umzuwandeln. Das Nervensystem muss die Daten, die es aus einer Unzahl von Rezeptoren erhält, auswerten und umsetzen können.

All dies ist erlernbar. Wichtig ist, dass dem Körper die Zeit gegeben wird, sich an Trainingsreize anzupassen und jeder Trainingsreiz von seiner Stärke her gut gewählt ist (nicht zu gering und nicht zu stark). Sie müssen sich schulen, Ihren Körper wahrzunehmen, Signale zu hoher Trainingsintensität zu erkennen und die Regenerationszeiten einhalten.

Pilates ist die perfekte Methode, Sie auf das Laufen vorzubereiten und Ihre Laufleistung hinsichtlich Effizienz und vor allem Gesundheit und Verletzungsprophylaxe zu verbessern. Sie erlernen die Grundlagen einer guten Haltung, die ein effizientes Laufen erst ermöglicht. Sie stärken die richtigen Muskeln, die Ihrem Rumpf Kraft und Aufrichtung geben, die Sie bewegen und stabilisieren. Sie verbessern Ihre Mobilität und Elastizität, um Ihre Laufform zu optimieren, Energie zu sparen und Kräfte, die auf Ihren Körper wirken, zu dämpfen.

Mithilfe der Pilates-Methode üben Sie mit ruhigen und bewussten Bewegungen im Einklang mit Ihrer Atmung. Das Verständnis für Bewegung wird geschult, die Eigenwahrnehmung (Propriozeption) geschärft und die Atmung verbessert. Das Nervensystem wird mit speziellen, auf das Laufen abgestimmten, rhythmischen Übungen geschult.

Die Pilates-Methode wird Ihnen helfen, Einseitigkeiten auszugleichen und Ihre Schwächen zu Stärken zu machen. Nach einer Einführung in die Entstehung und die Grundlagen der Pilates-Methode werden Sie die wichtigsten Pilates-Übungen für ein erfolgreiches und gesundes Laufen kennenlernen.

Einfache Tests Ihrer Mobilität, Kraft und Koordination werden Ihnen helfen, zu erkennen, wie weit Ihre körperlichen Fähigkeiten auf dem Weg zum optimalen Laufen schon entwickelt sind.

Zusätzlich zu den Übungen der Pilates-Methode werden Ihnen im weiteren Verlauf des Buchs fünf Stufen zum Erreichen einer optimalen Laufform vorgestellt. Zu jeder Stufe werden weitere Übungen präsentiert, die Ihnen helfen werden, sich zu entwickeln. So werden Sie die Sie einschränkenden Einflüsse beseitigen und die Basis schaffen, um mit Freude und Leichtigkeit zu laufen.

2.3 Gut Ding will Weile haben

Wer einst fliegen möchte, muss zuerst gehen, laufen und stehen können.

Friedrich Nietzsche

Dieses Buch favorisiert keine spezielle Lauftechnik. Mein Ziel ist es, Ihre Wahrnehmung und Ihr Verständnis für Ihren Körper zu verändern. Ich möchte Sie darin unterstützen, Ihre Bewegungen bewusster wahrzunehmen und auszuführen. Auf diese Weise werden Sie Ihre Bewegungen verbessern und lernen, Ihre körperlichen Grenzen zu erkennen und zu respektieren, denn Läufer neigen häufig dazu, zu hart zu trainieren und zu wenig für ihre Regeneration zu tun.

Lernen Sie, Beschwerden (ein schmerzendes Knie, ein Zwicken in der Wade u. Ä.) als ein Signal des Körpers zu verstehen, dass noch nicht alle körperlichen Fähigkeiten vollständig entwickelt sind und nehmen Sie sie als Hinweis, woran Sie mit welchen Übungen gezielter arbeiten sollten. Durch diese Herangehensweise beseitigen Sie nicht nur eine lästige Beschwerde, sondern Sie lösen auch eine Blockade im Körper, ähnlich dem Lösen einer Bremse, die Sie bisher daran gehindert hat, leichtfüßiger, schneller und effizienter zu laufen.

All dies braucht natürlich seine Zeit und Durchhaltevermögen. Veränderungen geschehen nicht von heute auf morgen und vielleicht müssen Sie Ihren aktuellen Laufumfang reduzieren. Aber es lohnt sich. Es ist ein Weg, auf den man sich begibt. Ein Weg, den man konsequent beschreiten muss und der tägliches Üben erfordert.

Aber, keine Angst, wir reden über lediglich 15-20 Minuten tägliches Training Ihrer Wahrnehmung, Kraft, Mobilität, Koordination und Atmung (Sie können natürlich mit der Zeit auch gerne mehr machen). Hierbei können Sie die Pilates-Programme durchführen oder an einem der fünf Punkte zur optimalen Laufform arbeiten und so gezielt Ihre Schwächen zu Stärken machen.

Dieses Buch wird Sie und Ihr Laufen verändern, wird Ihre Freude am Laufen steigern, Sie darin unterstützen, leichtfüßiger, schneller und weiter zu laufen. Und darüber hinaus Ihre Beschwerden beseitigen, Verletzungen vorbeugen und Ihre Erholung fördern.

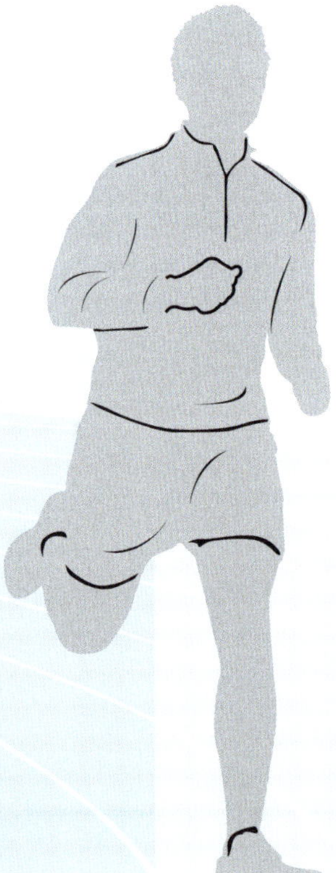

KAPITEL 3

DIE PILATES-METHODE

Für mich ist Pilates das A und O. Kleine Bewegungen, die nach Hausfrauensport aussehen, dabei aber abartig reinhauen. Man kann sich dadurch viele Verletzungen und andere Dramen ersparen.

Interview mit Jan Frodeno, Triathlon, Ironman-Hawaii-Sieger 2019, Die Welt, „So überstehen Sie das Abenteuer Ironman", veröffentlicht am 26.09.2014

3.1 Was ist die Pilates-Methode?

Die Pilates-Methode ist ein Ganzkörpertraining, benannt nach ihrem Begründer Joseph Hubertus Pilates (1883-1967). Ursprünglich *Contrology* genannt, ist das Ziel der Pilates-Methode, das natürliche Bewegen und das Atmen zu fördern. Auf diese Weise werden Haltung, Bewegung und Körperbewusstsein verbessert.

What we are really trying to do is, to teach people to move better.

Lynne Robinson, Director Body Control Pilates, in Runner's World vom 14.12.2018

Joseph H. Pilates schuf ein System mit über 500 Übungen, das den Körper gleichmäßig trainiert und mehr als nur die großen sichtbaren Muskeln der Körperoberfläche fördert. Das Training zielt besonders auf die tiefen Muskeln des Körpers, die die Wirbelsäule und Gelenke stabilisieren und die Bewegungen verfeinern. So wird eine gleichmäßige Entwicklung von Muskeln zur Stabilisation und zur Bewegung gefördert und muskuläre Dysbalancen werden vermieden.

Eine Rezension verschiedener Studien über die Wirkung der Pilates-Methode im PLOS-ONE-Magazin aus dem Jahr 2014 (Vol. 9, Issue 7) legt nahe, dass durch Pilates-Übungen z. B. chronische Rückenschmerzen gelindert und beseitigt werden.

Die Pilates-Übungen sind zu einem Teil als Mattentraining mit dem eigenen Körper und mit dem Einsatz verschiedener Kleingeräte (Pilates-Ball, elastisches Band, Pilates-Rolle, Pilates-Ring etc.) konzipiert und zu einem anderen Teil an von Joseph Pilates selbst entwickelten Trainingsgeräten, wie dem *Reformer*, dem *Trapeztisch* und dem *Wunda Chair*.

Das Üben in geschlossenen kinetischen Ketten an den Trainingsgeräten bietet den Vorteil, dass neue Bewegungsabläufe leichter erlernt und Bewegungskorrekturen leichter durchgeführt werden können. Das Training auf der Matte hingegen ermöglicht es, immer und überall trainieren zu können.

Die Pilates-Methode bietet eine Vielzahl von Übungen und deren Abwandlungen, die es jedem erlauben, unabhängig von Alter und körperlicher Fitness, sie mit einem gesunden Maß an Neugierde, Offenheit für neue Bewegungserfahrungen und Durchhaltevermögen zu erlernen.

Obwohl schon an die 100 Jahre alt, ist die Pilates-Methode ein modernes Trainingssystem, das die Ansprüche und Bedürfnisse der heutigen Zeit voll erfüllt. Auch nach dem Tod von J. H. Pilates wurde das System weiterentwickelt und aktuelle Erkenntnisse der Wissenschaft und der Trainingslehre integriert.

In diesem Buch werde Ihnen nur Übungen auf der Matte vorgestellt. Ich empfehle Ihnen aber, bei Gelegenheit auch einmal in einem Pilates-Studio unter der Anleitung eines gut geschulten Trainers die Übungen an den Pilates-Geräten auszuprobieren.

3.2 Warum Läufer Pilates machen sollten

Dem Läufer bietet die Pilates-Methode die Chance, mit guter Haltung und gesunden Bewegungen zu laufen sowie die Atemfunktion zu optimieren. Die funktionellen Übungen der Pilates-Methode helfen Ihnen, einen Körper in Balance zu entwickeln, der sowohl die Aufgaben des Alltags bewältigen kann als auch darüber hinaus genügend Energie für Freizeitaktivitäten wie das Laufen in Reserve hat.

Durch das gleichmäßige Training der gesamten Muskulatur des Körpers wird die Aufnahme des Sauerstoffs in den Muskel optimiert. Neben der Steigerung der VO_2max ist dies der entscheidende Faktor für eine optimale Sauerstoffversorgung des Körpers beim Laufen. Durch die bessere Verwertung des Sauerstoffs in den Muskeln werden Sie ausdauernder und schneller laufen. Nur 2-3 Pilates-Einheiten pro Woche werden dazu beitragen, diesen positiven Effekt zu erzielen.

> *In 10 sessions you will feel the difference. In 20 you will see the difference. And in 30 you will have a whole new body.*
>
> *Pilates (1945/2003)*

Pilates ist ein kraftvolles, gleichzeitig sanftes Training, das Ihnen hilft, Stress abzubauen. Das Üben der Atmung, das bewusste Wahrnehmen des Körpers und seiner Bewegungen sowie das Erlernen einer guten Haltung und gesunder Bewegungsmuster wird Ihnen helfen, mentalen und körperlichen Stress beim Laufen und in Ihrem Alltag zu erkennen und abzubauen.

So können typische Quellen von Beschwerden, z. B. des Rückens, des Nackens, der Schultern, der Knie, der Hüften sowie der Füße erkannt, gelindert und schließlich ganz beseitigt werden. Auch werden Sie die Anzeichen von Überlastung schneller erkennen und sich so vor den Folgen eines Übertrainings schützen.

> *„I must be right. Never an aspirin. Never injured a day in my life. The whole country, the whole world, should be doing my exercises. They´d be happier.“*
>
> *Pilates (1945/2003)*

Die Kontrolle über seinen Körper und sein Leben zu erlangen und ein Leben lang zu behalten, war Joseph Pilates selbsternanntes Ziel seines Tuns. Hierzu zählte er neben dem Training des Körpers auch die Entwicklung des Geistes und eine gesunde Lebensführung.

3.3 Die Grundpfeiler der Pilates-Methode – das Pilates-ABC

> *„Everything should be made as simple as possible, but not simpler.“*
>
> *Albert Einstein*

Beim Üben nach der Pilates-Methode geht es nicht darum, bestimmte Übungsfolgen gedankenlos abzuarbeiten. Vielmehr steht die Qualität der Übungsausführung im Vordergrund. Die Qualität wird anhand verschiedener Kriterien, der sogenannten *Prinzipien* der Pilates-Methode, gemessen.

Wichtig ist es, mit voller Konzentration zu üben und störende Einflüsse zu vermeiden. Führen Sie die Übungen mit hoher Präzision aus, d. h., jeder Teil Ihres Körpers befindet sich beim Ausführen der Übungen an der anatomisch funktionell richtigen Position, und benutzen Sie nur so viel Kraft, wie zum Meistern der Aufgabe notwendig ist. Jede zusätzliche Anstrengung wird unnötige Spannungen, z. B. in Schultern und Nacken, entstehen lassen.

Die Kraft entwickelt sich idealerweise aus der starken Körpermitte Ihres stabilen Rumpfs. So wird es Ihnen nach einiger Zeit gelingen, Bewegungen weich und fließend auszuführen. Harte, ruckartige Bewegungen zeigen, dass Sie noch nicht Ihr volles Bewegungspotenzial nutzen.

> *„Concentrate on the correct movements each time you exercise, lest you do them improperly."*
>
> *Pilates (1945/2003)*

Die folgenden drei Prinzipien bilden die Grundpfeiler der Pilates-Methode: Haltung, Atmung und Zentrierung, das Pilates-ABC.

3.3.1 A wie Alignment (Haltung)

PROFIL

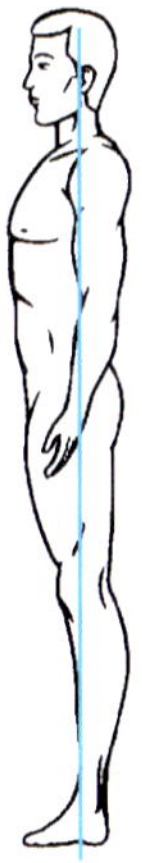

Lotlinie:
Ohren
Schultern
Ellbogen
Hüftgelenke
Knie
Fußgelenke

Alignment steht in der Pilates-Methode für eine optimale Ausrichtung des Körpers in Ruhe und in Bewegung. Die einzelnen Abschnitte des Körpers mit den dazugehörigen Gelenken werden anhand der Schwerkraft so zueinander ausgerichtet, dass mit dem geringstmöglichen Energieaufwand die optimale Haltung und Bewegung entstehen kann. Dazu müssen alle Segmente des Körpers miteinander koordiniert werden.

Um diese Aufgabe zu erfüllen, muss das myofasziale System (Muskeln und Bindegewebe) und das Nervensystem als Steuerungseinheit optimal zusammenarbeiten. Informationen über die Position der einzelnen Körperabschnitte im Raum und zueinander sowie der Einfluss der Schwerkraft auf den Körper werden vom Nervensystem erfasst und verarbeitet, um anschließend die Impulse an die entsprechenden Teile des Bewegungssystems weiterzuleiten.

Sie können dies am besten unterstützen, indem Sie Ihr myofasziales System ausgeglichen trainieren und die Wahrnehmung für Ihre Umgebung (Perzeption) sowie für sich selbst (Propriozeption) schulen. Manches Mal hilft auch ein wenig Bauchgefühl (Interozeption). So bekommen Ihre Bewegungen Leichtigkeit und wirken auf Ihr Umfeld elegant und mit guter Haltung ausgeführt.

Ein gutes Alignment ist der Ausgangspunkt jeder Pilates-Übung. Je besser die Ausgangsstellung eingenommen wird, desto besser ist die Voraussetzung gegeben, dass die Übung optimal ausgeführt werden kann.

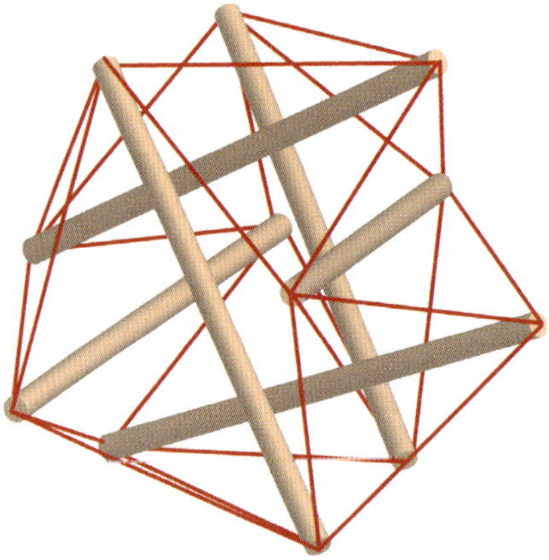

Tensegritymodell

Für ein gutes Alignment agiert der Körper als eine geschlossene Einheit und nicht als Zusammenspiel vieler Einzelkomponenten. Ähnlich einem Tensegritymodell von Buckminster Fuller (1961) wird der Körper in alle Richtungen des Raums aufgespannt. Hierbei dienen Muskeln und Bindegewebe als elastische Verbindungen und die Knochen als relativ formstabile Abstandshalter, die sich nicht berühren dürfen.

Es wird ein Konstrukt geschaffen, das unabhängig von seiner Ausrichtung zur Schwerkraft seine Form behält und als Ganzes stabil und flexibel auf äußere Einflüsse reagieren kann. Im menschlichen Körper entsteht Raum für gesunde Bewegungen in den Gelenken und der Gelenkknorpel wird geschont.

Alle Elemente eines Tensegritymodells beeinflussen sich gegenseitig und tragen zur Stabilität des Ganzen bei. Das bedeutet aber auch, dass das Versagen eines Elements Auswirkungen auf das ganze System hat.

So verändert beispielsweise ein abgeflachtes mediales Fußgewölbe nicht nur die Stellung des Fußes, sondern auch die Stellung des Knies, der Hüfte, des Beckens, der Wirbelsäule, des Schultergürtels und des Kopfs und kann an allen diesen Stellen zu einem Auslöser von Beschwerden werden.

Aber auch wenn keine Beschwerden entstehen, wird der Körper gezwungen, diese Fehlstellung muskulär auszugleichen und dies kostet Sie z. B. beim Gehen und Laufen unnötig Kraft und Energie.

3.3.1.1 Alignment in den Grundpositionen der Pilates-Methode

Rückenlage

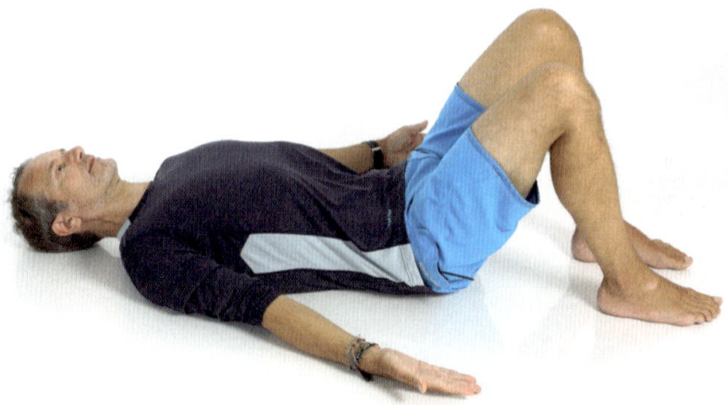

Merkmale einer guten Haltung:

- Der Nacken ist lang, das Kinn sanft in Richtung Hinterhaupt gezogen, der Kopf eventuell mit einem Kissen oder Handtuch unterlagert.
- Der Schultergürtel ist geöffnet und weit, d. h., die Schultern befinden sich in Außenrotation, die Schulterblätter liegen flächig auf dem Boden, die Schlüsselbeine sind weit und das Brustbein nachgiebig, als würde es zum Boden sinken.
- Die Arme liegen locker gestreckt neben dem Körper.
- Der Brustkorb liegt großflächig auf dem Boden, dazu sinken die vorderen Rippenbögen mit der Ausatmung und gleiten zeitgleich zueinander und in Richtung Becken; so haben die hinteren Rippenbögen Kontakt zum Boden.
- Das Becken steht neutral mit dem Gewicht auf dem Kreuzbein, die Lendenwirbelsäule wird sanft in die Länge gezogen, aber nicht in den Boden gepresst; je nach Anatomie des Übenden bleibt etwas Raum unter dem unteren Rücken.
- Die Füße sind hüftschmal mit einem angenehmen Abstand zum Becken aufgestellt.

Sanfte Mobilisation und Verfeinerung der Wahrnehmung

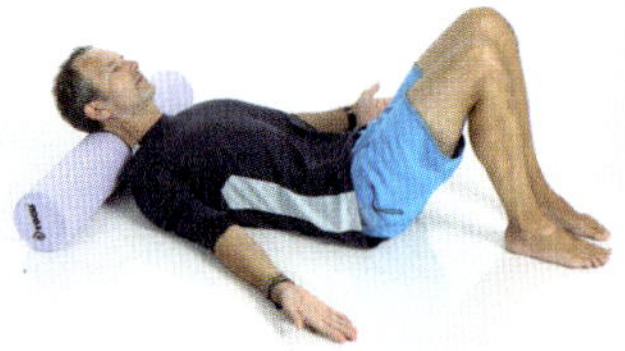

Legen Sie sich mit dem Hinterhaupt auf eine Faszienrolle. Nicken Sie den Kopf langsam, wie in Zeitlupe, auf und ab, anschließend rollen Sie ihn von Seite zu Seite. Nehmen Sie Spannungen und feste Punkte wahr. Wenn Sie eine feste Stelle gefunden haben, halten Sie die Bewegung an. Bleiben Sie 10-15 Sekunden auf diesem Punkt und spüren Sie, wie die Spannung nachlässt.

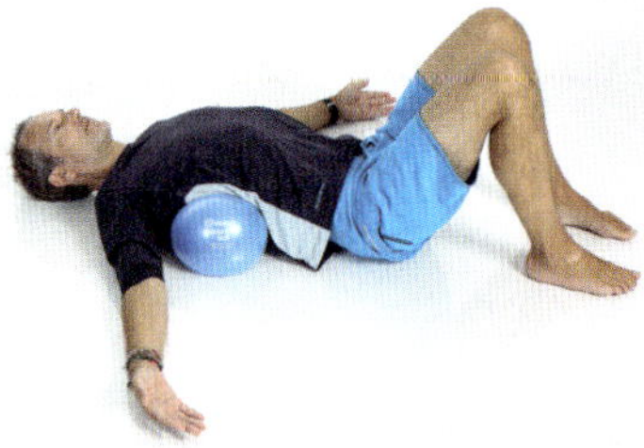

Legen Sie einen Pilates-Ball unter die rechte Brustkorbhälfte. Lassen Sie sich in den Ball sinken. Bewegen Sie den rechten Arm in verschiedene Richtungen. Dann entfernen Sie den Ball und spüren, wie flächig Ihr Brustkorb und Schulterblatt am Boden liegen. Wiederholen Sie die Übung auf der linken Seite.

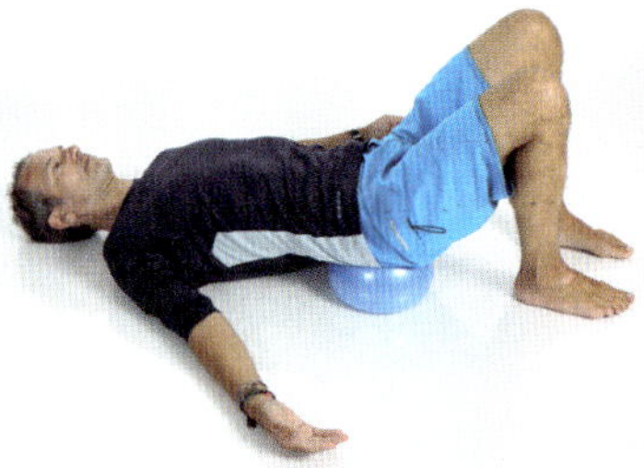

Legen Sie den Pilates-Ball unter die rechte Beckenhälfte und lassen Sie sich in den Ball sinken (die linke Beckenhälfte schwebt in der Luft). Um den Effekt zu verstärken, heben Sie das rechte Bein und halten Sie es in der Luft.

Wenn Sie möchten, beschreiben Sie mit dem gebeugten Bein (der Unterschenkel hängt locker) kleine Kreise und stellen Sie sich vor, wie das Bein immer tiefer in das Hüftgelenk hineingleitet. Dann entfernen Sie den Ball. Spüren Sie, wie weit sich Ihr Becken auf dem Boden anfühlt. Wiederholen Sie die Bewegung auf der linken Seite.

Bauchlage

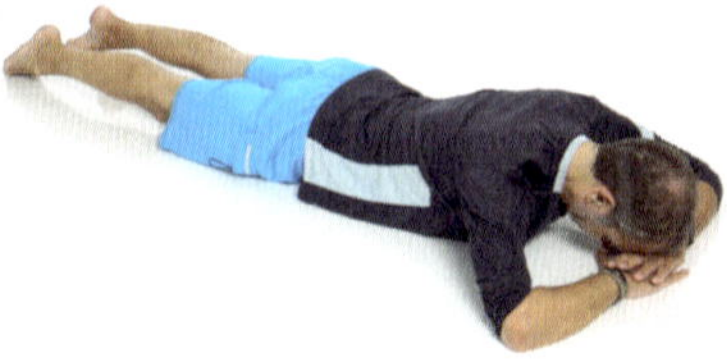

Merkmale einer guten Haltung:

- Der Nacken ist lang, das Kinn sanft in Richtung Hinterhaupt gezogen.
- Der Schultergürtel ist weit und geöffnet.
- Die vorderen Rippenbögen gleiten mit der Ausatmung gleichzeitig in Richtung Rücken und Becken.
- Die Bauchdecke zieht mit leichter Kraft zur Wirbelsäule.
- Das Becken liegt neutral auf dem Schambein, das Steißbein zieht sanft fußwärts und das Schambein sinkt in den Boden, die Hüften, Beine und Füße sind gestreckt.

Sanfte Mobilisierung und Verfeinerung der Wahrnehmung

Legen Sie einen Tennisball oder Ähnliches (nicht zu hart!) unter den rechten M. psoas (dies ist ein tiefer Hüftbeuger und Stabilisator der Lendenwirbelsäule): oberhalb der Schambeinfuge, unterhalb des Bauchnabels, innerhalb der Beckenknochen.

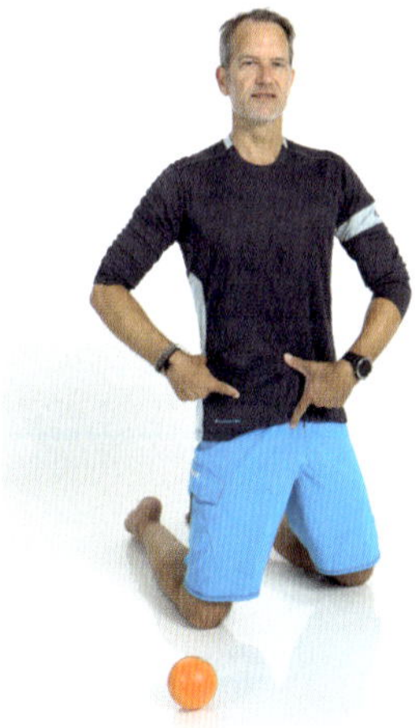

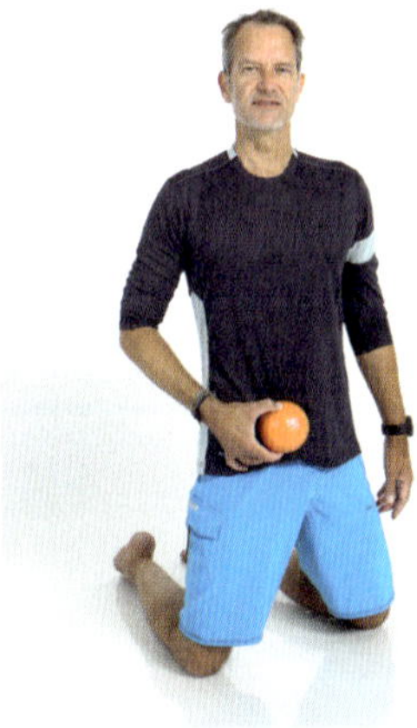

Lassen Sie sich auf den Ball sinken und wiegen Sie sanft das Becken. Schieben Sie nun die Schambeinfuge in Richtung Boden und das Steißbein in Richtung Fersen. Dann heben Sie ausatmend das rechte Bein über die Länge etwas vom Boden ab – betonen Sie die Länge, nicht die Höhe. Dann senken Sie einatmend das Bein wieder ab. Wiederholen Sie die Bewegung 3-5-mal.

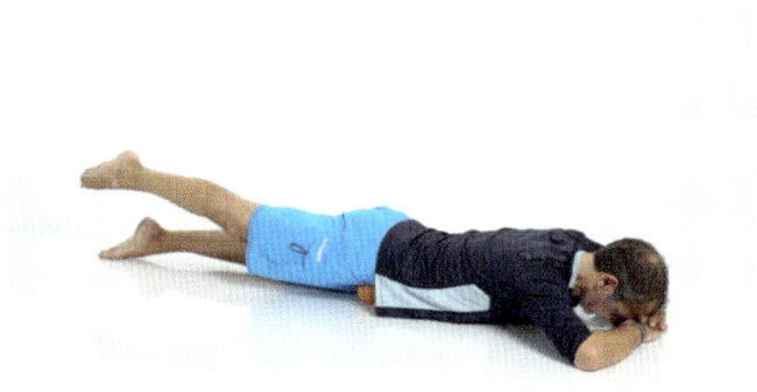

Danach entfernen Sie den Ball und spüren die Länge in Ihrem Hüftbeuger. Vergleichen Sie die rechte und linke Seite, bevor Sie die Übung auf der linken Seite wiederholen.

Seitenlage

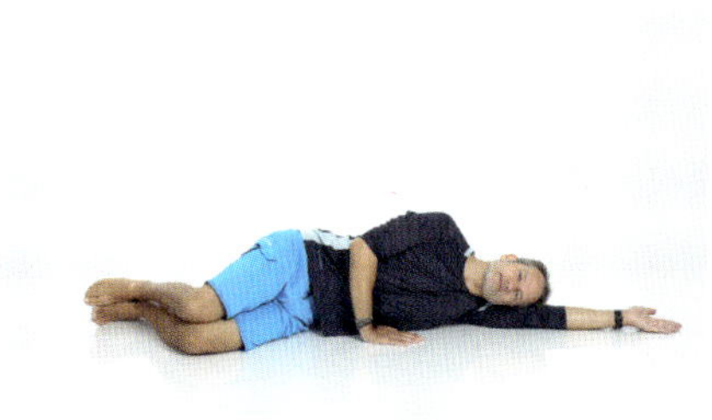

Merkmale einer guten Haltung:

- Hinterkopf, Brustkorb, Becken und Fersen befinden sich in einer Linie.
- Schultern und Beckenhälften stehen lotrecht übereinander.
- Der Kopf ist mit einem Arm und eventuell einem Kissen unterlagert und befindet sich zentriert am Ende der Wirbelsäule.
- Die Wirbelsäule ist aktiv verlängert.
- Die Füße sind neutral (weder aktiv gestreckt noch herangezogen) und liegen aufeinander.

Sanfte Mobilisierung und Verfeinerung der Wahrnehmung

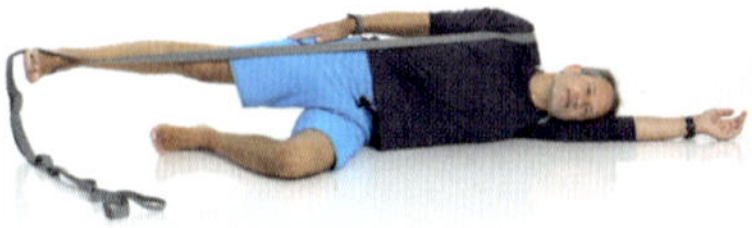

Sie liegen mit gestreckten Beinen mit dem Rücken an einer Wand und bringen Hinterhaupt, Brustkorb, Becken und Fersen in eine Linie. Wenn Sie auf der linken Seite liegen, legen Sie ein elastisches Band um den rechten Fuß und die rechte Schulter. Verlängern Sie aktiv die Wirbelsäule, indem Sie Ihren Fuß ausatmend kraftvoll in das elastische Band schieben.

Einatmend geben Sie wieder nach. Nach 3-5 Wiederholungen lösen Sie das elastische Band und spüren in Rückenlage den Seitenunterschied. Wiederholen Sie die Übung auf der anderen Seite.

Sitz

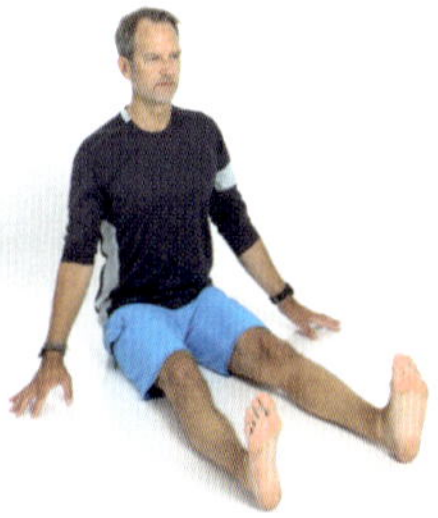

Merkmale einer guten Haltung:

- Hinterkopf, Brustkorb und Kreuzbein befinden sich auf einer vertikalen Linie.
- Kopf, Brustkorb und Becken stehen lotrecht übereinander.
- Der Schultergürtel ist weit, die Arme sind leicht nach außen rotiert und die Schultern sind entspannt.
- Die Beine sind gestreckt und hüftschmal geöffnet.
- Sitzen Sie alternativ anfangs etwas erhöht oder mit gebeugten Beinen.

Sanfte Mobilisierung und Verfeinerung der Wahrnehmung

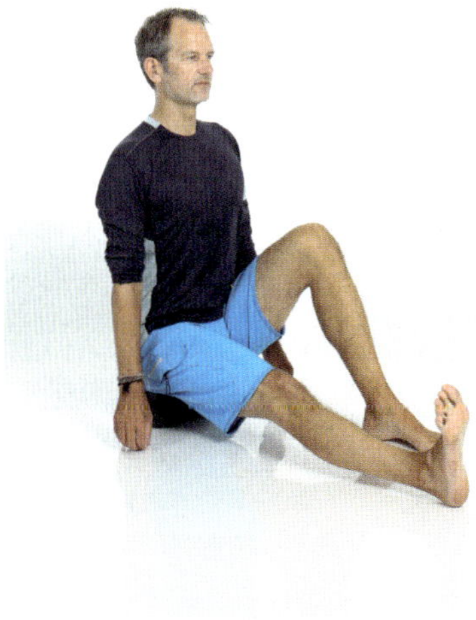

Sie sitzen mit der rechten Gesäßhälfte auf einer Faszienrolle oder Faszienball (intensiver) und lassen die Faszienrolle/den Faszienball in Ihr Gewebe sinken. Bewegen Sie sich langsam, wie in Zeitlupe, erst mit dem Gesäß und später die gesamte Oberschenkelrückseite entlang bis zur Kniekehle (nicht auf die Kniekehle!). Drehen, beugen und strecken Sie dabei Bein und Becken, um Ihr Gewebe umfassend zu massieren.

Mit dem linken Fuß regulieren Sie die Intensität, indem Sie den Fuß stärker in den Boden pressen (die Intensität sinkt) oder ihn vielleicht sogar vom Boden lösen (die Intensität erhöht sich). Nachdem Sie auf beiden Seiten 30-60 Sekunden massiert haben, setzen Sie sich erneut in den Langsitz und nehmen den Unterschied zu vorher wahr.

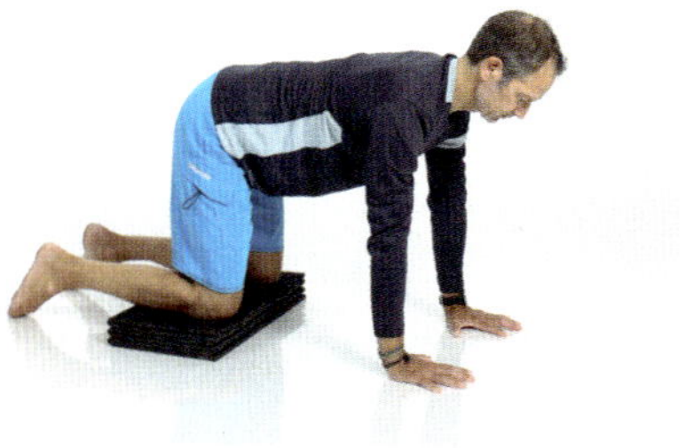

Vierfüßlerstand

Merkmale einer guten Haltung:

- Hinterkopf, Brustkorb und Kreuzbein befinden sich auf einer geraden Linie.
- Die Schultern befinden sich in Außenrotation und ziehen weit nach außen, die Schulterblätter liegen flach am Brustkorb.
- Die Hände stehen lotrecht unter den Schultern.
- Fingerkuppen und Handballen schieben aktiv in den Boden.
- Die Bauchdecke zieht flächig in Richtung Rücken.

- Die Knie stehen lotrecht unter den Hüften.
- Die Wirbelsäule ist aktiv verlängert.

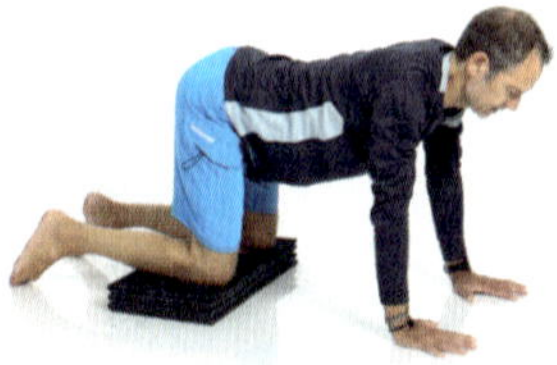

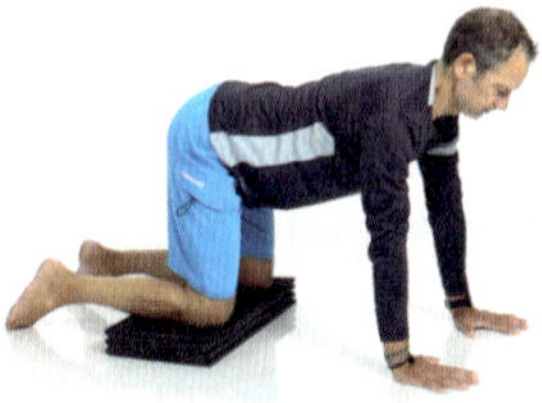

Sanfte Mobilisierung und Verfeinerung der Wahrnehmung

Im Vierfüßlerstand ziehen Sie die Schulterblätter eng auf dem Rücken zusammen. Lassen Sie Ihr Brustbein zum Boden sinken. Halten Sie dabei Kopf, Brustkorb und Becken in einer geraden Linie. Schieben Sie dann die Hände kraftvoll in den Boden, heben Sie Ihr Brustbein in Richtung Decke und bringen Sie die Schulterblätter weit auseinander. Wiederholen Sie die Bewegung bis zu 10-mal und kommen Sie in die Ausgangsstellung zurück. Spüren Sie einen Unterschied?

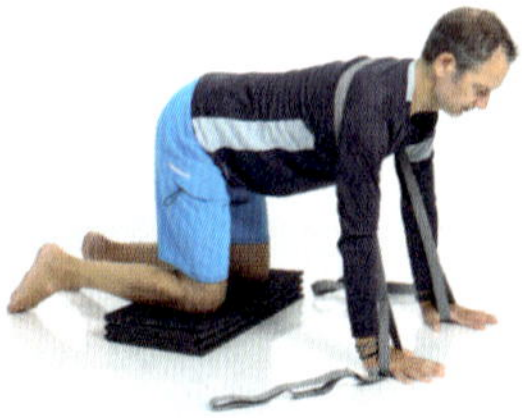

Sie können die Bewegung intensivieren, indem Sie ein elastisches Band um den Schultergürtel legen und die Enden in den Händen halten. Führen Sie die Bewegung gegen den Widerstand des Bandes aus.

Stand

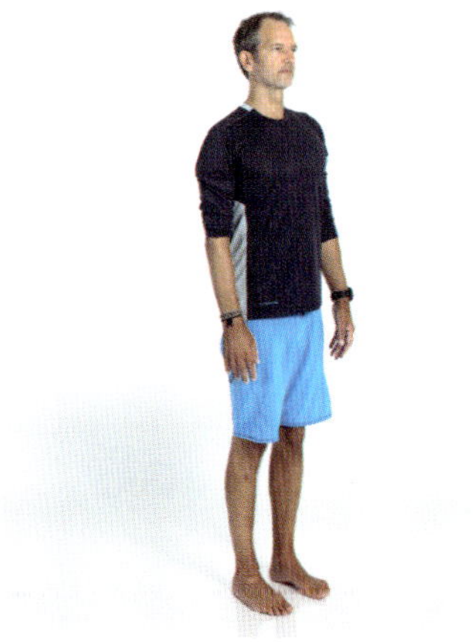

Merkmale einer guten Haltung:

- Hüftschmaler Stand mit parallelen Füßen.
- Füße, Becken, Brustkorb und Kopf stehen vertikal übereinander.
- Paarig vorhandene Gelenke (Schultern, Ellbogen, Hüften, Knie, Füße etc.) liegen horizontal auf einer Höhe.
- Seitlich betrachtet, befinden sich Ohr, Schulter, Mitte des Brustkorbs, Hüfte, Knie und Fußgelenk lotrecht übereinander.
- Die Wirbelsäule wird aktiv verlängert.

Sanfte Mobilisierung und Verfeinerung der Wahrnehmung

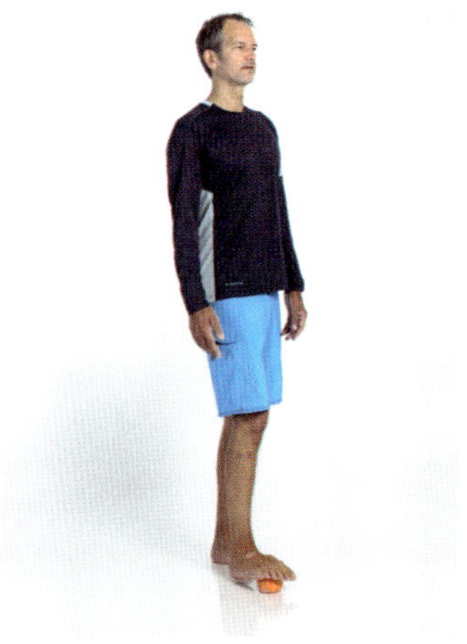

Stehen Sie mit dem rechten Fuß auf einem Faszienball. Massieren Sie in langen Strichen Ihre Fußsohle. Streichen Sie mit unterschiedlichem Druck entlang der Zehenstrahlen. Führen Sie kreisende Bewegungen aus. Schieben Sie mit Druck in Richtung Zehen und ohne Druck in Richtung Ferse.

Atmen Sie die gesamte Zeit ruhig und gleichmäßig. Abschließend entfernen Sie den Ball und vergleichen Ihre Füße. Spüren Sie die gewonnene Standfestigkeit Ihres rechten Fußes? Führen Sie die Übung nun mit dem linken Fuß aus.

3.3.1.2 Ein gutes Alignment beim Laufen

Wenn Sie einmal den Zieleinlauf des Hamburg-Marathons oder einer anderen Laufveranstaltung besucht haben, dann haben Sie mit Sicherheit Folgendes schon einmal gesehen:

- vorgeschobene Köpfe und Kiefer;
- hängende Schultern;
- abgeknickte Oberkörper;
- hängende Arme;
- schleppende Schritte;
- instabile Knie und Füße;
- verdrehte Oberkörper;
- ...

Und haben Sie nach einem Training oder Wettkampf schon einmal Folgendes gespürt:

- Verspannungen in Nacken- und Schulterbereich;
- Festigkeit, Verspannung oder sogar Schmerzen im unteren Rücken;
- Verspannungen zwischen den Schulterblättern;
- Schmerzen in Füßen und Beinen;
- ...

Dies sind alles Zeichen und Auswirkungen einer nicht optimalen Körperhaltung. Pilates wird Ihnen helfen, in Zukunft kraftvoll und mit Leichtigkeit Ihre Läufe bis zum Ende durchzuhalten. Der erste Schritt auf Ihrem Weg zum erfolgreichen Laufen ist eine aufrechte, neutrale Haltung.

Übung für jeden Tag: Die aufrechte, neutrale Haltung

Nehme Sie die Standposition, die Sie oben kennengelernt haben, ein. Stehen Sie hierfür aufrecht mit hüftschmalen und parallelen Füßen. Legen Sie eine Hand auf Ihren Scheitel, schieben Sie den Scheitel in Richtung Hand und gleichzeitig die Füße kraftvoll in den Boden. Machen Sie sich so groß wie möglich, spüren Sie, wie die Rückseite Ihres Körpers sich auseinanderzieht und halten Sie die Zentrierung.

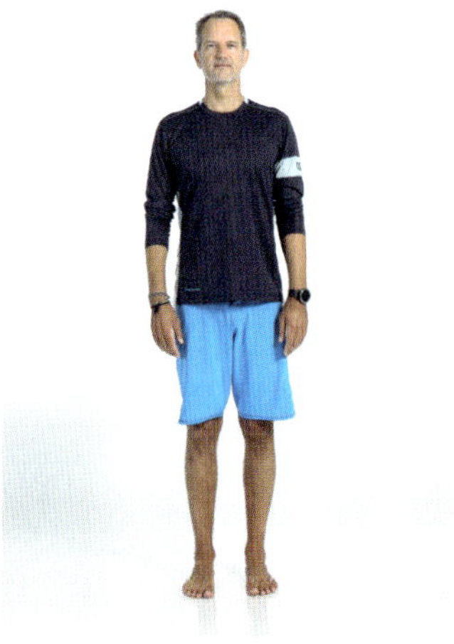

Sie sollten in der Lage sein, diese Position bei guter Zentrierung (s. „C wie Centering") einige Zeit zu halten. Üben Sie, wann immer sich die Möglichkeit bietet. Je besser Sie diese Haltung beherrschen, desto leichter werden Sie diese auch in Ihren Alltag und Ihr Lauftraining integrieren.

Achten Sie dabei auf Folgendes und kontrollieren Sie sich am Anfang ruhig vor einem Spiegel:

- Stehen Ihre Füße parallel, hüftschmal und ist Ihr Körpergewicht gleichmäßig auf Ihren Füßen verteilt?
- Zeigen Ihre Knie in Richtung Ihrer Zehen?
- Sind Ihre Hüften auf einer Höhe und parallel nach vorne ausgerichtet?
- Sind Ihre Rippen mit dem Becken verbunden (Rippenintegration) und ist der Brustkorb lotrecht über dem Becken positioniert?
- Sind die Schultern auf einer Höhe und parallel nach vorne gerichtet?
- Steht Ihr Kopf mittig oder ist er zu einer Seite geneigt oder gedreht?

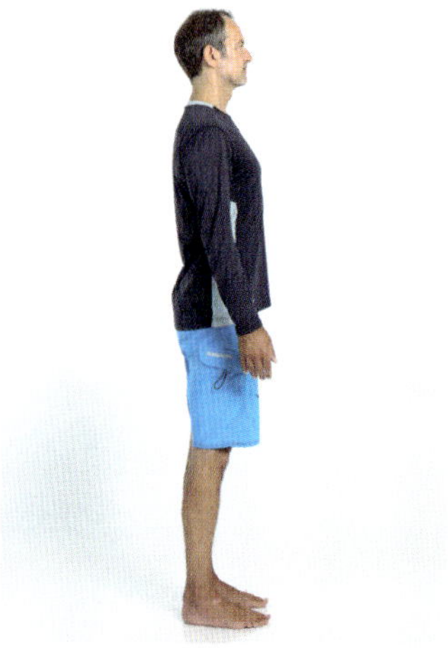

Betrachten Sie sich nun von der Seite:

- Befinden sich folgende Punkte in einer lotrechten Linie: Ohren, Schultern, Mitte des Brustkorbs, Hüften, Knie, Fußgelenke?

Wenn Sie Ihre Position gefunden haben und halten können, achten Sie auch auf Folgendes:

- Die Füße sind kraftvoll und gleichzeitig flächig mit Ferse, Fußaußenkante, Ballen und großem Zeh mit dem Boden verbunden.
- Der Kopf ist leicht wie ein mit Helium gefüllter Ballon.
- Ihr Blick ist horizontal nach vorne gerichtet.
- Das Kinn zieht sanft in Richtung Hinterhaupt.
- Der Kiefer ist gelöst.
- Nacken und Schultern sind weit und offen.
- Die Arme hängen locker wie Taue an den Seiten des Körpers.
- Die Beinachse ist kraftvoll, aber locker, sodass sie jederzeit agieren könnte.
- ...

Integration ins Lauftraining

Lassen Sie Ihren Kopf wie einen Ballon schweben, wenn die Müdigkeit Sie klein machen möchte. Dies bringt Sie nicht nur zurück in eine bessere Laufhaltung, sondern macht auch Ihre Schritte wieder elastisch-federnder und richtet Ihren Brustkorb für eine bessere Atmung auf. Machen Sie sich groß, während Sie Ihren Körperschwerpunkt (etwas unterhalb des Bauchnabels) nach vorne bringen.

Haben Sie das Gefühl, Ihr Rumpf und Becken werden wie von einem Magneten nach vorne gezogen? Richten Sie dabei Ihren Blick auf einen Punkt in der Ferne des Horizonts oder ein klein wenig höher.

Die aufrechte Haltung beeinflusst auch Ihre Emotionen. Haben Sie einmal versucht, mit hängendem Kopf und vorgerollten Schultern positive Gedanken zu haben? Die aufrechte Haltung richtet Sie auch mental auf. Trübe Gedanken verfliegen und machen Platz für: „Ich schaffe es!" Ihre Füße werden mit Leichtigkeit über den Untergrund fliegen, Ihre Atmung wird tiefer und voller, Ihre Energie kommt zurück und Sie werden bis ins Ziel aufgerichtet und elegant laufen.

3.3.2 B wie Breathing (Atmung)

Die Einnahme einer guten, aufgerichteten Haltung schafft die Voraussetzung für eine bewusste, effiziente und volle Atmung. Die Verbesserung der Atemfunktion ist der zweite wichtige Bestandteil des Pilates-Trainings.

Übungen zur *Atemwahrnehmung* sollten in einer entspannten Körperposition und mit Konzentration ausgeführt werden. Achten Sie auf eine volle und tiefe Atmung. Viele Menschen nutzen nur einen kleinen Teil ihrer Lungenkapazität. Hektik, zu viele äußere Einflüsse, die unsere Aufmerksamkeit fordern, körperlicher und psychischer Stress sowie stundenlanges Sitzen führen häufig zu einer flachen Atmung.

Dies und das Anhalten des Atems, wenn man sich neuen und schwierigen Situationen gegenübersieht, kann unter anderem zu Kopfschmerzen, Müdigkeit und Konzentrationsschwäche führen.

Darüber hinaus können viele wichtige Aufgaben der Atmung nur teilweise oder gar nicht erfüllt werden. Hierzu zählt der Transport von Nährstoffen in alle Teile des Körpers und die Versorgung des Körpers mit Energie. Genauso der Abtransport von Abfallstoffen und deren Ausscheidung aus dem Körper. Werden Abfallstoffe nicht vollständig aus dem Körper abtransportiert, sind Müdigkeit bis hin zur Depression und Einschränkungen in den Körperfunktionen die Folge.

Die Atmung hat Einfluss auf das sympathische und parasympathische System. Ein Betonen der Ausatmung aktiviert das parasympathische System, wirkt also stressreduzierend und unterstützt die Regeneration. Ein Betonen der Einatmung pusht den Sympathikus, macht Sie bereit für Kampf oder Flucht und unterdrückt alle unnötigen Prozesse im Körper (vor allem die regenerativen).

Und natürlich trägt ein bewusstes Üben der Atmung zur Verbesserung der Lungenfunktion sowie der Ausdauer bei. Zusammenfassend lässt sich sagen, dass die allgemeine Gesundheit in einem hohen Maße von der Leistungsfähigkeit der Atmung abhängt.

3.3.2.1 Atmung allgemein

Um die Atemfunktion zu optimieren, müssen Sie sich der Atmung bewusst werden. Betonen Sie die Ein- und Ausatmung. Spüren Sie den Unterschied zwischen bewusster Einatmung (wirkt anregend) und Ausatmung (wirkt beruhigend). Lernen Sie, den Atem zu verlängern und zu verfeinern. So wird der Atem etwas Aktives, das Sie steuern können, anstatt etwas Passives, das einfach nur unbewusst geschieht.

Um tief und voll zu atmen, müssen Sie lernen, den gesamten Körper für Ihr Atmen zu nutzen. Üben Sie eine vollständige Atmung in den Bauch, den Brustkorb, den Rücken und die Schultern.

Um sich der Atmung bewusst zu werden, nehmen Sie eine entspannte Körperhaltung im Liegen oder Sitzen ein. Beginnen Sie, ruhig und gleichmäßig zu atmen und zählen Sie die Länge Ihrer Ein- und Ausatmung. Ihr erstes Ziel ist es, genauso lange ein- wie auszuatmen.

Im zweiten Schritt verlängern Sie die Ausatmung um ein oder zwei Zählzeiten. Dann passen Sie die Phase der Einatmung wieder der Länge der Ausatmung an. So werden Sie mit etwas Übung immer tiefer und ruhiger atmen können.

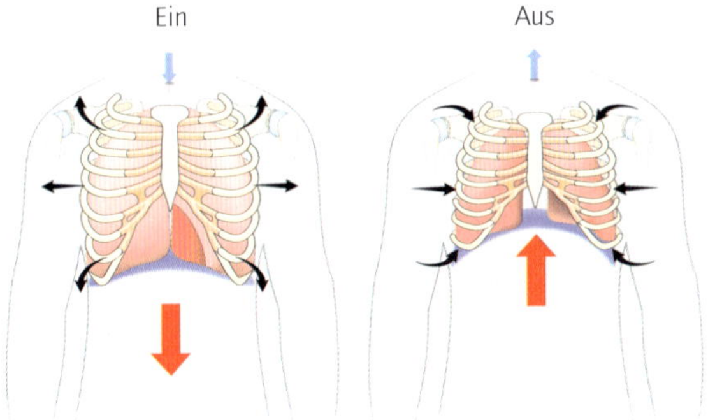

Ein		Aus
4	-	4
4	-	5
5	-	5
5	-	6
6	-	6
usw.		

Um den Atem zu verfeinern, lassen Sie die Atmung immer geräuschloser fließen.

Im nächsten Schritt lernen Sie, den ganzen Körper für Ihre Atmung zu nutzen. Atmen Sie ruhig und gleichmäßig in Ihren Bauch und spüren Sie, wie die Bauchdecke sich hebt und senkt. Diese sogenannte tiefe *Bauchatmung* ist, allgemein betrachtet, eine sehr gute Atemtechnik, steht aber im Pilates im Kontrast zur Muskelspannung, die den Bauch flach hält, der Zentrierung.

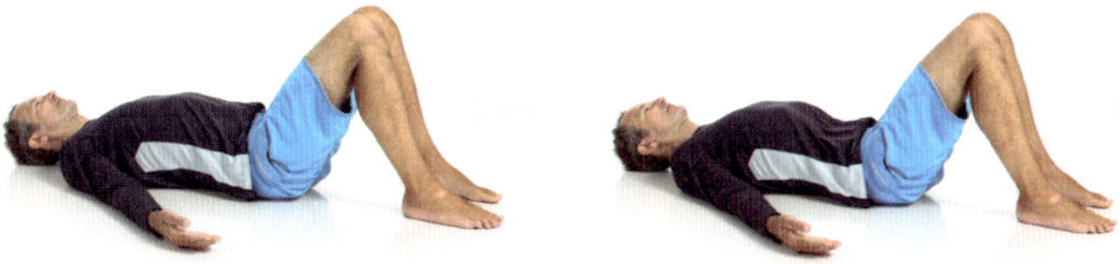

Nun legen Sie eine Hand auf Ihr Brustbein und atmen in den vorderen Brustkorb und die Schultern. Spüren Sie das Heben und Senken. Dieses Atmen bis hoch in die Schultern ist wichtig beim Sprinten oder beim schnellen Laufen, wenn Sie alle Reserven benötigen. Als Alltagsmuster führt diese Atemweise zu Verspannungen im Nackenbereich.

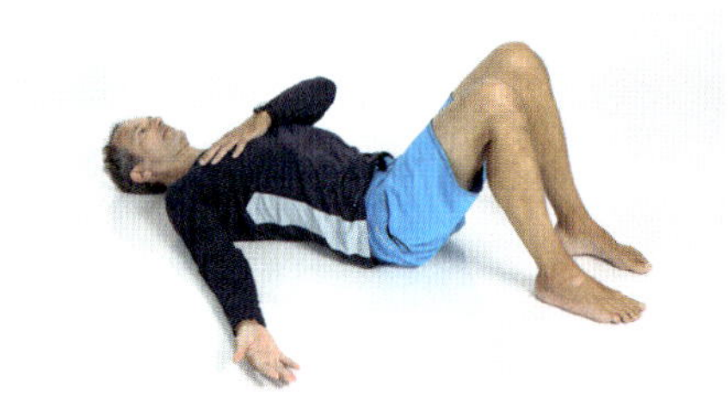

Besser geeignet ist eine Brustkorbatmung, die das Atmen in die Seiten und die Rückseite des Brustkorbs betont. So nutzen Sie ein großes Atemvolumen, ohne überflüssige Spannungen in Schultern und Nacken zu erzeugen und optimieren die Kapazität Ihrer Lungen. Dies ist auch das bevorzugte Atemmuster in der Pilates-Methode.

Die Bauchspannung kann gehalten werden und der Nacken bleibt gelöst. Zusätzlich wird auf diese Weise der Brustkorb mobilisiert und die Bewegungsfähigkeit der Wirbelsäule verbessert.

Da es schwierig ist, mit den eigenen Händen den Rücken zu umfassen, binden Sie sich ein Handtuch um die unteren Rippen und halten Sie die Enden überkreuzt in den Händen. Atmen Sie gegen den Druck des Handtuchs. Lassen Sie beim Einatmen etwas locker, damit die Rippen sich weiten können. Ziehen Sie beim Ausatmen das Handtuch wieder enger und unterstützen Sie so die Bewegung der Rippen. Halten Sie dabei Schultern und Nacken gelöst.

Die Pilates-Methode bezeichnet diese Form der Atmung als *Flankenatmung, seitliche Brustkorbatmung* oder einfach *Pilates-Atmung*.

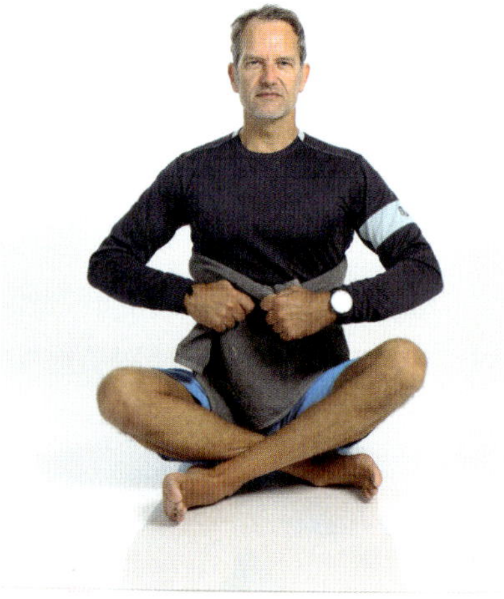

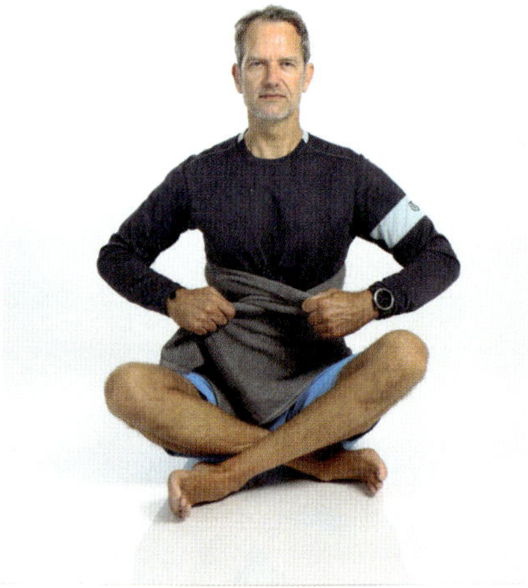

3.3.2.2 Atmung beim Pilates

Die Atmung stellt ein grundlegendes Prinzip der Pilates-Methode dar und hebt sie aus vielen anderen Trainingsmethoden hervor. Jede Pilates-Übung besitzt ein eigenes Atemmuster, das die Ausführung der Übung unterstützt. Darüber hinaus gibt es auch Atemmuster, die bewusst das Ausführen bestimmter Übungen erschweren.

Die Atemtechnik in den Übungen umzusetzen, fällt nicht immer leicht, aber wenn es gelingt, bekommen die Bewegungen einen kraftvollen, kontrollierten und natürlichen Fluss.

Für eine gute Atemtechnik beim Üben sollten Sie auf folgende Punkte achten:

- Atmen Sie natürlich, ohne den Atem zu halten.
- Atmen Sie durch die Nase ein und durch den locker geöffneten Mund aus.
- Atmen Sie vornehmlich in die Seiten und Rückseite des Brustkorbs und achten Sie auf Ihre Haltung, so bleiben Schultern und Nacken entspannt.
- Atmen Sie ein, um sich auf eine Bewegung vorzubereiten und den Körper in eine gute Ausgangshaltung zu bringen.
- Atmen Sie aus, um sich zu zentrieren und die Bewegung auszuführen.

Wenn Sie mit der Pilates-Methode beginnen, sollten Sie sich mit der Ausatmung bewegen, um folgende Vorteile zu nutzen:

- Die Zentrierung – das Zusammenspiel der Rumpfmuskeln, um den Rumpf zu stabilisieren und zu schützen – wird unterstützt.
- Der Parasympathikus wird angesprochen und die mentale und körperliche Regeneration unterstützt (Stressabbau).
- Die Bewegungen werden raumgreifender, die Muskulatur wird verlängert und ungewollte Anspannungen werden vermieden.
- Das Halten des Atems während der Belastungsphase wird vermieden und unnötige Belastungen für Muskeln, Organe und Herz fallen weg.

Üben Sie die Burstkorbatmung aus Kap. 3.3.2.1 als Grundatmung für alle Pilates-Übungen. Die folgenden beiden Übungen können Sie zusätzlich unterstützen, bewusster in den Brustkorb zu atmen.

Stehen Sie aufrecht in guter Haltung und nehmen Sie einen Pilates-Ball (ein kleines Kissen geht auch) zwischen den rechten Arm und den Brustkorb. Lassen Sie den Arm locker hängen und nutzen Sie das Gewicht des Arms, um den Ball zu halten. Drücken Sie nicht zusätzlich, da dies unnötige Spannungen in Schulter und Rumpf auslöst, die Ihre Atmung beeinflussen können.

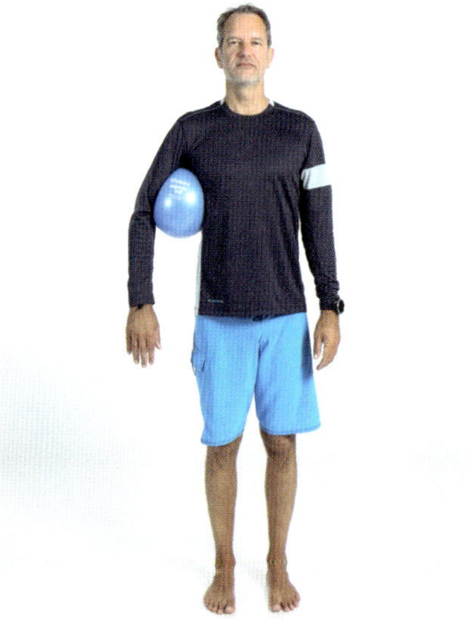

Nehmen Sie die Berührung des Balls wahr und atmen Sie bewusst für mindestens 10 Atemzüge gegen den Ball. Dann entfernen Sie den Ball. Atmen Sie ruhig ein und aus und nehmen Sie wahr, wie viel deutlicher Sie Ihre rechte Brustkorbhälfte spüren. Wiederholen Sie die Übung auf der linken Seite.

Sollten 10 Atemzüge zu kurz sein, um einen deutlichen Unterschied zwischen den Seiten zu spüren, machen einfach Sie mehr Atemzüge.

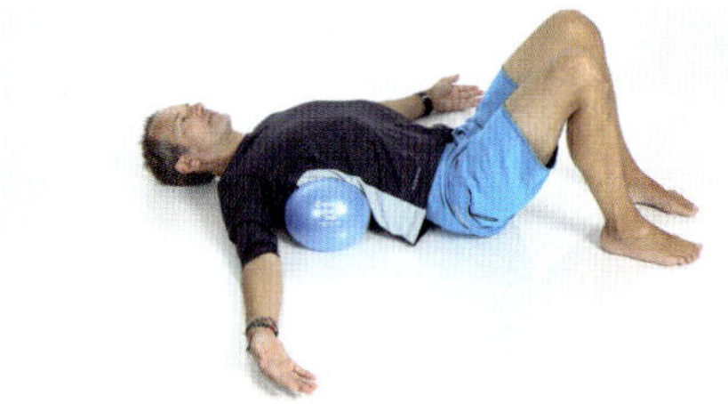

Legen Sie sich auf den Rücken und nehmen Sie eine neutrale Rückenstellung mit aufgestellten Füßen ein. Legen Sie gern ein Kissen unter den Kopf, um den Nacken zu verlängern und die Vorderseite des Halses zu entspannen. Das unterstützt ein ruhiges und entspanntes Atmen.

Nehmen Sie nun den Pilates-Ball (mit wenig Luft/ein weiches Kissen geht auch) unter die rechte Brustkorbhälfte. Spüren Sie den Druck des Balls und atmen Sie bewusst für 10 Atemzüge in Richtung des Balls. Danach entfernen Sie den Ball und atmen ruhig in Rückenlage weiter. Nehmen Sie wahr, wie bewusst Ihnen Ihre rechte Brustkorbhälfte ist. Wiederholen Sie die Übung auf der linken Seite.

Sollten 10 Atemzüge zu kurz sein, um einen deutlichen Unterschied zwischen den Seiten zu spüren, machen einfach Sie mehr Atemzüge.

3.3.2.3 Atmung beim Laufen

Die Atmung versorgt während des Laufens die Muskeln mit Sauerstoff. Ebenso befreit Sie den Körper von Schlacken und Abfallstoffen und verhilft so zu mehr Durchhaltevermögen. Physiologisch ist das Atmen durch die Nase sinnvoll. Die Atmung wird erwärmt, befeuchtet und gereinigt.

Häufig führt ein zu schnelles Anlaufen dazu, dass unser Sauerstoffbedarf zu schnell zu hoch wird, sodass wir durch den Mund atmen müssen. Die einzige Abhilfe ist hier, langsamer zu laufen, bis die Atmung sich wieder beruhigt hat. Wenn der Laufrhythmus gefunden ist, entsteht der richtige Atemrhythmus von selbst.

Nutzen Sie hauptsächlich das Zwerchfell, es ist der kraftvollste Atemmuskel des Körpers und atmen Sie ruhig und gleichmäßig. Vermeiden Sie es, tief in den Bauch zu atmen, um das Zwerchfell einzusetzen, denn das dehnt die Bauchmuskeln. Beim Laufen brauchen Sie eine leichte Bauchspannung, um den unteren Rücken vor Überbelastung zu schützen und das Becken zu stabilisieren.

Die Pilates-Übungen helfen Ihnen, diese Aufgabe zu meistern. Regelmäßiges Üben führt zu mehr Aufrichtung der Brustwirbelsäule und zu größerer Mobilität im Brustkorb. Das Zwerchfell kann trotz Bauchspannung kraftvoll kontrahieren und für eine volle Atmung sorgen. Das Resultat ist eine gesteigerte Laufleistung und Ausdauer.

3.3.3 C wie Centering (Zentrierung)

Die *Zentrierung* ist der dritte Grundpfeiler der Pilates-Technik. Sie besitzt einen körperlichen, einen mentalen und einen technischen Aspekt. Der körperliche Aspekt beinhaltet den Einsatz und die Aktivierung der Rumpfmuskulatur, um die Wirbelsäule zu stützen und zu schützen sowie eine optimale Grundlage für Bewegungen zu schaffen.

Beim mentalen Aspekt geht es vor allem darum, Ruhe zu finden, sich zu konzentrieren und alle Aufmerksamkeit auf das Üben zu bündeln. Es entsteht eine mentale Ruhe und Fokussiertheit, die einer Meditation sehr nahekommt.

Der technische Aspekt der Zentrierung behandelt die Initiierung und den Ablauf der Bewegungen. Aktivität entsteht immer von innen nach außen, das heißt, es werden zuerst die tiefen, stabilisierenden Muskeln aktiviert, bevor die oberflächlichen Muskeln ins Spiel kommen. So kommt es zu einer guten Balance von Stabilität und Mobilität und entsprechend optimalen Bewegungsausführungen.

Es bedeutet aber auch, dass immer erst das Zentrum, die Körpermitte, der Rumpf, aktiviert wird, bevor eine Bewegung der Extremitäten, sprich Arme und Beine, stattfindet. Erst wenn diese beendet ist, wird auch die Aktivität der Rumpfmuskeln wieder verringert.

3.3.3.1 Zentrierung beim Pilates

Vielleicht haben Sie schon einmal im Zusammenhang mit der Pilates-Methode vom *Powerhouse* gehört? Oder vom Training aus einer starken Körpermitte? Nein? Dann kennen Sie vielleicht aus dem Fitnesstraining die sogenannte *Core-Stabilität*?

Dieser Begriff beherrschte vor allem in den 2000er-Jahren die Sportwelt und ist in Deutschland in erster Linie durch den Fitnesstrainer der deutschen Fußballnationalmannschaft,

Mark Verstegen, bekannt geworden. Alle diese Bezeichnungen gehen gedanklich in dieselbe Richtung – Zentrierung.

Aber was bedeutet nun Zentrierung in der Trainingspraxis? Es bedeutet die bewusste Aktivierung der tiefen Rumpfmuskulatur, wie z. B. M. transversus abdominis, Mm. multifidii, Zwerchfell, M. iliopsoas und Beckenboden. Diese bilden zusammen mit ihren faszialen Strukturen ein stabiles Korsett für den Rumpf und die Wirbelsäule und sorgen für eine gute Ausrichtung bzw. Haltung, auf deren Grundlage Bewegungen jeder Art mit Präzision und Effizienz ausgeführt werden können.

ÜBUNG

Begeben Sie sich in Rückenlage mit aufgestellten Füßen. Legen Sie die Hände auf Ihren Bauch. Atmen Sie ein und lassen Sie mit der Ausatmung die Bauchdecke in Richtung Rücken sinken. Spannen Sie in Gedanken die Bauchdecke wie eine Folie um die Taille herum und ziehen Sie sie zusätzlich in die Länge in Richtung Brustkorb. Am Ende der Ausatmung sollte die Bauchdecke sich wie das Fell einer Trommel anfühlen – in der Tiefe aufgespannt.

Im nächsten Schritt legen Sie die Hände an Ihre Rippen. Atmen Sie so lange aus, wie es Ihnen möglich ist und spüren Sie, wie Ihre Rippen nur durch das Ausatmen zum Becken gezogen werden. Diese beiden Aktionen in Kombination bilden die Grundlage der Zentrierung.

So ist die Zentrierung die Ausgangsaktion für jede Übung und bleibt über den gesamten Übungsablauf erhalten. Sie ist aber kein reines Festhalten oder Anspannen von Muskeln, sondern muss fein auf die Anforderungen der Bewegungsaufgabe abgestimmt sein. Andernfalls wirken Bewegungen unrund und wenig elegant, weil der eigene Bewegungsfluss durch zu hohe Muskelaktivität blockiert wird.

Müssen große Widerstände überwunden oder hohe Beschleunigungen erzielt werden, werden weitere Muskeln hinzugeschaltet. Dies können ebenfalls Rumpfmuskeln sein, die mehr an der Oberfläche liegen, wie der breite Rückenmuskel, M. latissimus dorsi oder der gerade Bauchmuskel, M. rectus abdominis, aber auch die Muskeln von Armen und Beinen.

Dermaßen differenziert die Muskeln einzusetzen, erfordert ein hohes Maß an Konzentration und Körperwahrnehmung und bedarf regelmäßigen Übens.

Die folgenden beiden Pilates-Übungen aus dem Einsteigerprogramm sollen die Aufgabe der Zentrierung als Fundament einer guten Bewegung verdeutlichen.

Knee Folds

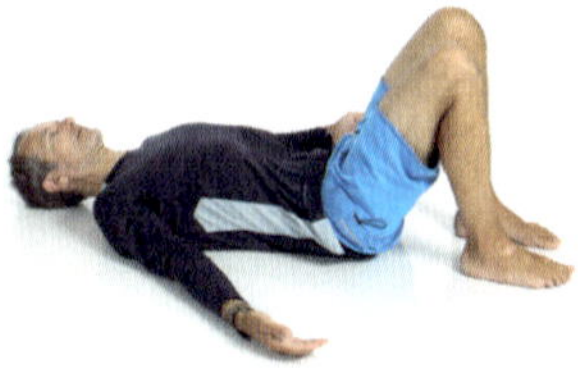

Ausgangsstellung: Neutrale Rückenlage; die Füße sind hüftschmal aufgestellt; die Arme sind lang neben dem Oberkörper ausgestreckt.

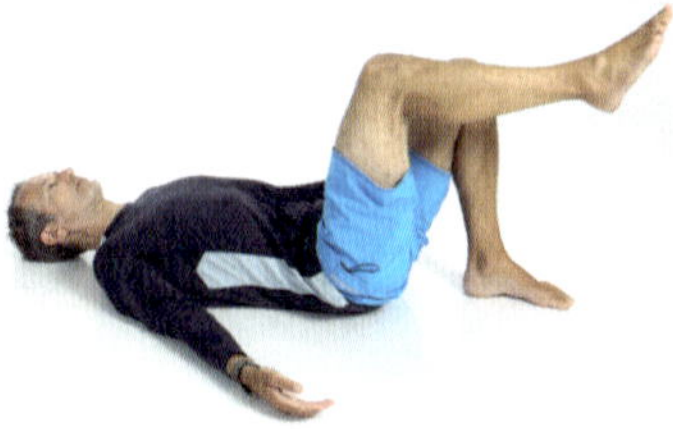

Ausführung: Atmen Sie zur Vorbereitung in die Tiefe und Weite Ihres Brustkorbs ein. Atmen Sie lang und vollständig aus. Dabei ziehen Sie zuerst die Bauchdecke sanft und großflächig nach innen und oben, dann lassen Sie die Rippen zum Becken gleiten, um abschließend ein Bein vom Boden zu heben. Das Bein sollte sich dabei leicht anfühlen, als würde Ihnen jemand beim Heben helfen.

Führen Sie das Knie bis über die Hüfte. Atmen Sie nun erneut ein und halten Sie dabei die Bauchdecke eingezogen. Atmen Sie in die Seiten und Rückseite Ihres Brustkorbs. Lassen Sie mit der Ausatmung die Rippen wieder zum Becken gleiten und erst dann stellen Sie das Bein wieder auf den Boden zurück (Ausgangsstellung).

Wiederholen Sie die Bewegung genauso konzentriert mit dem anderen Bein. Machen Sie einige Wiederholungen und üben Sie das Timing: Zentrierung vor Bewegung.

Um den Unterschied zu spüren, lassen Sie die Zentrierung einmal bewusst weg. Spüren Sie, wie beim Heben des Beins deutlich mehr Spannung im unteren Rücken entsteht und sich das Bein deutlich schwerer anfühlt?

Variationen: Wenn Sie die Grundvariation gemeistert haben, gehen Sie einen Schritt weiter und heben mit der Ausatmung beide Beine nacheinander vom Boden. Das Heben des zweiten Beins erfordert deutlich mehr Kraft aus den Bauchmuskeln. Die oberflächlichen schrägen und geraden Bauchmuskeln werden deutlicher aktiver. Senken Sie die Beine erst mit der folgenden Ausatmung wieder nacheinander ab.

Um die Anforderungen weiter zu steigern, heben Sie beide Beine gleichzeitig mit einer Ausatmung vom Boden. Senken Sie mit der folgenden Ausatmung die Beine wieder gleichzeitig ab.

Für die intensivste Variante halten Sie die Beine in der Luft und balancieren Sie eine Pilates-Rolle auf Ihren Schienbeinen. Strecken und beugen Sie die Beine so weit, wie Sie Ihr Becken stabilisieren können und ohne dabei die Rolle zu verlieren.

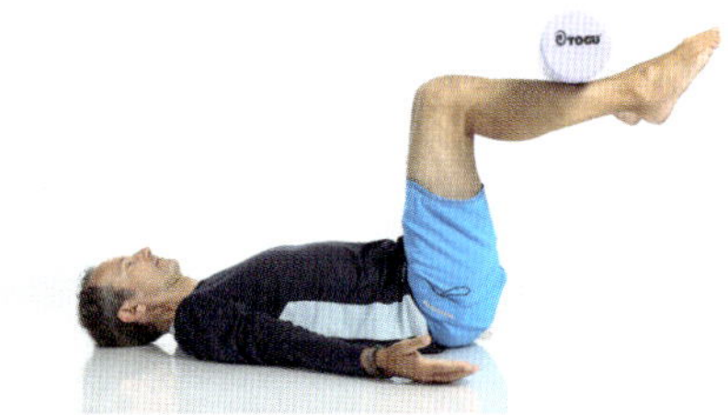

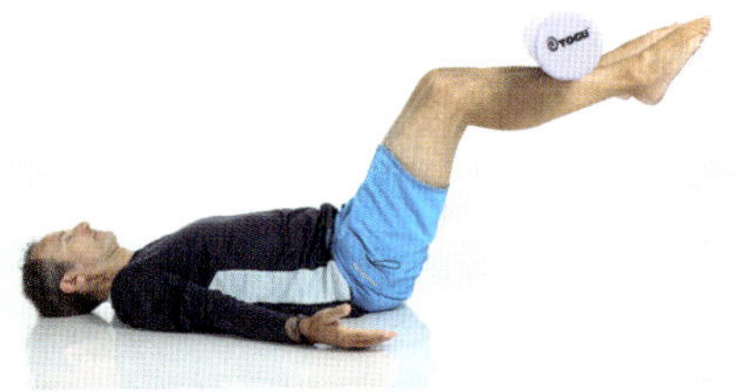

Curl-down

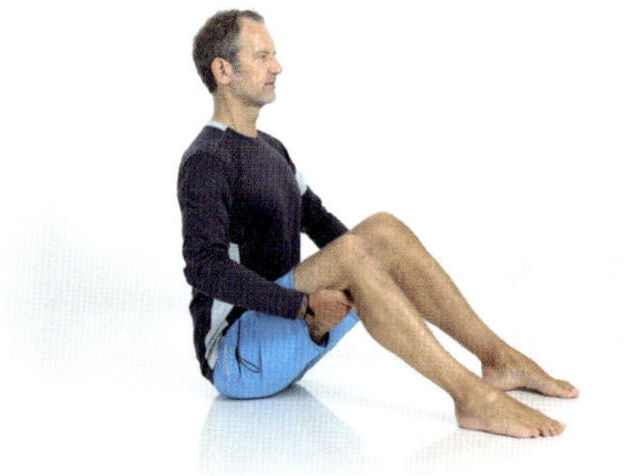

Ausgangsstellung: Neutrale Sitzposition; die Füße sind hüftschmal aufgestellt; die Hände halten an den Oberschenkelrückseiten.

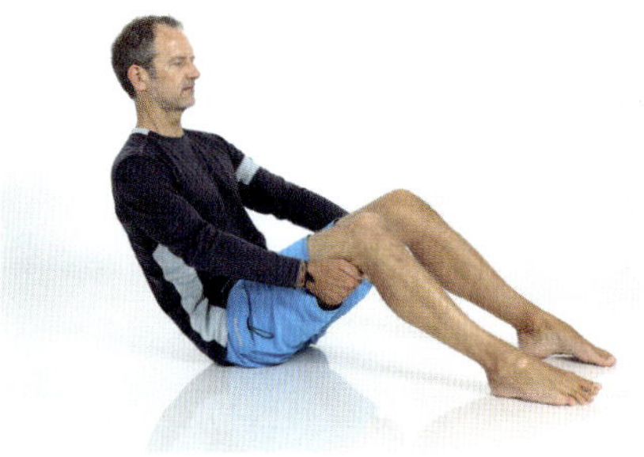

Ausführung: Strecken Sie einatmend den Scheitel zur Decke und die Sitzknochen in den Boden. Machen Sie sich so groß wie möglich. Atmen Sie nun lang und vollständig aus. Ziehen Sie währenddessen zuerst die Bauchdecke großflächig nach innen, lassen Sie die Rippen zum Becken gleiten und rollen Sie das Becken nach hinten.

Auf diese Weise bringen Sie den unteren Rücken in einen sanften Bogen. Halten Sie dabei den Kopf gefühlt an Ort und Stelle und den oberen Rücken aufrecht. Eine leichte Spannung zwischen den Schulterblättern hilft Ihnen dabei, nicht zusammenzusacken, sondern einen optimal langen Bogen im unteren Rücken zu erzeugen.

Mit der folgenden Einatmung kehren Sie in die Ausgangsstellung zurück. Wiederholen Sie die Bewegung einige Male und spüren Sie, wie die Zentrierung Ihre Aufrichtung unterstützt.

Variation: Um die Herausforderung an die Zentrierung zu steigern, strecken Sie die Arme auf Schulterhöhe nach vorne. Ohne die Hilfe der Arme benötigen Sie mehr Koordination für die Rumpfmuskeln. Halten Sie zu fest, können Sie nicht rollen. Geben Sie zu sehr nach, verlieren Sie die Länge im Bogen und sacken zusammen.

In einer weiteren Variante legen Sie einen Pilates-Ball hinter Ihr Becken. Rollen Sie Ihr Becken gegen den Widerstand des Balls nach hinten. Dies erlaubt es Ihnen, die Bewegung des Beckens und den Einsatz der unteren Bauchmuskeln besser zu spüren.

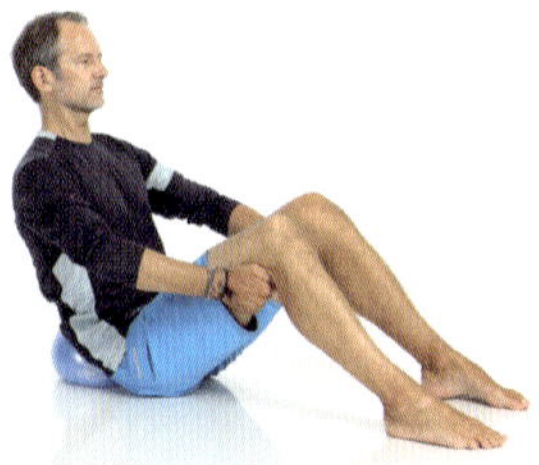

3.3.3.2 Zentrierung beim Laufen

Für den Läufer bedeutet Zentrierung die Unterstützung einer guten Haltung beim Laufen. Die Stellung der Lendenwirbelsäule und des Beckens wird stabilisiert. Dies führt zu einer guten Kraftübertragung durch die Beine und mehr Bewegungseffizienz. Rückenschmerzen durch zu starke Lordose (Hohlkreuzbildung) werden vermieden und das Zusammenspiel von Arm- und Beinbewegung wird verbessert.

Die Belastungen auf die Strukturen der Wirbelsäule (Knochen, Bandscheiben, Bänder) werden deutlich reduziert und Verletzungen vermieden. Muskulären Dysbalancen zwischen den Beinrückseiten, dem Bauch sowie dem Hüftbeuger wird vorgebeugt. Und zu guter Letzt führt eine aufrechte Haltung mit gehobenem Kopf zu mehr Leichtigkeit, eleganterem Laufstil und positiven Emotionen.

ZUSATZINFO

DER BECKENBODEN

Der Beckenboden besteht aus verschiedenen Muskel- und Faszienschichten und sorgt für eine gute Stellung der Beckenorgane, wie z. B. Darm, Blase und bei Frauen der Gebärmutter. Darüber hinaus bildet ein elastischer und starker Beckenboden die Basis einer guten Stabilisation. Durch seine Verbindung zum Steißbein und damit zur Wirbelsäule sorgt er für Aufrichtung.

Als Boden des Rumpfzylinders ist er an der Ausbildung des intraabdominalen Drucks beteiligt, der bei Bewegungen Becken und Wirbelsäule stützt und schützt. Ein schwacher oder unelastischer Beckenboden kann z. B. die Entstehung von Leistenbrüchen bei Männern begünstigen oder zu „Stressinkontinenz" bei Frauen führen.

Bewusstes Üben mit dem Beckenboden in der Pilates-Methode kann dem positiv entgegenwirken.

Übung #1 für den Beckenboden – sitzend

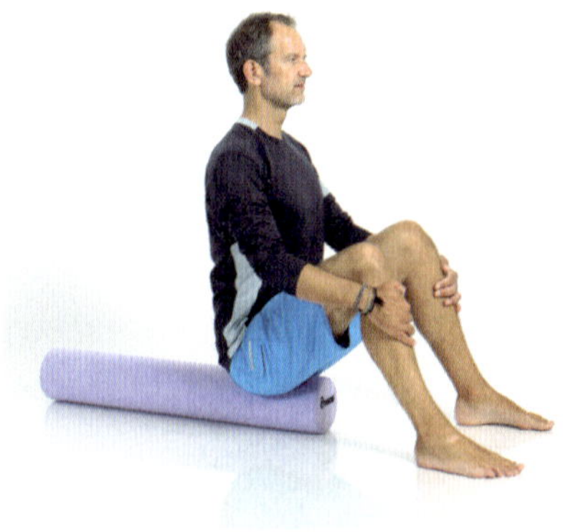

Ausgangsstellung: Neutrale Sitzposition auf der Pilates-Rolle; die Füße sind hüftschmal aufgestellt; die Hände liegen unter den Kniescheiben.

Ausführung: Schieben Sie abwechselnd die Knie in Ihre Hände und bewegen Sie so Ihr Becken in kleinen Drehbewegungen. Die Rolle drückt hierbei von innen gegen Ihre Sitzknochen und massiert den Beckenboden. Machen Sie einige Wiederholungen und kommen Sie dann wieder in die Ausgangsstellung zurück.

Beginnen Sie nun, mit der Ausatmung die Sitzbeine zueinander zu bewegen, als wollten Sie die Rolle mit ihnen festhalten und anheben. Mit der Ausatmung lassen Sie wieder los. Fünf- bis achtmal wiederholen.

Übung #2 für den Beckenboden – stehend

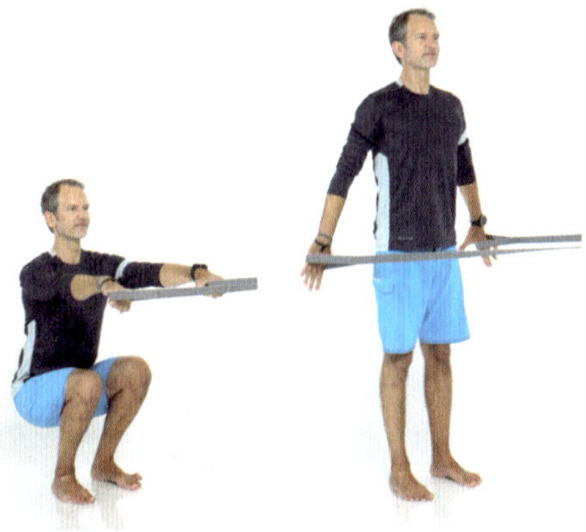

Ausgangsstellung: Neutraler Stand; die Füße sind hüftschmal aufgestellt. Befestigen Sie das elastische Band an einem feststehenden Gegenstand und halten Sie die Enden des elastischen Bands in den Händen.

Ausführung: Mit der Einatmung gehen Sie in die Kniebeuge und bringen die gestreckten Arme nach vorne. Mit der Ausatmung ziehen Sie die gestreckten Arme neben den Körper und richten sich gleichzeitig auf. Bis zu 10-mal wiederholen.

Wichtig: Schieben Sie beim Beugen der Beine das Becken nach hinten, als wollten Sie sich auf einen Stuhl setzen. Wenn Sie sich aufrichten, strecken Sie aktiv die Hüften, ziehen die Bauchdecke flächig nach innen und aktivieren den Beckenboden. Je schneller und kraftvoller Sie die Übung ausführen, desto höher wird die Anforderung an Ihren Beckenboden.

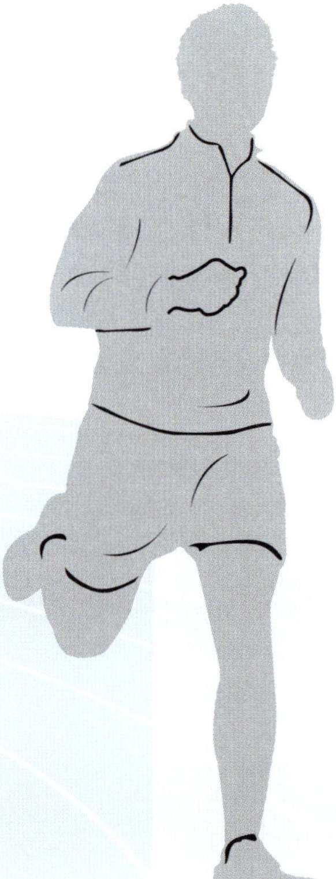

KAPITEL 4

EQUIPMENT BEIM ÜBEN

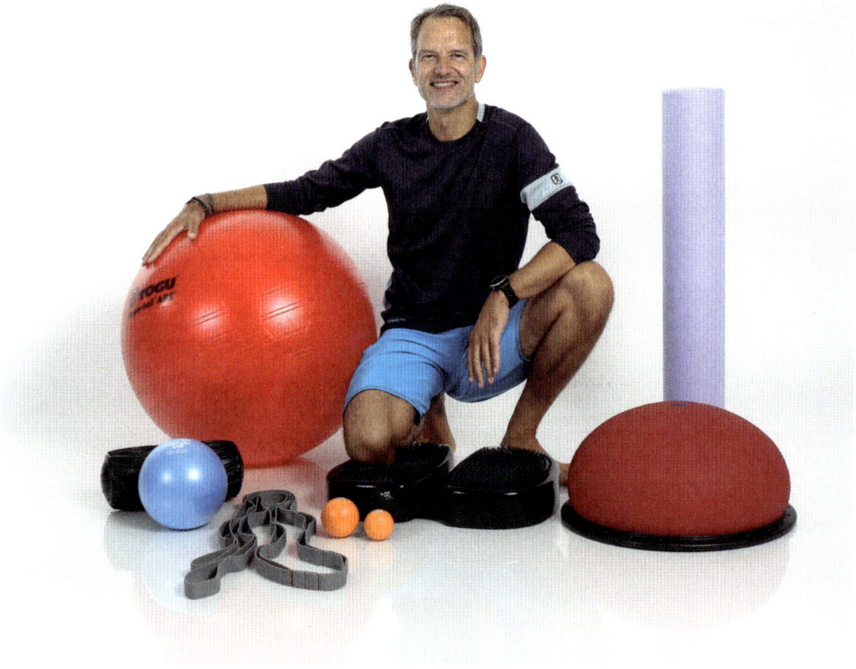

Keine Angst, Sie können die meisten Übungen in diesem Buch vollkommen ohne Hilfsmittel durchführen. Einige der hier aufgeführten Dinge dienen lediglich Ihrem Komfort. So ist es mit Sicherheit angenehmer, bei den Bodenübungen auf einer Matte zu üben als auf dem nackten Boden.

Andere Kleingeräte erhöhen die Wahrnehmung und intensivieren die Übungen. So stellt zum Beispiel eine labile Unterlage eine größere Herausforderung an Ihre Koordination und Balance dar.

Folgende Hilfsmittel und Kleingeräte kommen in diesem Buch zum Einsatz:

- Matte – nicht zu dünn;
- Kissen oder Handtücher zum Unterlagern;
- Pilates-Rolle;
- elastisches Band;
- Pilates-Ball;
- Massageball;
- Faszienrolle;
- labile Unterlagen;
- Stretchband;
- kleine Handgewichte;
- Medizinball.

HINWEIS

Wählen Sie Ihre Hilfsmittel so, dass sie Ihr Üben unterstützen und nicht die Qualität Ihrer Ausführung mindern.

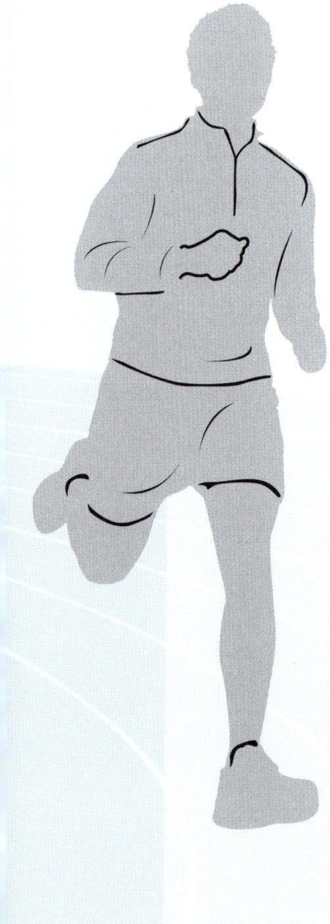

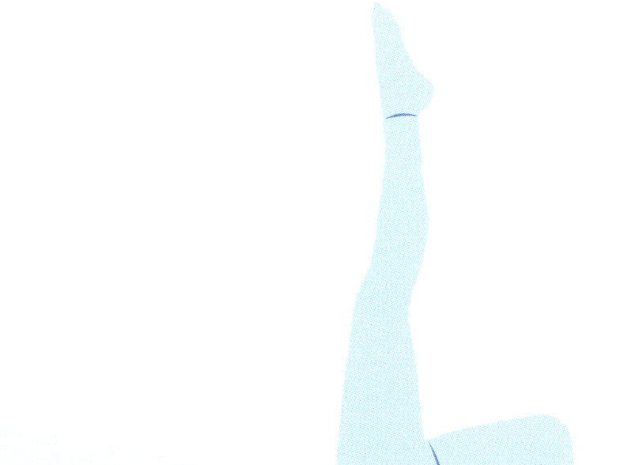

KAPITEL 5

PILATES-MATTENÜBUNGEN

In diesem Kapitel lernen Sie ausgesuchte Übungen der Pilates-Methode kennen, die Ihr Laufen positiv unterstützen und fördern. Anhand von Bildern und einfachen Übungsbeschreibungen werden Sie einen leichten Zugang zu den Übungen finden. Jede Beschreibung enthält Informationen zum Ziel, dem speziellen Nutzen für Sie als Läufer, zur korrekten Ausführung einschließlich Ausgangsposition, wichtigen Aspekten bei der Ausführung und Ideen für den Einsatz von Equipment (s. Kap. 4).

Beispielsweise finden Sie unter dem Punkt „Ziel" als allgemeine Zielsetzung der Übung die Mobilisation der Schultern oder die Kräftigung der Bauchmuskeln. Ein spezieller Nutzen für Sie als Läufer kann eine verbesserte Haltung und Aufrichtung sein. Unter den Punkten „Ausgangsstellung" sowie „Ablauf der Übung" werden wichtige Details zur Ausführung erklärt und Variationen aufgezeigt, die die Übung erleichtern oder erschweren.

Abschließend werden Ihnen Ideen vorgestellt, wie Sie Ihr Equipment (Kleingeräte, s. Kap. 4) sinnvoll einsetzen können, um die Übung zu verändern und bestimmte Aspekte der Übung stärker zu fokussieren.

In Kap. 5.1 finden Sie eine Übersicht über sämtliche Übungen dieses Kapitels, unterteilt in die Kategorien Einsteiger, Fortgeschrittene und Profis. Starten Sie mit den Übungen für Einsteiger. Auch wenn Sie bereits ein erfahrener Läufer und Athlet sind und sogar schon nach der Pilates-Methode trainiert haben, ist es immer sinnvoll, bei den Grundlagen zu beginnen und diese regelmäßig zu wiederholen.

Nehmen Sie sich Zeit, um die Beschreibungen sorgfältig zu lesen und die Bilder zu betrachten. Verinnerlichen Sie die Abläufe der Übungen und verbessern Sie Ihre Wahrnehmung dafür, wie die Übungen auf Ihren Körper wirken. Machen Sie auch die Übungen, die Ihnen leicht fallen, mit Sorgfalt und Regelmäßigkeit.

Denn auch, wenn Sie eine Übung mit Leichtigkeit meistern, bedeutet dies nicht, dass sie es nicht wert ist, weiterhin geübt zu werden. Alle aufgeführten Übungen werden Ihnen helfen, in Zukunft besser und verletzungsfreier zu laufen.

Die Pilates-Methode ist ein System, bei dem alle Übungen miteinander verwoben sind und die weiterführenden Übungen auf dem Fundament der einfachen Übungen aufbauen. Wenn Sie die Basics nicht richtig beherrschen, werden Sie nicht den entsprechenden Nutzen aus den schwereren Übungen ziehen können.

Üben Sie regelmäßig mit Geduld und kommen Sie immer wieder zu den Basics zurück. Es verhält sich ähnlich wie mit dem Lauf-ABC. Auch wenn Sie schon tausende Kilometer in Ihrem Leben gelaufen sind, sind die Grundlagen der Lauftechnik wichtig, um eine gute Laufform zu erhalten.

Im nachfolgenden Abschnitt sind die vorgestellten Übungen zu kleinen, 15-20-minütigen Workouts zusammengestellt, die Sie separat oder als Teil Ihres Lauftrainings üben können. Mit etwas Erfahrung können Sie sich aber auch eigene Trainingsfolgen zusammenstellen.

5.1 Übersicht

Einsteiger	Fortgeschritten	Profi
Armserie in Rückenlage	Armserie im Stand	Armserie im Stand
Curl-up	The Hundred	The Hundred
Assisted Roll-up	Roll-up mit gebeugten Beinen	Roll-up
Knee Stirs	One Leg Circles (Beine gebeugt)	One Leg Circles
Rock'n'Roll	Rolling	Rolling
Knee Folds	Single Leg Stretch	Single Leg Stretch
	Double Leg Stretch	Double Leg Stretch
		Single Straight Leg Stretch
Cat Stretch	Spine Stretch	Spine Stretch
Basic Bridging	Shoulder Bridge	Shouder Bridge
		Saw
Dart	Single Leg Kick	Single Leg Kick
Baby Swan		Double Leg Kick
Thread a Needle	Spine Twist	Spine Twist
Book Opening		
	Side Kick Series	Side Kick Series
Curl-down	Teaser-Variation	Teaser
		Swimming
Hip Roll	Tic Toc	Corkscrew
Stretching Dog		Leg Pull Front
		Leg Pull Back
	Side Plank	Side Plank & Twist
Standing Roll-down		Pilates Push-up

5.1.1 Die Armserie

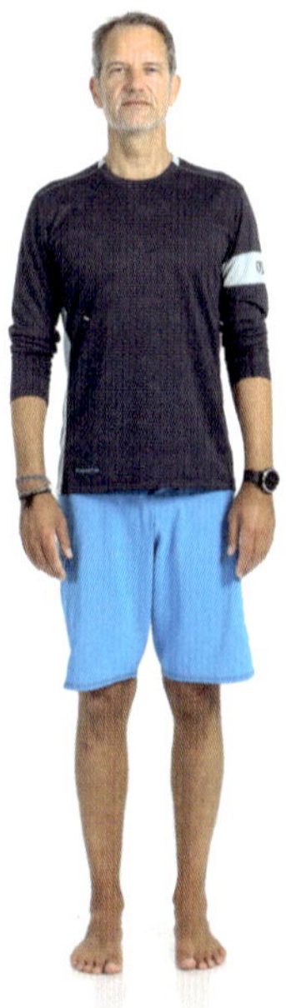

Ziel: Mobilisation und Organisation (Ausrichtung) des Schultergürtels.

Nutzen für den Läufer: Gute Aufrichtung und Haltung; Verbesserung der Armbewegung beim Laufen und der Stabilität des Schultergürtels während der Armbewegung; weniger Spannungen im Schulter-Nacken-Bereich.

Ausgangsstellung:

a) Neutraler Stand mit parallelen Füßen; die Arme hängen locker an den Seiten des Körpers.

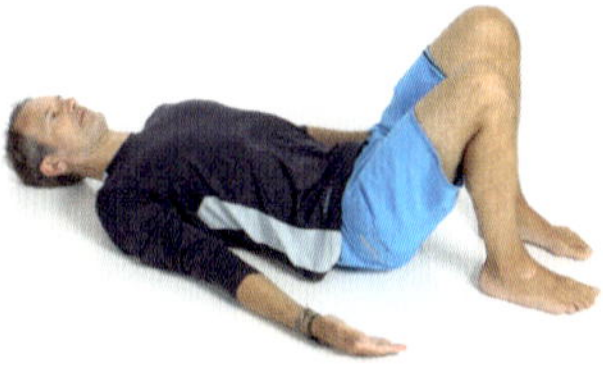

b) Neutrale Rückenlage mit den Beinen gebeugt oder gestreckt und den Füßen hüftschmal aufgestellt; die Arme sind lang neben dem Körper ausgestreckt.

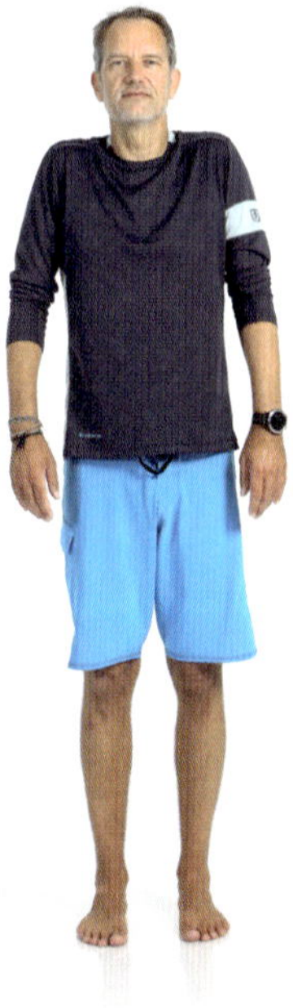

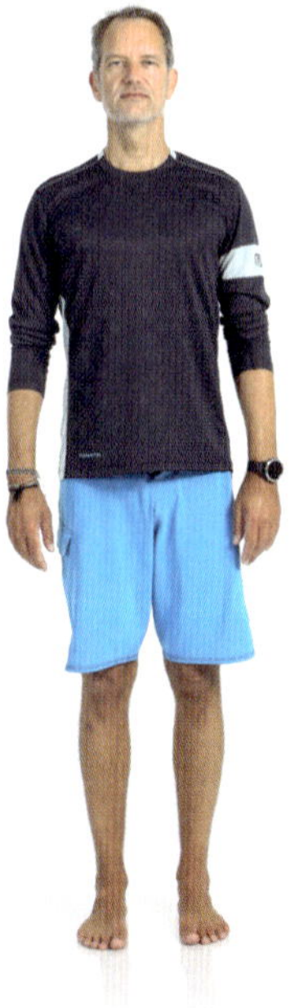

Ausführung:

a) Zu Beginn heben Sie mit der Einatmung die Schultern und lassen Sie mit der Ausatmung wieder sinken.

Nach einigen Wiederholungen beginnen Sie, die Schultern zu kreisen. Kreisen Sie mit der Einatmung über vorne nach oben und mit der Ausatmung über hinten nach unten.

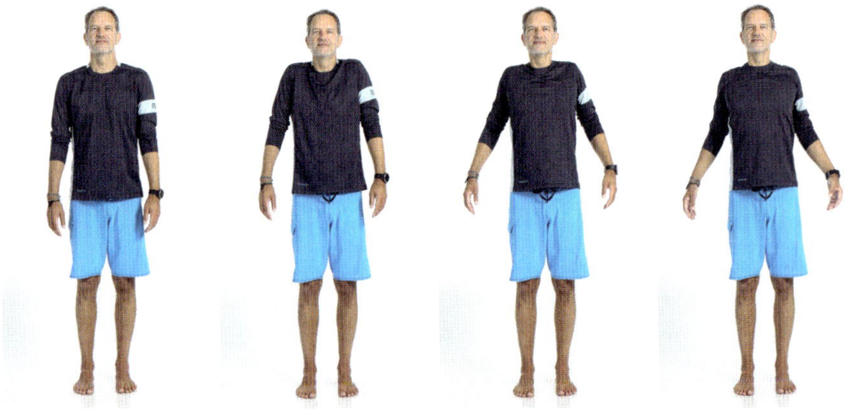

Nach 4-5 Kreisen starten Sie mit den Armbögen (Arm Arcs). Heben Sie die gestreckten Arme ausatmend über vorne so weit nach oben, wie es Ihnen möglich ist. Mit der Einatmung senken Sie sie wieder.

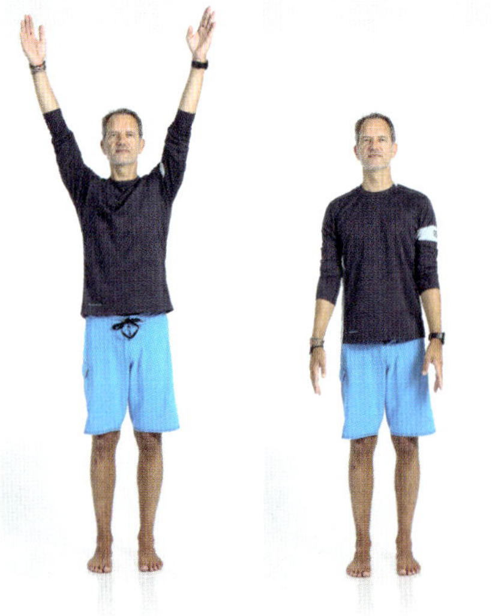

Für die Armkreise heben Sie die Arme ausatmend und senken Sie sie einatmend. Kreisen Sie in beide Richtungen.

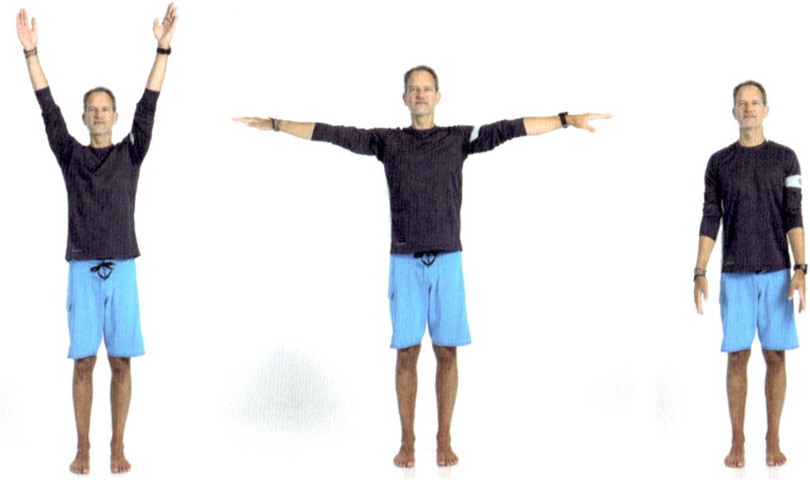

b) Heben Sie die Arme einatmend bis über die Schultern, mit der Ausatmung senken Sie die Arme so weit in Richtung Kopf, wie die Rückseite Ihres Brustkorbs vollständig am Boden bleiben kann. Mit der Einatmung heben Sie die Arme wieder über die Schultern, um sie dieses Mal mit der Ausatmung wieder neben den Körper zu legen.

Halten Sie die Arme über den Schultern zur Decke gestreckt und beschreiben Sie kleine Kreise in beide Richtungen. Dann werden Sie größer, bis Sie die maximal möglichen Kreisradien mit den Armen beschreiben.

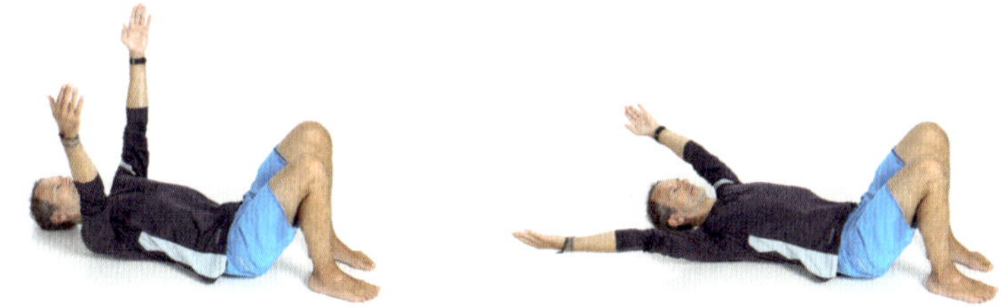

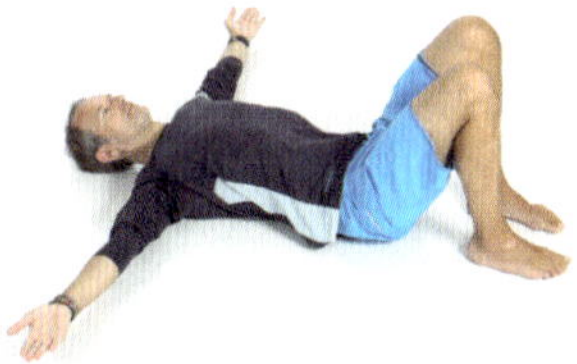

Wichtig: Achten Sie auf eine gute Haltung sowohl im Stand als auch in der Rückenlage. Halten Sie die Schultern in Außenrotation und bewegen Sie Schultern und Arme im schmerzfreien Bereich.

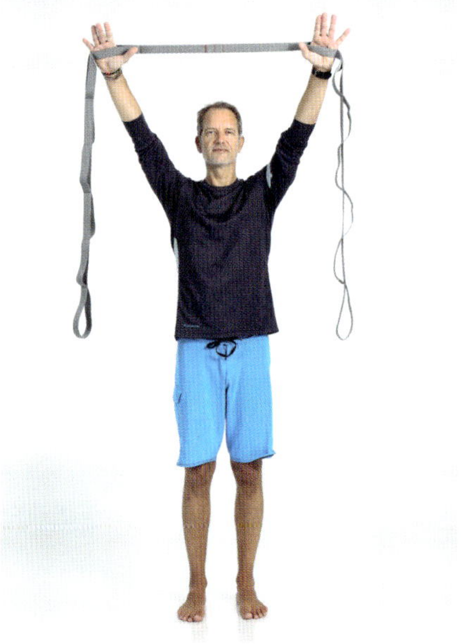

Einsatz von Kleingeräten: Benutzen Sie ein elastisches Band bei den Schulterbewegungen und den Armbögen. Dies hilft Ihnen, den Schultergürtel besser auszurichten. Benutzen Sie kleine Handgewichte bei sämtlichen Armbewegungen, um die Anforderungen an die Kraft und Stabilität zu steigern.

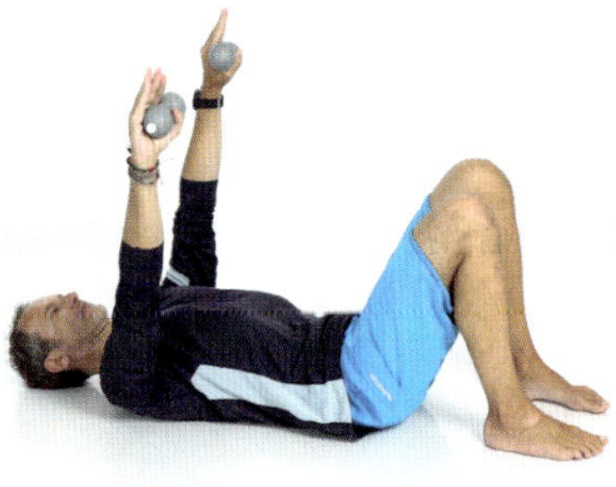

5.1.2 Standing Roll-down

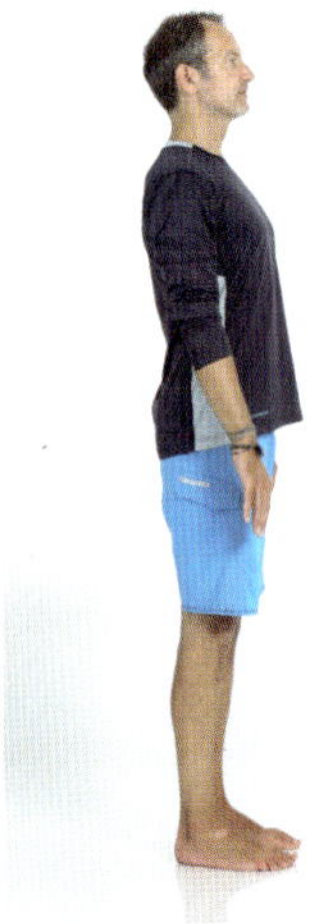

Ziel: Dehnung der gesamten Körperrückseite einschließlich der Beine (dorsale Kette); Stärkung des Zentrums (Rumpfkraft); Mobilisation der Wirbelsäule.

Nutzen für den Läufer: Dehnung der Beinrückseite und des Rückens; Schulung der Koordination.

Ausgangsstellung: Neutraler Stand mit parallelen Füßen; die Arme hängen lang und locker an den Seiten des Körpers.

Ausführung: Verlängern Sie sich einatmend aktiv, indem Sie die Füße in den Boden und den Scheitel in Richtung Decke schieben; rollen Sie ausatmend in einem langen, gleichmäßigen Bogen nach vorne, bis die Hände den Boden berühren. Atmen Sie ruhig weiter und verlängern Sie die Rückseite Ihres Körpers. Nach einigen Atemzügen schieben Sie die Füße kraftvoll in den Boden und rollen Sie ausatmend Wirbel für Wirbel, mit dem Becken beginnend, zurück in den Stand. Wiederholen Sie die Sequenz 2-3-mal.

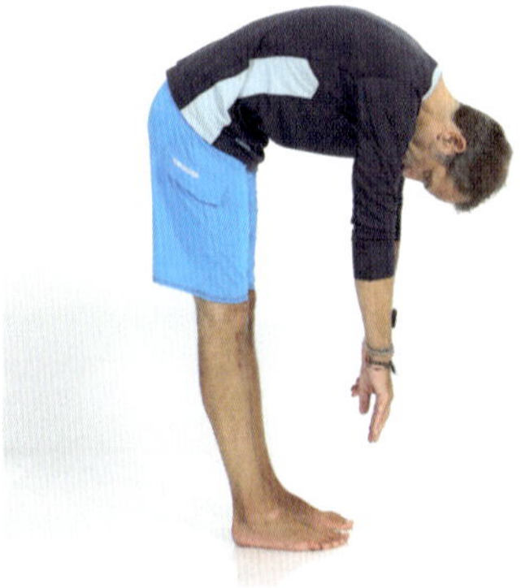

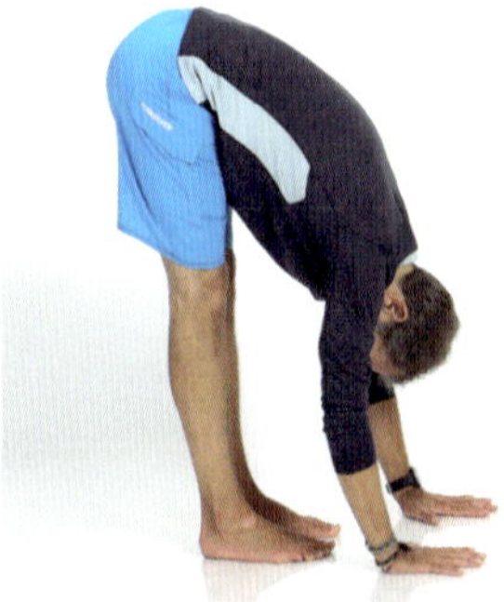

Variationen: Bei fehlender Flexibilität der Beinrückseiten beugen Sie die Beine; legen Sie anfangs die Hände auf die Oberschenkel, um während des Rollens den Oberkörper zu stützen.

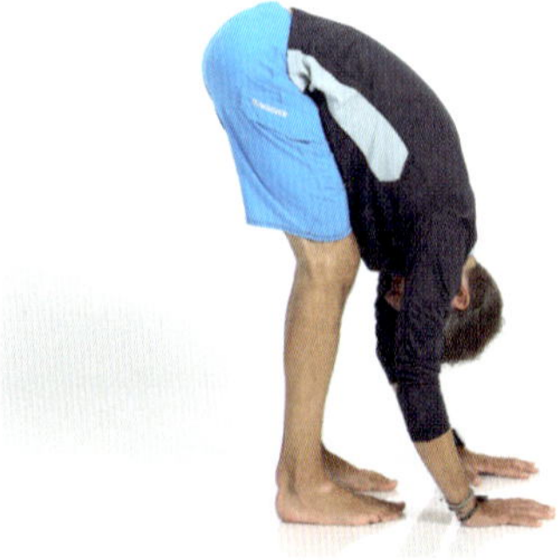

Wichtig: Achten Sie auf eine gute, aktive Haltung und rollen Sie in einem langen, gleichmäßigen Bogen auf und ab; schieben Sie die gesamte Zeit die Füße aktiv in den Boden; beim Aufrollen beginnt die Bewegung mit der Aufrichtung des Beckens.

Tipps: Üben Sie die Rollbewegung mit dem Rücken an einer Wand stehend, dabei sind die Füße etwa eine Fußlänge von der Wand entfernt.

Einsatz von Kleingeräten: Sie stehen auf einem labilen Untergrund (gerollte Matte, Luftkissen o. Ä.), um Ihre Balance und Koordination herauszufordern.

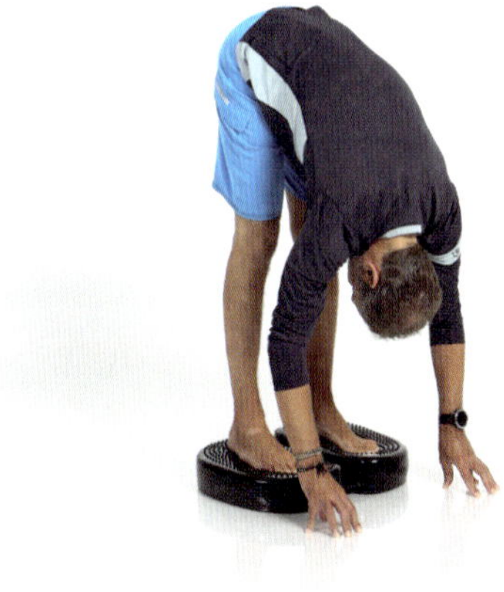

5.1.3 Knee Folds

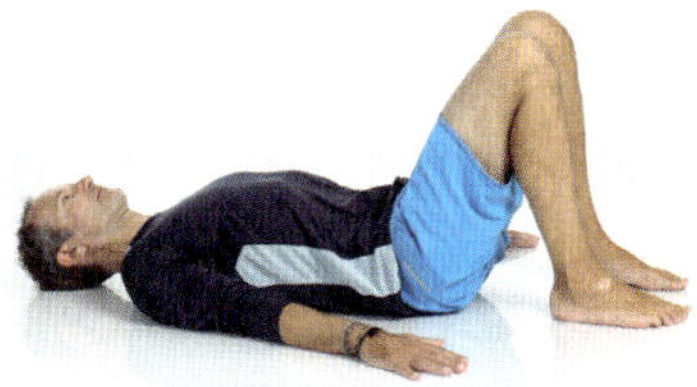

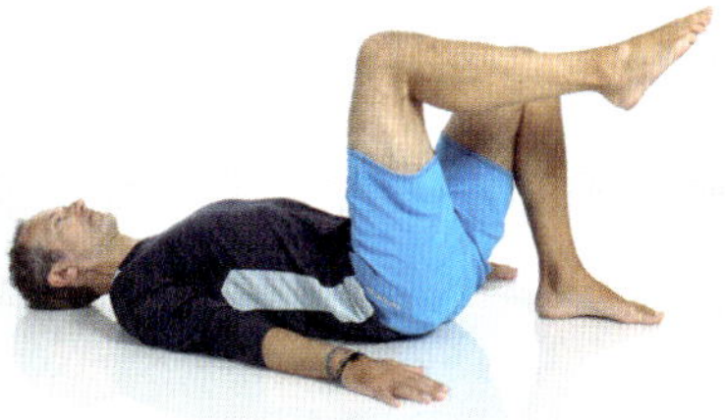

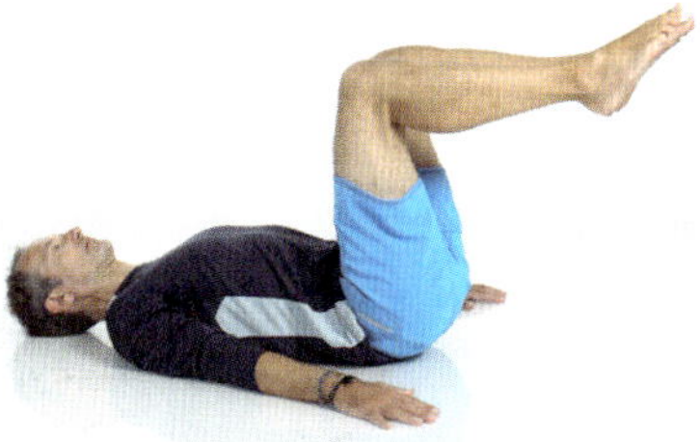

Ziel: Aktivierung der tiefen Bauchmuskeln; Stabilisierung der neutralen Beckenposition während der Bewegung der Beine.

Nutzen für den Läufer: Verbesserung des Kniehubs bei stabilem Becken; Mobilisation der Hüftgelenke.

Ausgangsstellung: Neutrale Rückenlage; die Füße sind hüftschmal aufgestellt; die Arme sind lang neben dem Oberkörper ausgestreckt.

Ausführung: Ziehen Sie mit der Ausatmung die Bauchdecke sanft nach innen und heben Sie ein Bein vom Boden ab. Führen Sie das Knie bis über die Hüfte. Atmen Sie ein, um dann mit der Ausatmung das Bein wieder auf den Boden zurückzustellen (Ausgangsstellung). Wiederholen Sie die Bewegung mit dem anderen Bein. Wechselseitig wiederholen.

Variationen: Bringen Sie beide Beine mit einer Ausatmung nacheinander zum Körper. Dann senken Sie mit der folgenden Ausatmung die Beine wieder nacheinander ab.

Bringen Sie beide Beine gleichzeitig mit einer Ausatmung zum Körper. Dann senken Sie mit der folgenden Ausatmung die Beine wieder gleichzeitig ab.

Wichtig: Heben und senken Sie die Beine in einer fließenden Bewegung. Halten Sie dabei Schultern und Nacken entspannt und die Bauchdecke flach. Sollte der Bauch während der Bewegung sich vorwölben oder das Becken nach vorne kippen (Hohlkreuz), wählen Sie eine leichtere Variante, bis Sie diese beherrschen.

Tipp: Diese Übung ist die Grundübung für die Stabilisation des Beckens bei der Bewegung der Beine und zeigt Ihnen, ob Sie das Prinzip der Zentrierung beherrschen.

Einsatz von Kleingeräten: Sie liegen auf einer Pilates-Rolle, um Ihre Koordination und Balance zu steigern.

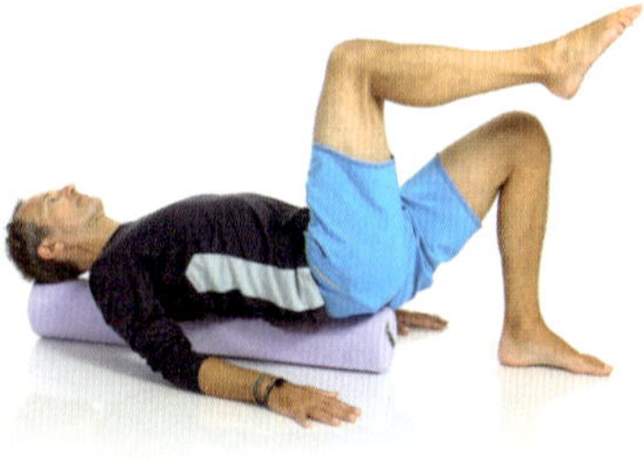

5.1.4 Curl-up

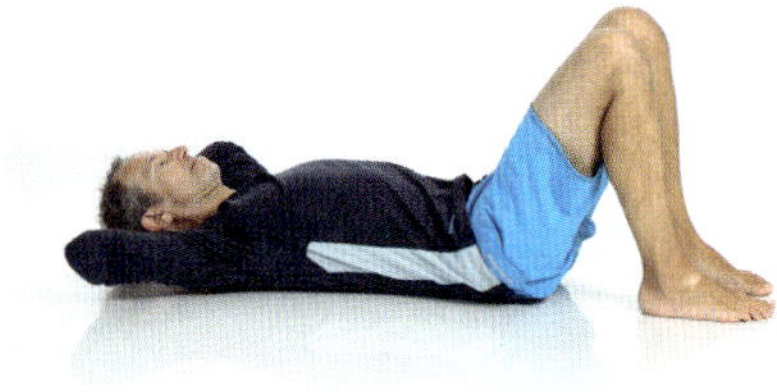

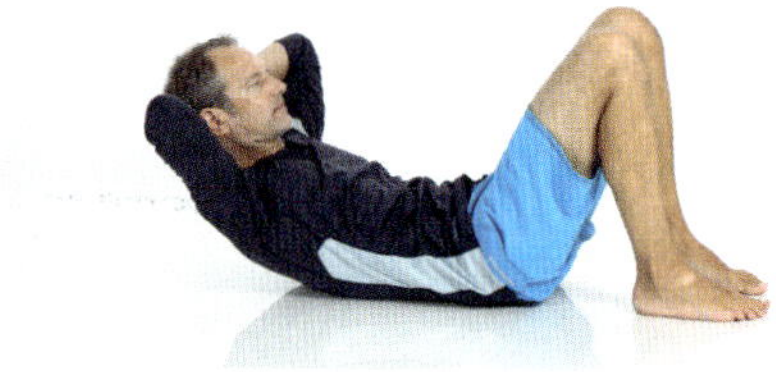

Ziel: Aktivierung der Bauchmuskeln; Stabilisierung der neutralen Beckenposition.

Nutzen für den Läufer: Verbesserung der Bauchkraft und der Rumpfstabilität.

Ausgangsstellung: Neutrale Rückenlage; die Füße sind hüftschmal aufgestellt; die Hände sind mit verschränkten Fingern am Hinterkopf; die Ellbogen sind leicht vom Boden gelöst und ziehen nach außen für Weite im Schultergürtel.

Ausführung: Ziehen Sie ausatmend die Bauchdecke sanft nach innen, lassen Sie die unteren Rippenbögen eintauchen und rollen Sie aus der Kraft der Bauchmuskeln Kopf und Schultern vom Boden hoch. Mit der Einatmung rollen Sie in die Ausgangsposition zurück.

Variation: Anstatt den Kopf zu stützen, halten Sie die Arme lang neben dem Körper.

Wichtig: Halten Sie das Becken während der gesamten Bewegung neutral und vermeiden Sie es, am Kopf zu ziehen.

Tipp: Schieben Sie Ihr Kinn sanft in Richtung Hinterhaupt für eine Dehnung der Halswirbelsäule.

Einsatz von Kleingeräten: Sie liegen auf einem großen Gymnastikball. Die Instabilität des Balls fördert die Koordination, die Balance und erlaubt einen größeren Bewegungsweg in die Streckung der Wirbelsäule (Extension).

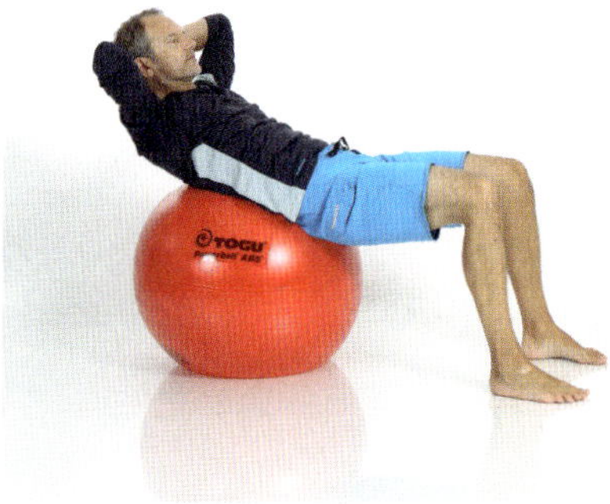

5.1.5 Curl-down

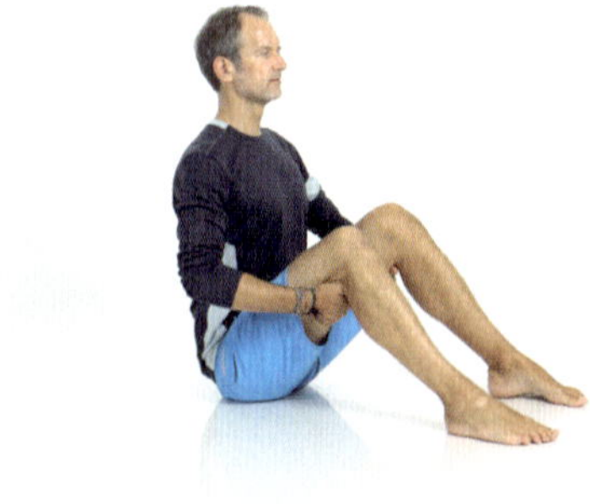

Ziel: Gleichmäßiges Bewegen und Mobilisieren des unteren Rückens (der Lendenwirbelsäule); Kräftigung der Bauch- und Beckenbodenmuskeln.

Nutzen für den Läufer: Kräftigung von Bauch- und Hüftbeugemuskeln; Verbesserung der Kontinenz und Schutz vor Leistenbeschwerden.

Ausgangsstellung: Neutrale Sitzposition; die Füße sind hüftschmal aufgestellt; die Hände halten an den Oberschenkelrückseiten.

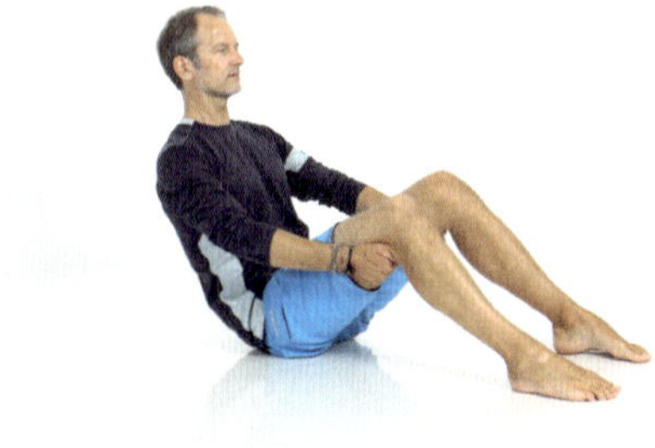

Ausführung: Strecken Sie einatmend den Scheitel zur Decke und die Sitzknochen in den Boden. Mit der Ausatmung ziehen Sie die Bauchdecke großflächig nach innen, rollen das Becken nach hinten und bringen den unteren Rücken in einen sanften Bogen. Halten Sie den Kopf aufrecht und eine leichte Spannung zwischen den Schulterblättern. Mit der folgenden Einatmung kehren Sie in die Ausgangsstellung zurück. 5-8-mal wiederholen.

Variation: Die Arme nach vorne gestreckt halten.

Wichtig: Betonen Sie die Bewegung im unteren Rücken und halten Sie den oberen Rücken möglichst lang und gestreckt. Halten Sie während der gesamten Bewegung den Kopf aufgerichtet.

Einsatz von Kleingeräten: Legen Sie einen Pilates-Ball hinter Ihr Becken, um die Bewegung des Beckens und den Einsatz des unteren Bauchs besser zu spüren.

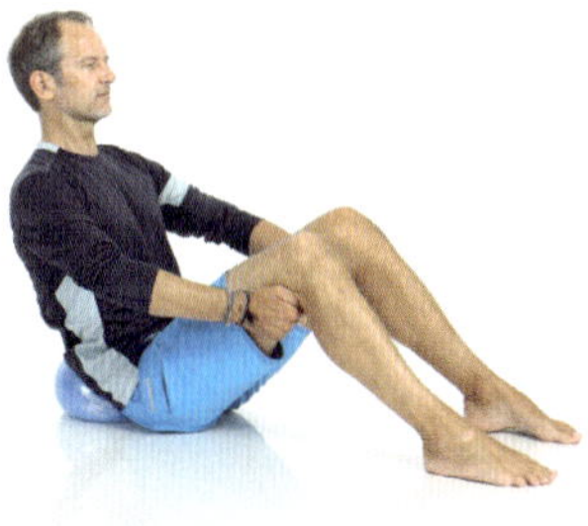

5.1.6 Basic Bridging

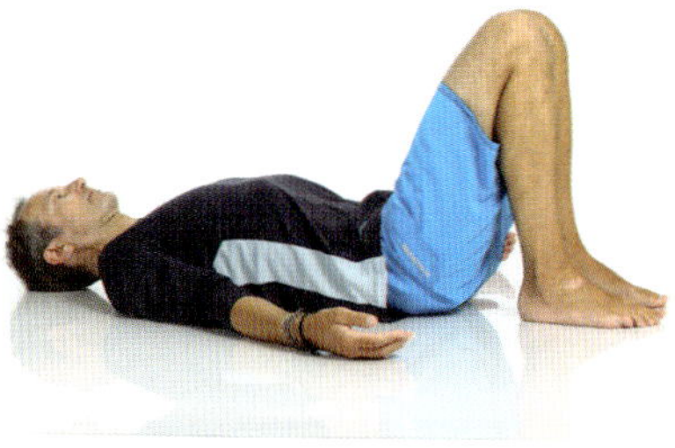

Ziel: Gleichmäßige Mobilität der Wirbelsäule; Aktivierung der rückwärtigen Oberschenkelmuskulatur; Verbesserung des Alignments mit besonderem Fokus auf Becken, Beine und Füße.

Nutzen für den Läufer: Training der Beinrückseiten; Kontrolle in sagittaler Ebene; üben der parallelen Ausrichtung von Füßen und Beinen.

Ausgangsstellung: Neutrale Rückenlage; die Füße sind hüftschmal aufgestellt; die Fersen befinden sich unter den Kniegelenken; die Arme sind lang neben dem Oberkörper ausgestreckt.

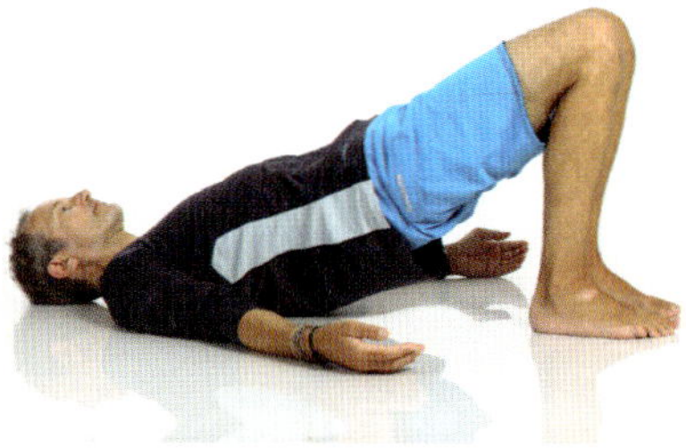

Ausführung: Rollen Sie mit der Ausatmung die Wirbelsäule, vom Becken beginnend, Wirbel für Wirbel bis zum Schultergürtel hoch; die Sitzbeinhöcker ziehen dabei in Richtung Kniekehle. Atmen Sie hier ein, um mit der nächsten Ausatmung, vom Brustbein beginnend, wieder segmental zurück bis in die Ausgangsstellung zu rollen.

Variationen: Rollen Sie mit mehreren Atemzügen ab, um die segmentale Bewegung zu betonen; halten Sie die Schulterbrücke und beginnen Sie, das Becken zu drehen und seitlich zu verschieben, um mehr wirbelsäulennahe Muskeln zu rekrutieren und die Bewegung der Wirbelsäule zu verfeinern; neben der Wirbelsäule ab- bzw. aufrollen für vielfältige Muskelansteuerung; einbeiniges Bridging zur Steigerung von Beinkraft und Beckenkontrolle.

Wichtig: Die Beine bleiben parallel zueinander ausgerichtet (häufiger Fehler ist das Aufklappen der Knie); während des Abrollens bleibt die Halswirbelsäule lang, das Gewicht liegt auf dem Schultergürtel (zwischen den Schulterblättern) und nicht auf der Halswirbelsäule; die Rippen-Becken-Integration bleibt erhalten (kein Hohlkreuz); die Knie aktiv in Richtung der Zehen schieben für mehr Öffnung (Streckung) der Hüftbeuger.

Einsatz von Kleingeräten: Legen Sie eine labile Unterlage oder eine Pilates-Rolle unter die Füße als Herausforderung an die Beckenstabilität und die Kraft der Hamstrings (Muskeln der Oberschenkelrückseite).

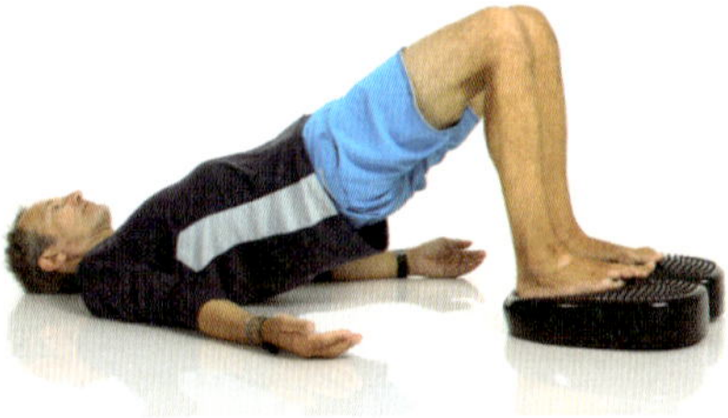

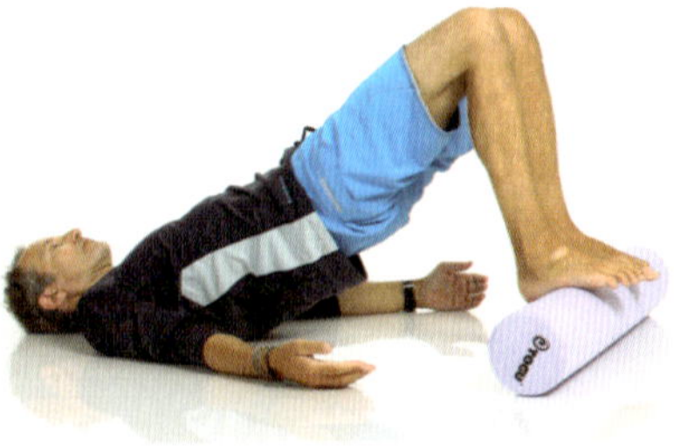

5.1.7 Stretching Dog

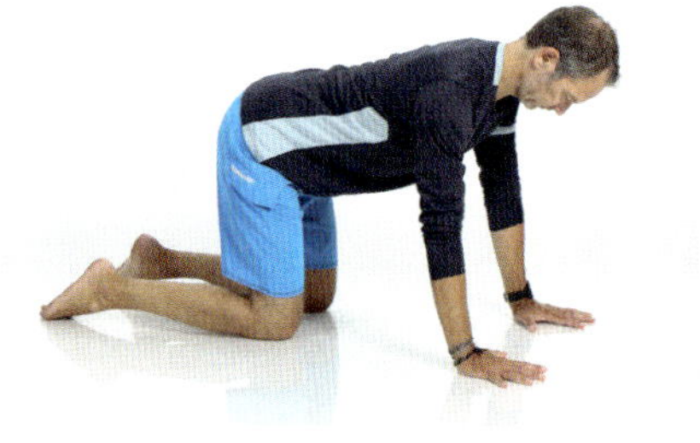

Ziel: Fördert die Kraft und Stabilität des Rumpfs; das Alignment von Schultergürtel und Becken im Stütz wird verbessert; schult die Koordination; lehrt isoliertes Bewegen in den Schultern und Hüften.

Nutzen für Läufer: Verbesserung der Arm-Bein-Koordination und Rumpfstabilität beim Laufen.

Ausgangsstellung: Neutraler Vierfüßlerstand; die Schultern befinden sich über den Händen und die Hüften über den Knien; die Wirbelsäule ist in ihren natürlichen Kurven.

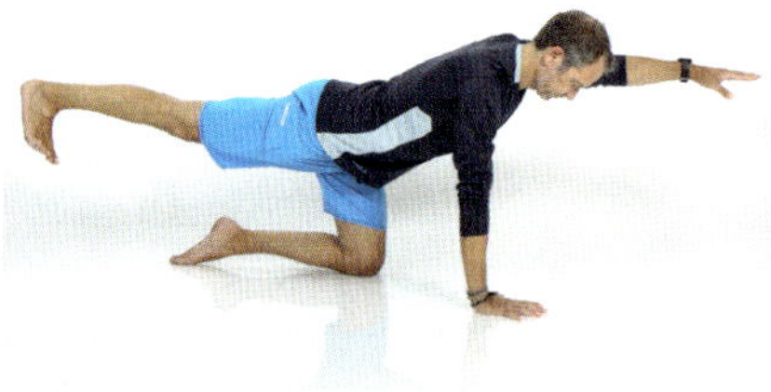

Ausführung: Strecken Sie ausatmend ein Bein zurück und gleichzeitig den diagonalen Arm nach vorn. Mit der nächsten Ausatmung kehren Sie in die Ausgangsstellung zurück.

Variation: Strecken Sie Arm und Bein auf derselben Seite; strecken Sie nur den Arm oder das Bein.

Wichtig: Um einen optimalen Stütz mit den Armen auszuführen, drehen Sie die Schultern in Außenrotation und setzen Sie die Hand leicht gewölbt auf den Boden, mit dem Zeigefinger nach vorne ausgerichtet. Die Finger drücken aktiv in den Boden hinein. Dies aktiviert den Schultergürtel und schützt Ihre Ellbogen- und Handgelenke. Bewegen Sie Arm und Bein isoliert in Hüfte und Schulter.

Tipp: Bei Schmerzen in den Handgelenken bleiben Sie nur kurz in der Übung und lockern Sie anschließend Ihre Handgelenke aus.

Einsatz von Kleingeräten: Legen Sie ein elastisches Band um den Fuß und halten Sie die Enden in der diagonalen Hand. Das Bewegen gegen den Widerstand verbessert die Rumpfstabilität und fördert die Stabilität von Schulter und Hüfte.

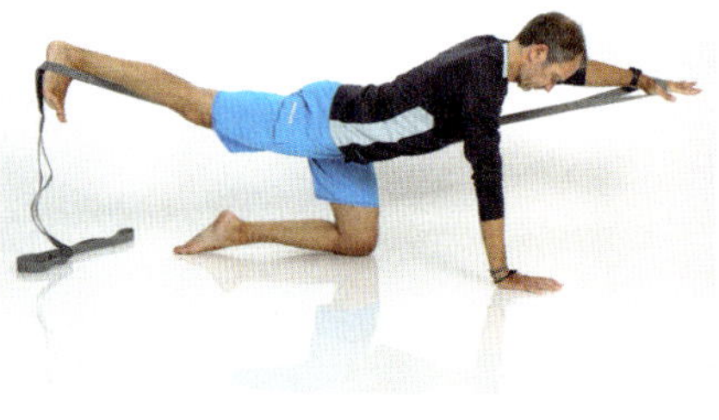

5.1.8 Cat Stretch

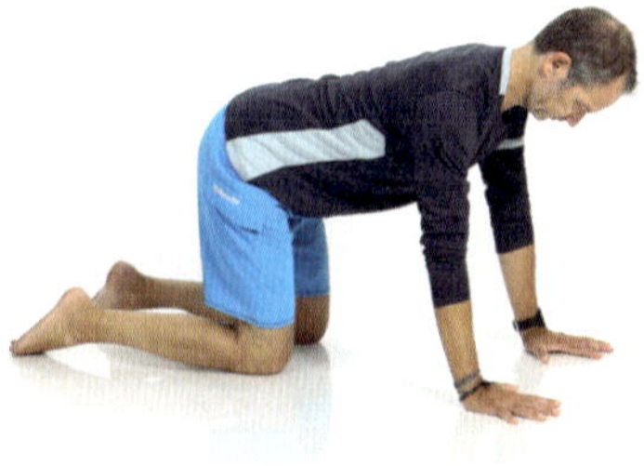

Ziel: Gleichmäßige Mobilisation der Wirbelsäule; gutes Alignment von Schultergürtel und Becken im Stütz.

Nutzen für Läufer: Die Mobilisation der Wirbelsäule führt zu einer verbesserten Haltung und Atemfunktion.

Ausgangsstellung: Neutraler Vierfüßlerstand; die Schultern befinden sich über den Händen und die Hüften über den Knien; die Wirbelsäule ist in ihren natürlichen Kurven.

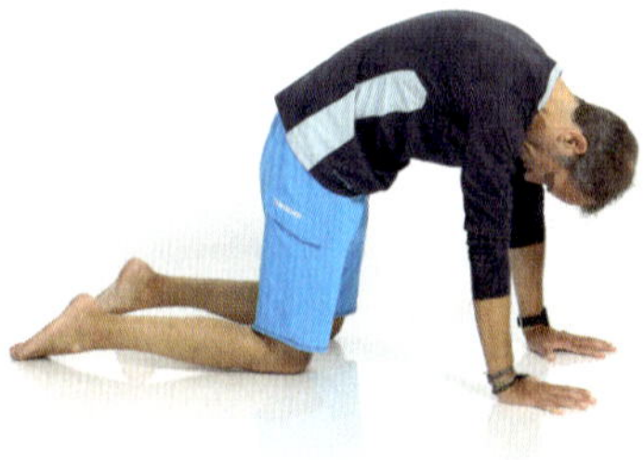

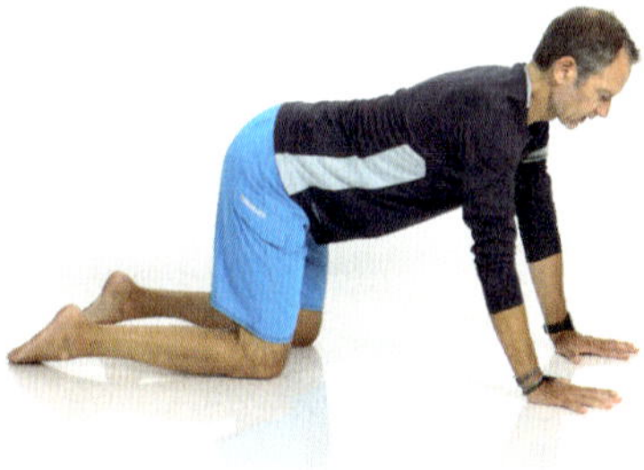

Ausführung: Runden Sie ausatmend die Wirbelsäule in einen langen Bogen vom Kopf bis zum Becken. Schieben Sie dabei unterstützend die Hände und Knie in den Boden. Kommen Sie mit der Einatmung wieder in die Ausgangsstellung zurück oder machen Sie ein sanftes Hohlkreuz.

Variation: Runden und strecken Sie die Wirbelsäule auch diagonal oder seitlich.

Wichtig: Um einen optimalen Stütz mit den Armen auszuführen, drehen Sie die Schultern in Außenrotation und setzen Sie die Hand leicht gewölbt auf den Boden, mit dem Zeigefinger nach vorne ausgerichtet. Die Finger drücken aktiv in den Boden hinein. Dies aktiviert den Schultergürtel und schützt Ihre Ellbogen- und Handgelenke. Achten Sie auf eine gleichmäßige Bewegung der Wirbelsäule durch alle Segmente!

Tipp: Bei Schmerzen in den Handgelenken bleiben Sie nur kurz in der Übung und lockern anschließend Ihre Handgelenke aus.

5.1.9 Spine Wave

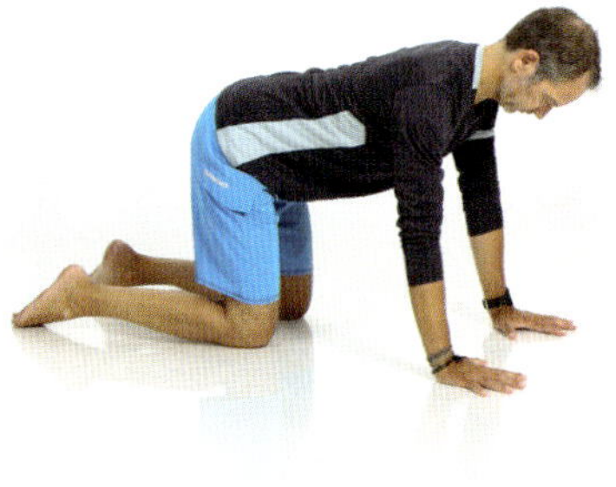

Ziel: Vielfältige Mobilisation der Wirbelsäule; Verbesserung der Stützkraft.

Nutzen für Läufer: Die Mobilisation der Wirbelsäule führt zu einer verbesserten Haltung und Atemfunktion.

Ausgangsstellung: Neutraler Vierfüßlerstand; die Schultern befinden sich über den Händen und die Hüften über den Knien; die Wirbelsäule ist in ihren natürlichen Kurven.

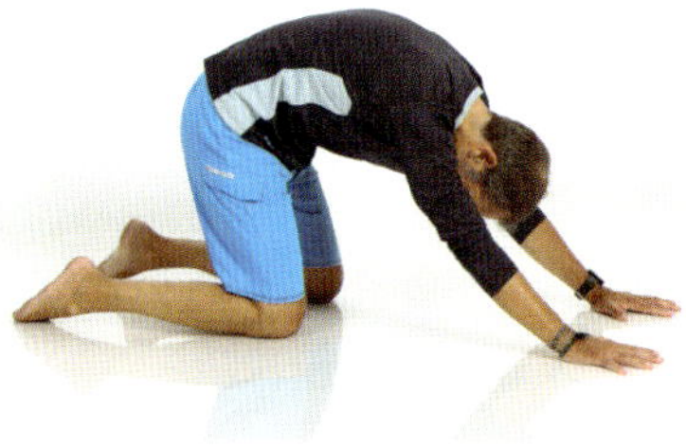

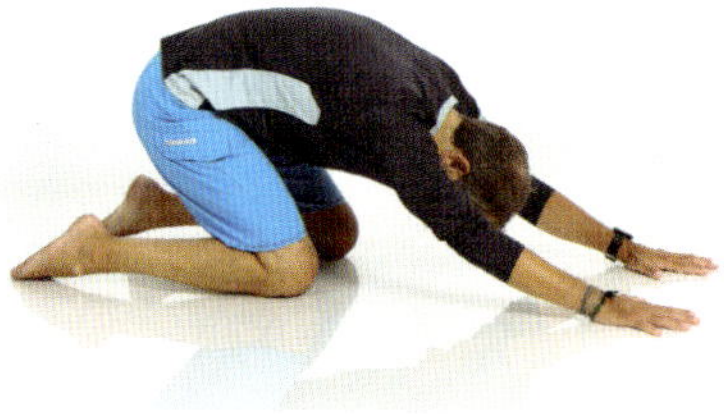

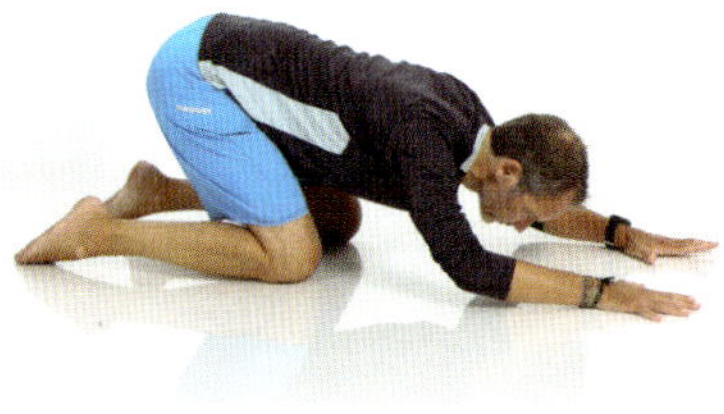

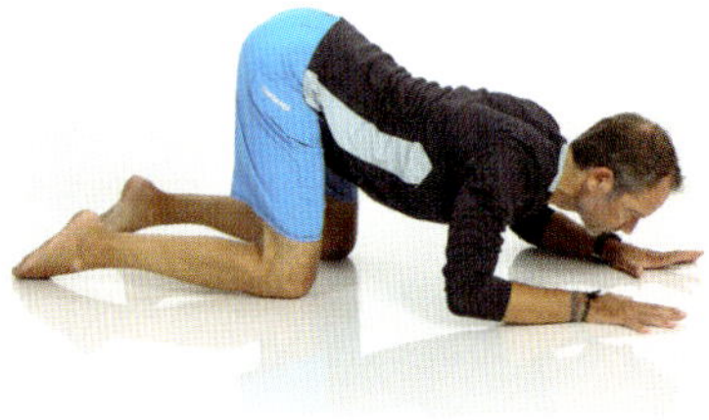

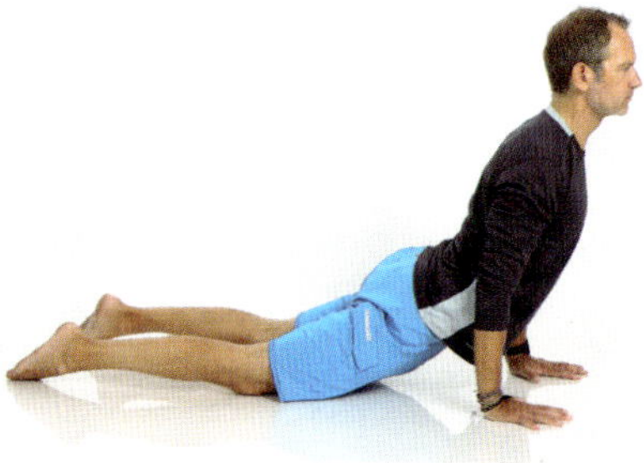

Ausführung: Runden Sie ausatmend die Wirbelsäule in einen langen Bogen vom Kopf bis zum Becken und schieben Sie dabei das Becken in Richtung Fersen. Einatmend schieben Sie sich mit dem Gesicht nah am Boden nach vorne in eine Baby-Swan-Position. Ausatmend runden Sie den Rücken wieder und schieben Ihr Becken erneut in Richtung der Fersen. Beginnen Sie die Bewegung von vorn. Fünfmal wiederholen.

Variation: Führen Sie die Bewegung umgekehrt aus. Kommen Sie rund mit der Ausatmung nach vorne und gestreckt, mit dem Becken führend, zurück zu den Fersen.

Runden und strecken Sie die Wirbelsäule auch diagonal. Je weiter Sie die Hände von den Knien entfernt platzieren, desto länger wird die Welle und die Anforderung an Arme und Schultern steigt.

Wichtig: Um einen optimalen Stütz mit den Armen auszuführen, drehen Sie die Schultern in Außenrotation und setzen die Hand leicht gewölbt auf den Boden, mit dem Zeigefinger nach vorne ausgerichtet. Die Finger drücken aktiv in den Boden hinein. Dies aktiviert den Schultergürtel und schützt Ihre Ellbogen- und Handgelenke. Achten Sie auf eine gleichmäßige Bewegung der Wirbelsäule durch alle Segmente!

Tipp: Bei Schmerzen in den Handgelenken bleiben Sie nur kurz in der Übung und lockern anschließend Ihre Handgelenke aus.

5.1.10 Thread a Needle

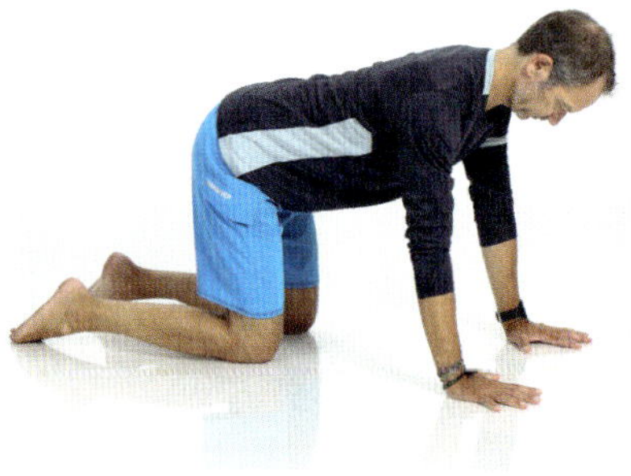

Ziel: Optimale Mobilität der Wirbelsäule in Rotation; Steigerung der Koordination.

Nutzen für Läufer: Verbessert die Rotationskontrolle des Oberkörpers beim Laufen; fördert die Stabilität in horizontaler Ebene; steigert die Mobilität des Brustkorbs und unterstützt eine gute Haltung und Atemfunktion.

Ausgangsstellung: Neutraler Vierfüßlerstand; die Schultern befinden sich über den Händen und die Hüften über den Knien; die Wirbelsäule ist in ihren natürlichen Kurven.

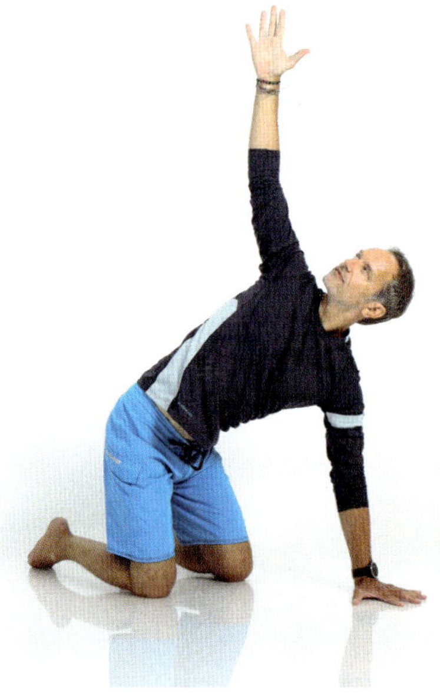

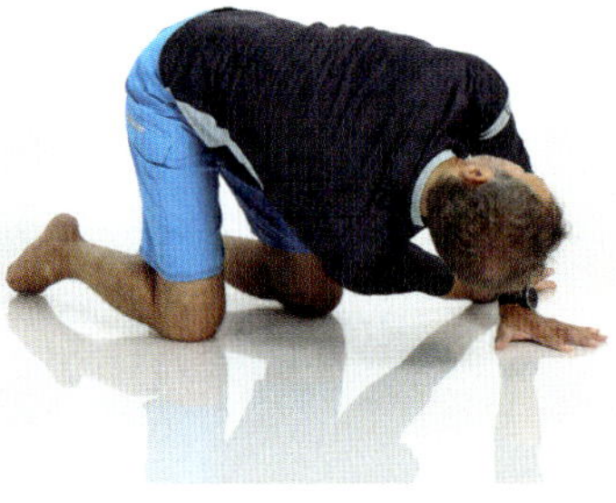

Ausführung: Strecken Sie ausatmend einen Arm zur Seite. Drehen Sie mit der Einatmung Rumpf und Arm in Richtung Decke. Mit der Ausatmung rotieren Sie in Richtung Boden und fädeln den Arm unter dem Stützarm hindurch. Mit der nächsten Einatmung wiederholen Sie die Rotation in Richtung Decke. 3-5-mal wiederholen, dann wechseln Sie auf die neue Seite.

Wichtig: Halten Sie Ihr Becken neutral (Rotationskontrolle). Führen Sie nur eine Rotation aus, keine Seitbeuge.

Einsatz von Kleingeräten: Kleine Rolle oder Pilates-Rolle unter der Hand oder dem Unterarm zur Erleichterung der Armführung und der Rotation.

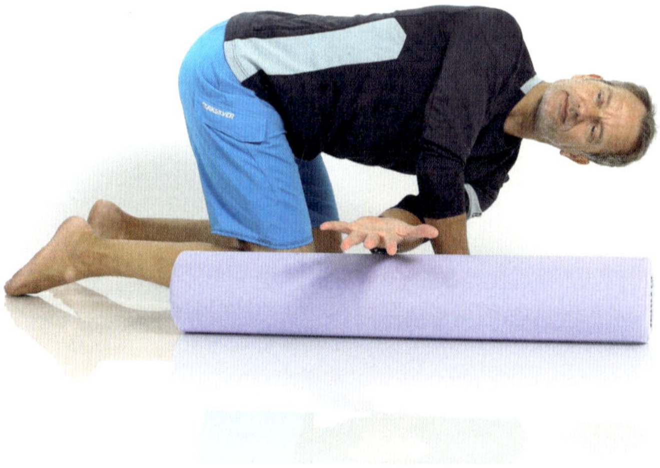

5.1.11 The Hundred

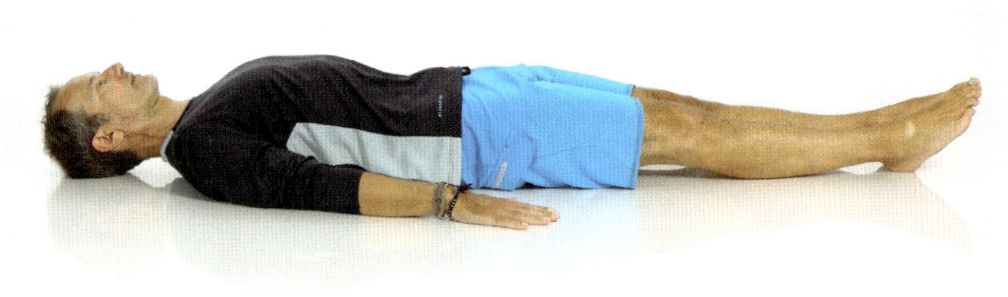

Ziel: Verbesserung der Zentrierung; steigert die Stabilität und Bauchkraft; fördert die Koordination und die Atmung; Erhöhung von Zirkulation; Vorbereitung und Warm-up.

Nutzen für Läufer: Ganzkörperkräftigung für gute Stabilität; die Atmung wird vertieft; die Rhythmusfähigkeit wird geschult; die Rumpfstabilität bei einer kraftvollen und dynamischen Bewegung von Armen und Beinen wird verbessert.

Ausgangsstellung: Neutrale Rückenlage; die Beine sind gestreckt und geschlossen; die Arme sind lang neben dem Oberkörper ausgestreckt.

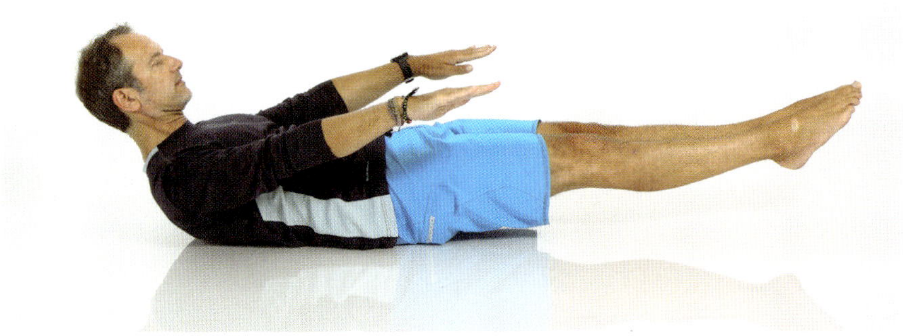

Ausführung: Strecken Sie die Arme zu den Füßen und aktivieren Sie Ihr Zentrum. Rollen Sie das Kinn in Richtung Brust, heben Sie den Oberkörper bis zu den Spitzen der Schulterblätter und die Arme auf Beckenhöhe (der Oberkörper und Kopf werden so weit gehoben, bis Sie die Aktivität der oberen Bauchmuskeln fühlen). Gleichzeitig werden die gestreckten Beine gehoben.

Wählen Sie eine Höhe, bei der Ihr Bauch flach und das Becken neutral bleibt. Schlagen Sie jetzt Ihre gestreckten Arme kraftvoll auf und ab.

Machen Sie fünf Schläge während der Einatmung und fünf weitere während der Ausatmung, bis Sie 100 Schläge gezählt haben. Dann stoppen Sie die Bewegung der Arme und legen sich auf den Boden zurück.

Variationen: Beugen Sie die Beine oder lassen Sie sie am Boden; starten Sie mit 20-30 Schlägen und erhöhen Sie mit der Zeit die Anzahl.

Wichtig: Sie sind während der gesamten Übung zentriert; das Becken ist neutral und der Bauch flach (kein Hohlkreuz!); die Arme pumpen kraftvoll; halten Sie die Beine still; atmen Sie ruhig und gleichmäßig während der gesamten Übung.

Tipp: Legen Sie den Oberkörper zwischendurch auf den Boden und machen Sie Pausen, um Verspannungen im Nacken vorzubeugen. Nehmen Sie die Beine nur in die Luft, wenn Sie schon genügend Bauchkraft haben, um den Bauch flach und das Becken neutral zu halten.

Einsatz von Kleingeräten: Nehmen Sie ein elastisches Band in die Hände, um die Ausrichtung des Schultergürtels zu verbessern.

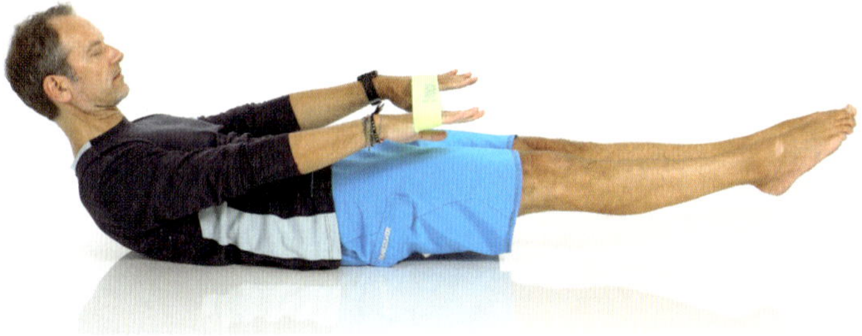

5.1.12 Roll-up

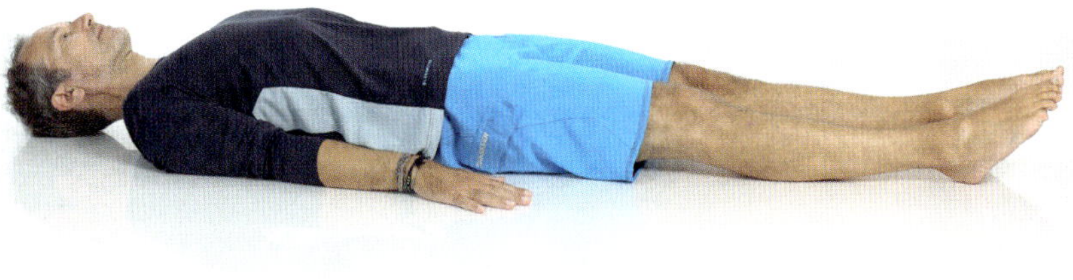

Ziel: Verbessert die Mobilität der Wirbelsäule; dehnt den unteren Rücken und die Rückseite der Beine; fördert die axiale Verlängerung; steigert die Stabilität und Bauchkraft; verbessert die Koordination.

Nutzen für Läufer: Die Verbesserung der Mobilität von Wirbelsäule und Beinrückseite unterstützt eine gute Haltung; das Öffnen und Dehnen der gesamten dorsalen Kette verbessert die Aufrichtung und Beinbewegung; kräftige Bauchmuskeln verbessern die Beckenkontrolle beim Laufen.

Ausgangsstellung: Neutrale Rückenlage mit hüftschmal gestreckten Beinen; die Arme befinden sich lang neben dem Oberkörper.

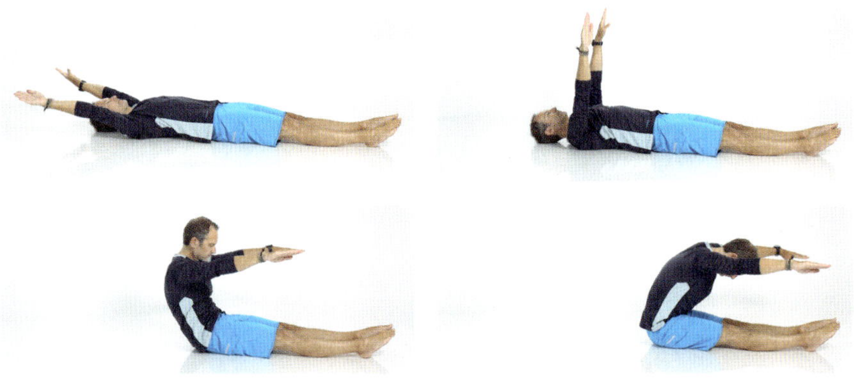

Ausführung: Heben Sie die gestreckten Arme zur Decke; senken Sie ausatmend die Arme so weit in Richtung Kopf, wie der Rücken ruhig auf dem Boden liegen bleibt und verlängern Sie sich von den Fingerspitzen bis zu den Füßen. Heben Sie einatmend die Arme bis über die Schultern; ausatmend rollen Sie sich, mit dem Kopf beginnend, Wirbel für Wirbel vom Boden auf, bis die Sitzknochen direkt in den Boden sinken und sich der Oberkörper in einem langen Bogen parallel zu den Beinen befindet. Einatmend rollen

Sie sich, mit dem Becken beginnend, kontrolliert auf den Boden zurück. Ausatmend rollen Sie weiter und sobald der Kopf wieder auf dem Boden liegt, senken Sie die Arme erneut in Richtung Kopf.

Variationen: Als Beginner befinden sich die Beine 90°/90° in der Luft und die Hände an den Rückseiten der Oberschenkel (**Assisted Roll-up**). Unterstützen Sie mit dem Druck der Beine in die Hände die Auf- und Abrollbewegung.

Roll-up mit gebeugten Beinen bei fehlender Flexibilität der dorsalen Kette.

Wichtig: Für einen gleichmäßigen Bogen in der Halswirbelsäule bringen Sie das Kinn zur Brust, nicht zur Kehle; kreieren Sie einen gleichmäßigen Bogen durch die gesamte Wirbelsäule; die Bewegung kommt aus der Bauchmuskulatur. Beine und Füße bleiben auf dem Boden; in der Vorwärtsbeuge trägt die Bauchmuskulatur den Oberkörper, lassen Sie den Oberkörper nicht auf die Beine fallen. Die Zentrierung wird über den gesamten Bewegungsablauf gehalten. Wenn die Arme in Richtung Kopf geführt werden, vermeiden Sie eine Hohlkreuzstellung im unteren Rücken.

Tipp: Schauen Sie in die Richtung, in die Sie sich bewegen möchten oder auf die Wangenknochen; schaffen Sie Länge im Körper. Unterlagern Sie die Wirbelsäule an den Stellen, an denen die Rollbewegung nicht möglich ist, weil es zu keinem Kontakt mit dem Boden kommt.

Einsatz von Kleingeräten: Wickeln Sie ein elastisches Band um die Füße und halten Sie die Enden in den Händen. Das elastische Band erleichtert die Rollbewegung, da weniger Bauchkraft benötigt wird.

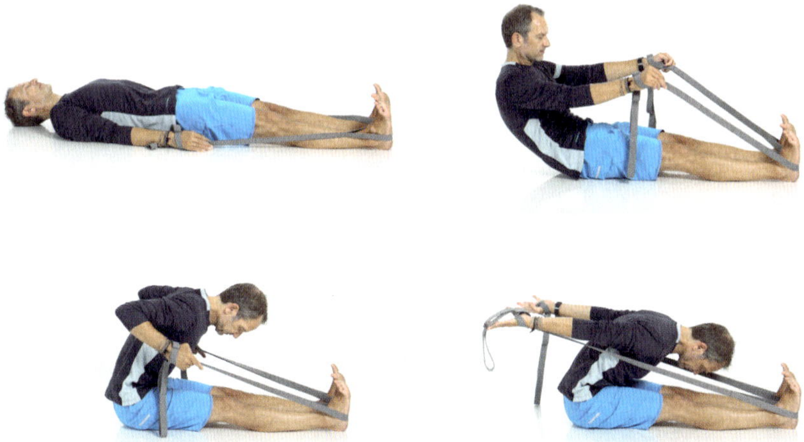

5.1.13 One Leg Circles

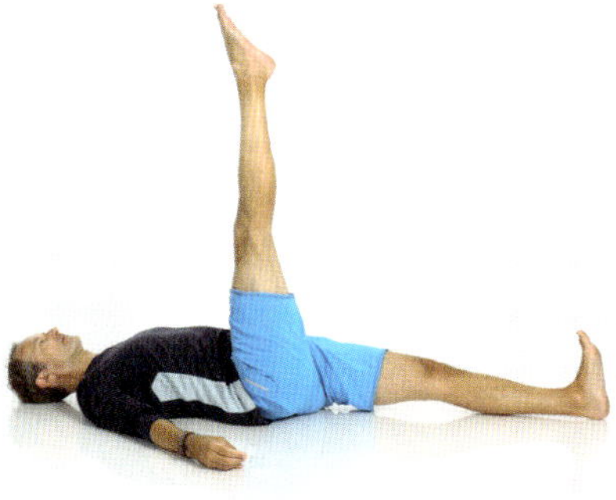

Ziel: Gute Mobilität in den Hüftgelenken; Steigerung der Rumpfkraft in neutraler Rückenlage; verbessertes Zusammenspiel von Beinbewegung, Zentrierung und Atmung.

Nutzen für Läufer: Dehnung der Beinrückseiten; gesteigerte Beweglichkeit in den Hüftgelenken; verbesserte Stabilisation und Kontrolle des Beckens während der Bewegung der Beine.

Ausgangsstellung: Neutrale Rückenlage; ein Bein über der Hüfte ist zur Decke gestreckt, das andere am Boden ausgestreckt; die Füße sind sanft gestreckt; die Arme sind lang neben dem Oberkörper und die Handflächen zeigen zum Boden.

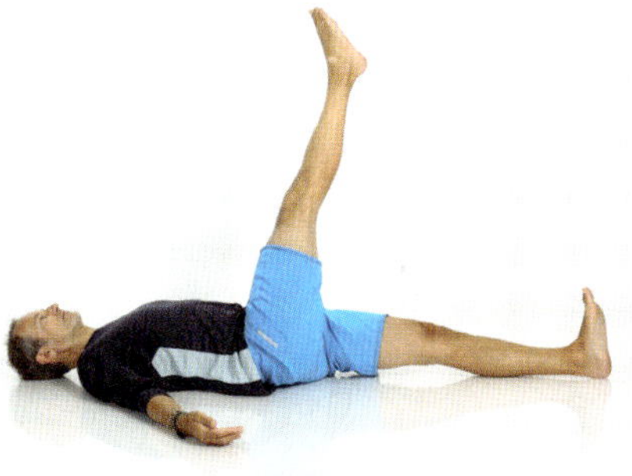

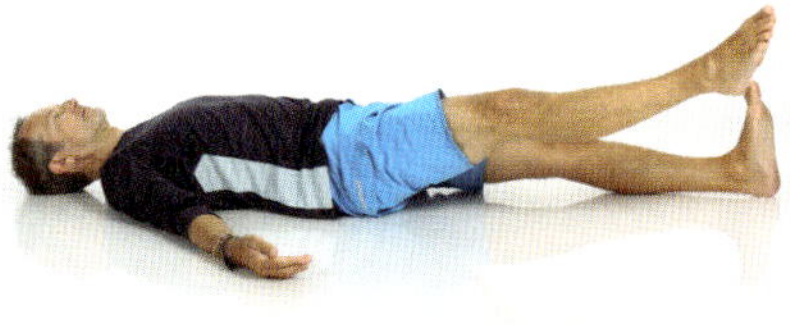

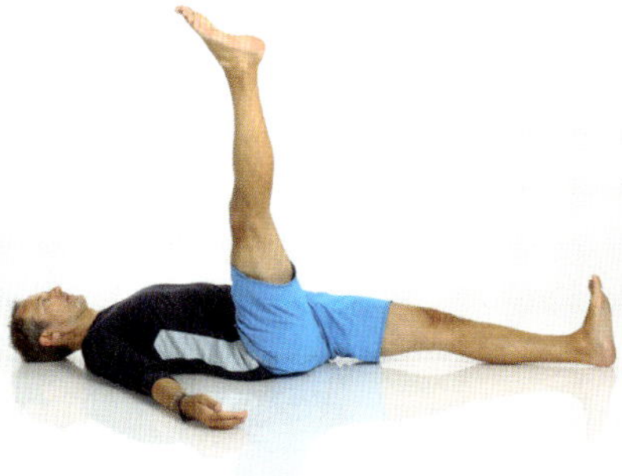

Ausführung: Kreuzen Sie einatmend mit dem Bein zur Gegenseite. Ausatmend beschreiben Sie mit dem Bein einen Kreis über vorne zurück in die Ausgangsstellung. 3-5-mal wiederholen und dann die Kreisrichtung wechseln. Nach weiteren 3-5 Wiederholungen mit dem neuen Bein die Bewegung ausführen.

Variationen: Als Beginner befinden sich die Knie über den Hüften in der Luft (die Unterschenkel dürfen locker zum Boden hängen) und die Hände befinden sich auf den Kniescheiben (**Knee Stirrs**). Kreisen Sie mithilfe der Hände Ihre Beine locker in den Hüftgelenken.

Im nächsten Schritt führen Sie die One Leg Circles mit leicht gebeugten Knien aus, wenn die Flexibilität der Beinrückseiten oder die Rumpfkraft noch nicht die volle Version der Übung erlaubt.

Wichtig: Starten Sie mit kleinen, kontrollierten Kreisen; achten Sie auf eine gute Ausrichtung (Alignment); verlängern Sie das Bein über die Zehen hoch zur Decke und lassen Sie gleichzeitig den Oberschenkelkopf tief in die Hüftpfanne sinken. Bleiben Sie zentriert; ziehen Sie sich am Boden ähnlich wie im aufrechten Stand lang auseinander.

Tipp: Um den Körper auf dem Boden zu stabilisieren, nutzen Sie folgende Ankerpunkte: Ferse, Becken, Brustkorb, Schultern, Arme und Kopf. Für mehr Beckenstabilität setzen Sie das Bodenbein etwas nach außen, um die Auflagefläche zu vergrößern. Bei ausreichender Stabilität sollte das Bein parallel gehalten werden.

Einsatz von Kleingeräten: Wickeln Sie ein elastisches Band um einen Fuß und fassen Sie die Enden mit den Händen. Die Spannung des elastischen Bandes erleichtert die Kreisbewegung, da die Anspannung der Hüftbeuger verringert wird.

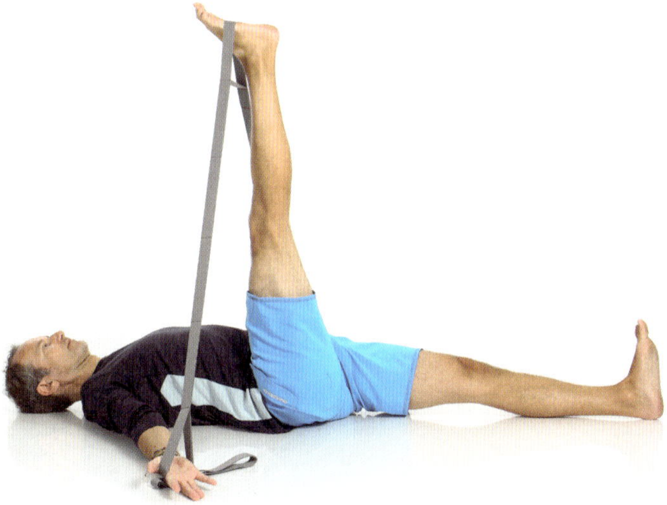

5.1.14 Rolling

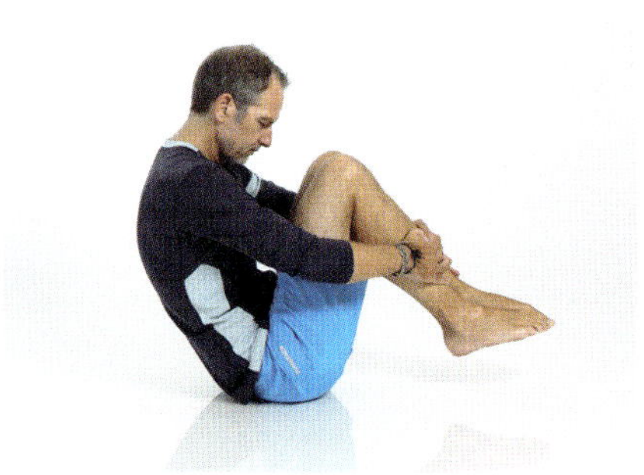

Ziel: Massage für die Wirbelsäule; gesteigerte Balance; Schulung der Koordination in einer dynamischen Ganzkörperbewegung; Dehnung der gesamten Wirbelsäule, speziell des unteren Rückens; Verbesserung der Bauchkraft.

Nutzen für Läufer: Mobilisation des unteren Rückens (LWS); Massage für den gesamten Rücken zur Reduktion von Spannungen; Verbesserung der Rumpfkraftkraft, Koordination und Balance.

Ausgangsstellung: Sitzen Sie rund wie ein Ball mit dem Kinn leicht in Richtung Brustbein gezogen; die Füße sind sanft gestreckt und die Zehenspitzen schweben über dem Boden; die Hände sind an den Fußgelenken oder Unterschenkeln; die Fersen sind nah am Gesäß; die Ellbogen sind gebeugt und ziehen leicht nach außen, um den Schultern Weite zu geben.

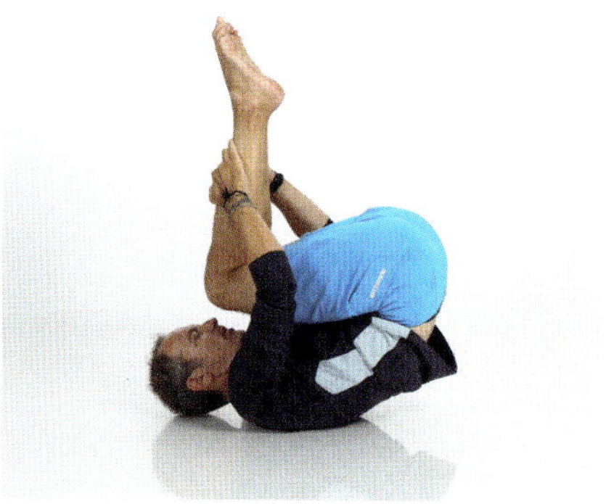

Ausführung: Rollen Sie mit der Einatmung bis zu den Schulterblättern auf den Boden. Halten die Ballform Ihres Körpers. Ausatmend rollen Sie in die Ausgangsposition zurück. Finden Sie Rhythmus im Rollen und in Ihrer Atmung.

Variationen: **Rock'n'Roll**: Greifen Sie die Rückseiten der Oberschenkel; bleiben Sie im Balancesitz; holen Sie beim Rollen mit den Beinen Schwung wie auf einer Schaukel, um ein Gefühl für das Rollen zu bekommen.

Wichtig: Halten Sie so gut wie möglich die Ballform Ihres Körpers und rollen Sie ohne zusätzlichen Schwung der Beine. Halten Sie einen langen Bogen durch die Wirbelsäule (nicht in den unteren Rücken sinken) und die Schultern weit. Ziehen Sie beim Zurückrollen die Bauchdecke aktiv in Richtung Rücken, um das Gewicht vom Nacken zu nehmen. Rollen Sie bewusst über jeden Wirbel; Kopf und Füße bleiben in der Luft.

Tipp: Um die Position auf dem Kreuzbein zu finden, sitzen Sie mit aufgestellten Füßen. Ziehen Sie die Fersen zum Gesäß und erlauben Sie dem Becken, zurückzurollen. Wenn nur noch die Zehenspitzen den Boden berühren, greifen Sie mit den Händen zu den

Fußgelenken und rollen den Oberkörper in einem großen Bogen nach vorne. Dabei ziehen Sie die Bauchdecke in die Tiefe und Weite sowie weg von den Oberschenkeln. Halten Sie den Blick auf den Fersen oder dem Becken für eine gute Ausrichtung des Kopfs.

Einsatz von Kleingeräten: Klemmen Sie einen Pilates-Ball oder ein dickes Handtuch zwischen die Fersen und das Gesäß. So lernen Sie, zu rollen, ohne mit den Beinen Schwung zu holen. Bei jedem Schwungholen verlieren Sie den Ball bzw. das Handtuch.

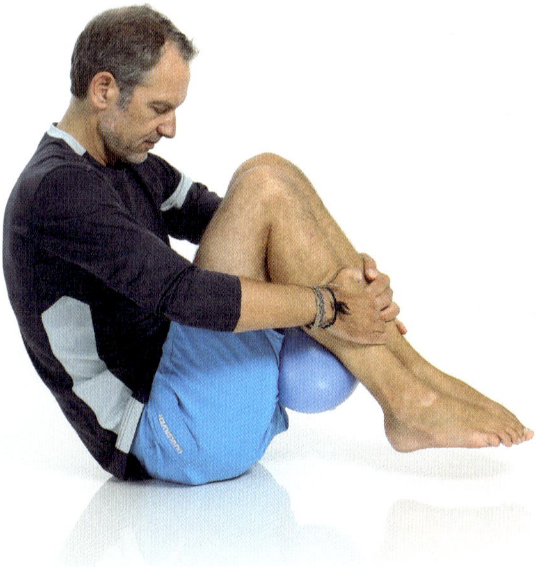

5.1.15 Single Leg Stretch

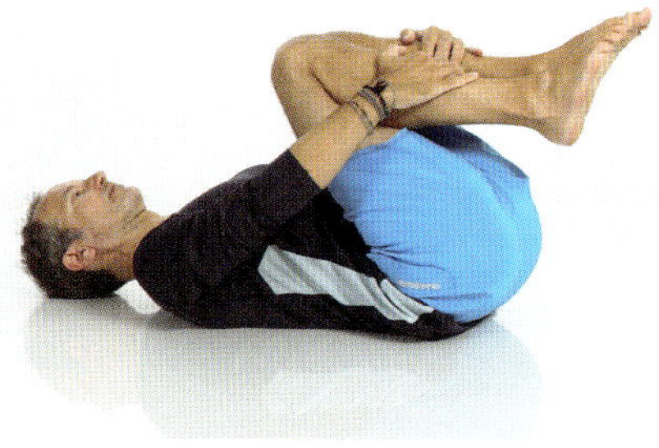

Ziel: Steigerung von Stabilität, Rumpfkraft und Zentrierung; Förderung der Koordination; Steigerung des Bewusstseins für die Bewegung der Beine mit guter Zentrierung; Schulung einer bewussten Atmung.

Nutzen für Läufer: Der Kniehub wird verbessert; die Rumpfkraft und -stabilität wird erhöht; gute Mobilisation für die Hüftgelenke. Die Muskeln, die durch tägliches Sitzen vernachlässigt werden, werden gekräftigt und mobilisiert; Verbesserung der Koordination.

Ausgangsstellung: Neutrale Rückenlage; der Oberkörper ist angehoben (Curl-up); die Beine sind gebeugt; die Hände befinden sich an den Schienbeinen; die Bauchdecke zieht tief und weit und hoch.

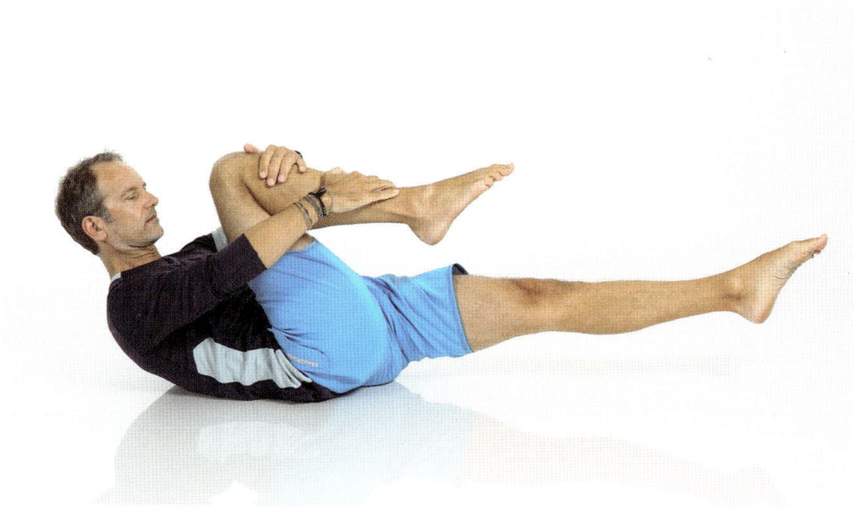

Ausführung: Halten Sie das rechte Knie gebeugt, während Sie ausatmend das linke Bein ausstrecken und gleichzeitig die linke Hand zum rechten Knie nehmen. Die rechte Hand bleibt unter der linken Hand am rechten Schienbein und gemeinsam ziehen beide Hände das Knie näher zum Körper. Einatmend bewegen sich beide Beine gleichzeitig und treffen sich auf halbem Weg. Ausatmend ist das linke Bein gestreckt und das rechte Bein gebeugt. Bis zu 10-mal für jedes Bein wiederholen.

Variationen: Knee Folds; halten Sie die Hände am Hinterkopf, um den Nacken zu entlasten.

Wichtig: Kontrollieren Sie Ihre Körpermitte und die Stellung des Rumpfs (kein Verkippen oder Verdrehen des Beckens oder Oberkörpers); das Körpergewicht verteilt sich auf Becken und Rippen, der untere Rücken trägt keine Last; der Oberkörper ist angehoben (Curl-up) und die Bauchdecke in die Weite, Tiefe und Länge gezogen.

Einsatz von Kleingeräten: Legen Sie ein Bein auf einen großen Gymnastikball, das andere Bein halten Sie mit den Händen. Beugen und strecken Sie das Bein auf dem Ball und drücken Sie dabei mit der Ferse aktiv gegen den Ball. Dies entlastet die Hüftbeuger, aktiviert die Muskeln der Oberschenkelrückseite und hilft beim Alignment (parallele Ausrichtung) des Beins.

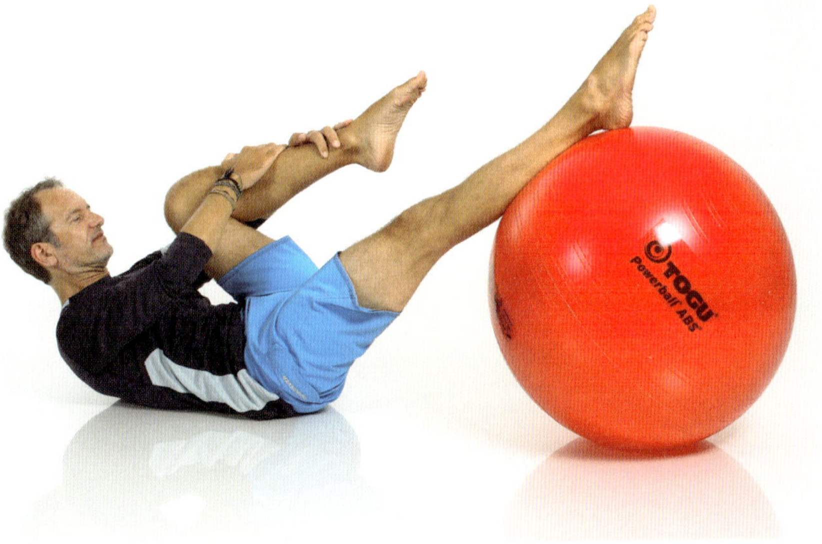

5.1.16 Double Leg Stretch

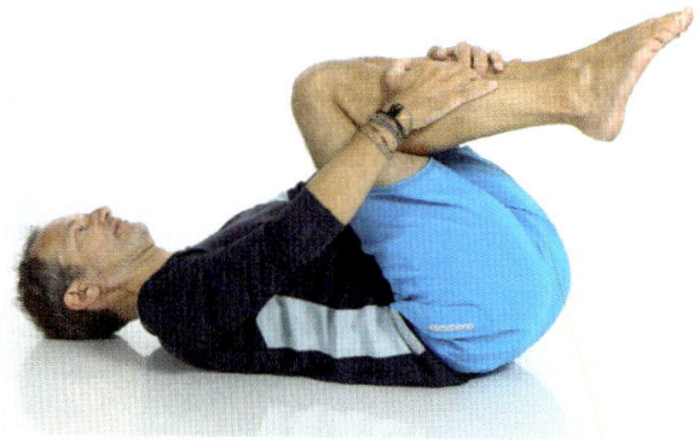

Ziel: Steigerung der Stabilität, Rumpfkraft und Zentrierung; Förderung der Koordination; Steigerung des Bewusstseins für die Bewegung der Beine mit guter Zentrierung; Schulung einer bewussten Atmung. Progression der Übung Single Leg Stretch.

Nutzen für Läufer: Wie beim Single Leg Stretch. Der Kraftaspekt wird betont, da nun beide Beine gestreckt werden.

Ausgangsstellung: Neutrale Rückenlage; der Oberkörper ist angehoben (Curl-up); die Beine sind gebeugt; die Hände befinden sich an den Schienbeinen; die Bauchdecke zieht tief und weit und hoch.

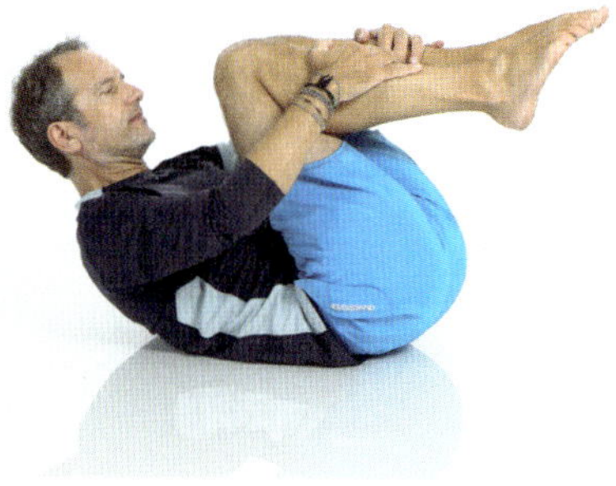

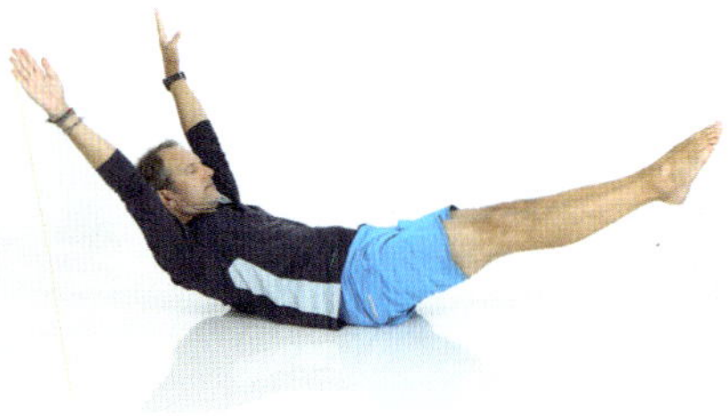

Ausführung: Strecken Sie ausatmend beide Beine und gleichzeitig beide Arme. Mit der Einatmung beugen Sie die Beine wieder und kreisen die Hände über außen an die Schienbeine zurück. Bis zu 10-mal wiederholen.

Variationen: Knee Folds; Single Leg Stretch; halten Sie die Hände am Hinterkopf, um den Nacken zu entlasten. Strecken Sie die Arme zu den Füßen statt in Richtung Kopf, wenn die Rumpfkraft oder die Flexibilität der Schulter noch keine volle Bewegungsausführung erlaubt.

Wichtig: Kontrollieren Sie Ihre Körpermitte und die Stellung des Rumpfs (kein Verkippen oder Verdrehen des Beckens oder Oberkörpers). Das Körpergewicht verteilt sich auf Becken und Rippen, der untere Rücken trägt keine Last. Der Oberkörper ist angehoben (Curl-up) und die Bauchdecke in die Weite, Tiefe und Länge gezogen.

Einsatz von Kleingeräten: Legen Sie die Beine auf einen großen Gymnastikball. Drücken Sie mit den Fersen aktiv gegen den Ball, während Sie die Beine strecken und beugen. Der Druck gegen den Ball verbessert den Einsatz der Hamstrings (Muskeln der Oberschenkelrückseite) und nimmt Spannung aus den Hüftbeugemuskeln.

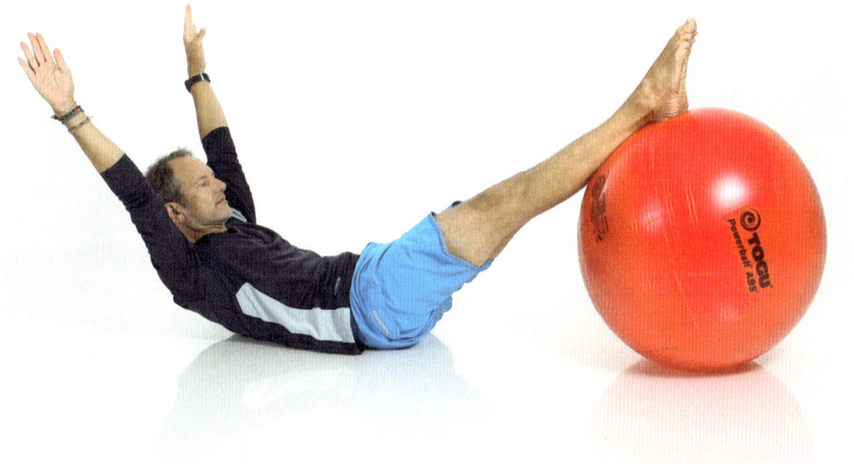

5.1.17 Single Straight Leg Stretch

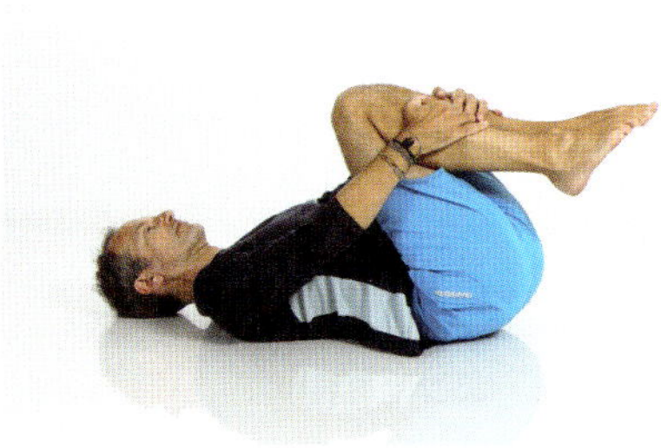

Ziel: Steigerung der Stabilität, Rumpfkraft und Zentrierung; Förderung der Koordination; Steigerung des Bewusstseins für die Bewegung der Beine mit guter Zentrierung; Schulung einer bewussten Atmung. Steigerung der Übung Single Leg Stretch.

Nutzen für Läufer: Dehnung der Beinrückseiten; Verbesserung der Hüftmobilität; Steigerung der Rumpfkraft; Schulung der Becken- und Rumpfstabilität bei dynamischer Beinbewegung.

Ausgangsstellung: Neutrale Rückenlage; der Oberkörper ist angehoben (Curl-up). Die Beine sind gebeugt; die Hände befinden sich an den Schienbeinen. Die Bauchdecke zieht tief und weit und hoch.

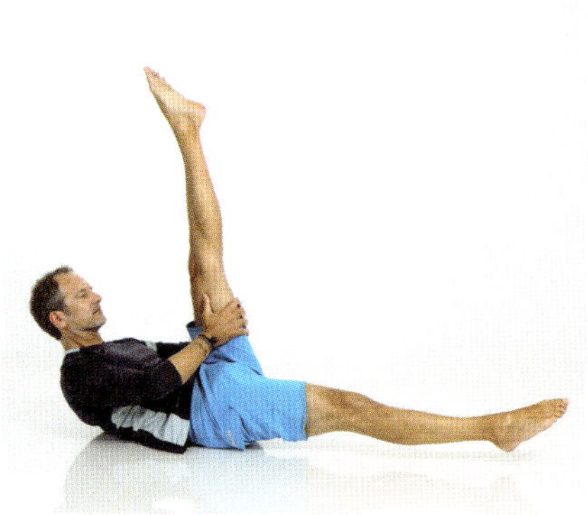

Ausführung: Strecken Sie ausatmend beide Beine in eine Schere und halten Sie mit beiden Händen den Oberschenkel des Beins, das zur Decke streckt. Einatmend ziehen Sie das Bein mit den Händen ein wenig näher zum Oberkörper, um dann ausatmend die Beine gleichzeitig in einer Scherenbewegung zu wechseln, dabei treffen sie sich auf halbem Weg. Einatmend ziehen Sie nun mit den Händen das neue Bein näher zum Körper. Bis zu 10-mal für jedes Bein wiederholen.

Variationen: Knee Folds; Single Leg Stretch; halten Sie die Hände am Hinterkopf, um den Nacken zu entlasten; halten Sie die Knie leicht gebeugt, wenn eine volle Beinstreckung noch nicht möglich ist.

Wichtig: Kontrollieren Sie Ihre Körpermitte und die Stellung des Rumpfs (kein Verkippen oder Verdrehen des Beckens oder Oberkörpers). Das Körpergewicht verteilt sich auf Becken und Rippen, der untere Rücken trägt keine Last. Der Oberkörper ist angehoben (Curl-up) und die Bauchdecke in die Weite, Tiefe und Länge gezogen.

Einsatz von Kleingeräten: Wickeln Sie ein elastisches Band um den Fuß, um die Dehnung der Hamstrings zu verstärken und die Spannung in den Hüftbeugern zu reduzieren. Falls vorhanden, können Sie ein zweites elastisches Band um den anderen Fuß wickeln.

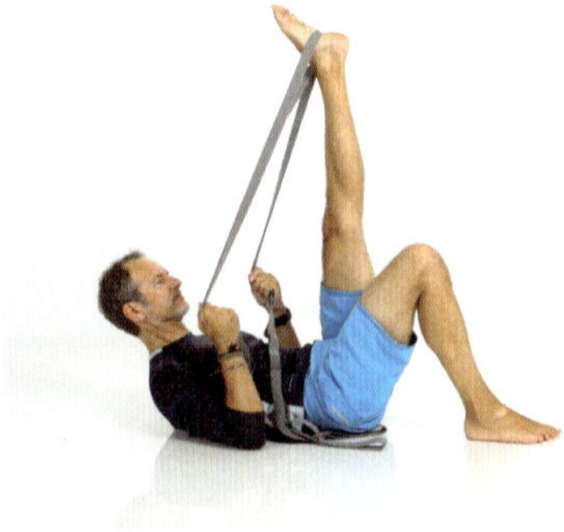

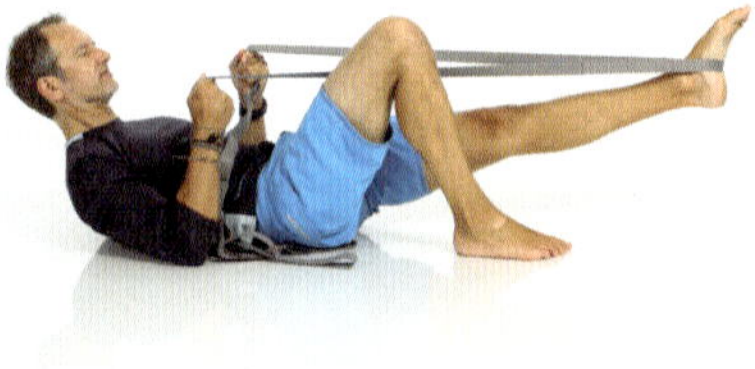

5.1.18 Spine Stretch

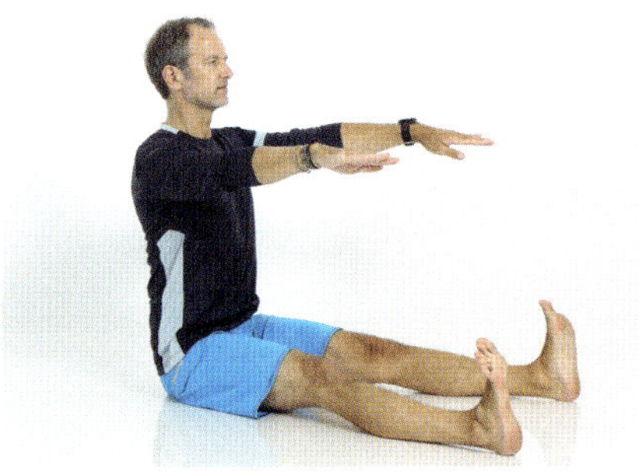

Ziel: Gute Mobilität der Wirbelsäule; Öffnung des Rückens; Verbesserung der Aufrichtung und Haltung; Dehnung der Beinrückseiten; Schulung der Atmung.

Nutzen für Läufer: Verbesserung der Mobilität von Wirbelsäule und Beinrückseite; Öffnung der dorsalen Kette, speziell der Hals- und Brustwirbelsäule und dadurch Auflösung von Verspannungen.

Ausgangsstellung: Neutraler Sitz mit den Beinen gestreckt und etwas mehr als schulterweit geöffnet; die Füße sind flex (der Fußrücken ist herangezogen); die Fersen schieben sanft in den Boden. Die Arme sind auf Schulterhöhe in Verlängerung der Schultern parallel nach vorne gestreckt; die Finger sind lang und die Handflächen zeigen nach unten.

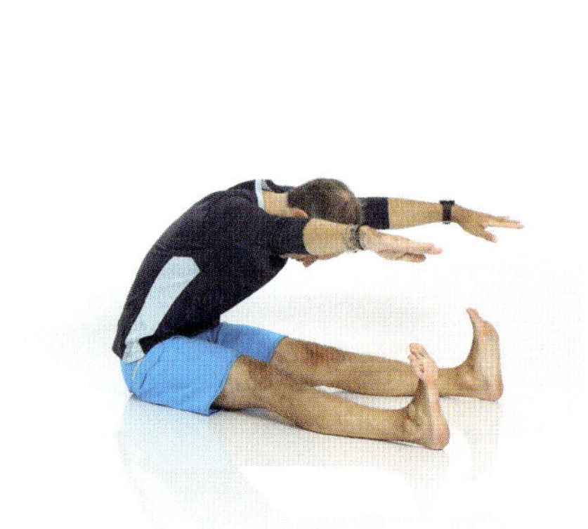

Ausführung: Mit der Einatmung verlängern Sie die Wirbelsäule, schieben die Sitzknochen aktiv in den Boden und den Scheitel hoch zur Decke. Beginnen Sie, ausatmend vom Kopf her, in einem langen, gleichmäßigen Bogen nach vorne zu rollen. Halten Sie dabei die Sitzknochen fest verankert und ziehen Sie die Bauchdecke nach innen und oben, um einen Gegenzug zu erzeugen. Schieben Sie die Arme so weit wie möglich parallel zum Boden, nach vorne, ohne das Becken zu bewegen. So dehnen Sie auch den unteren Rücken. Mit der Einatmung rollen Sie wieder Wirbel für Wirbel in den aufrechten Sitz zurück. Schieben Sie dafür die Sitzknochen aktiv in den Boden und richten Sie sich über die Kraft des Bauchs auf. Bis zu viermal wiederholen und dabei jedes Mal die Bewegung vertiefen.

Variationen: Bei fehlender Flexibilität der Beinrückseite oder der Tendenz, in den unteren Rücken zu sinken, beugen Sie die Knie oder unterlagern Sie das Becken.

Wichtig: Sitzen Sie auf den Sitzknochen und verlängern Sie aktiv die Achse der Wirbelsäule. Der Atem fließt ruhig und gleichmäßig. Die Kniescheiben und Zehen zeigen zur Decke. Verlängern Sie sich durch die Sitzbeine und den Scheitel, bevor Sie in einem großen Bogen nach vorne rollen (lassen Sie den Kopf nicht hängen). Die Sitzbeine schieben über die gesamte Bewegung aktiv in den Boden. Achten Sie auf einen gleichmäßigen Bogen in der gesamten Wirbelsäule.

Tipp: Setzen Sie sich gegen eine Wand, um ein Gefühl für das aufrechte Sitzen und die Bewegung zu bekommen. Drücken Sie am Anfang die Hände zwischen den Beinen auf die Matte, um die Bauchmuskeln zu aktivieren. Stellen Sie sich vor, Sie rollen sich über einen großen Ball. Ziehen Sie die Bauchdecke aktiv und großflächig zum Rücken, um einen gleichmäßigen Bogen durch die Wirbelsäule zu erzeugen und den gesamten Rücken, einschließlich des unteren, zu dehnen.

Einsatz von Kleingeräten: Legen Sie die Hände auf einen großen Gymnastikball. Geben Sie Druck auf den Ball und rollen Sie in die Vorbeuge. Der Druck auf den Ball aktiviert die Bauchmuskeln und gibt so dem Rücken mehr Dehnung.

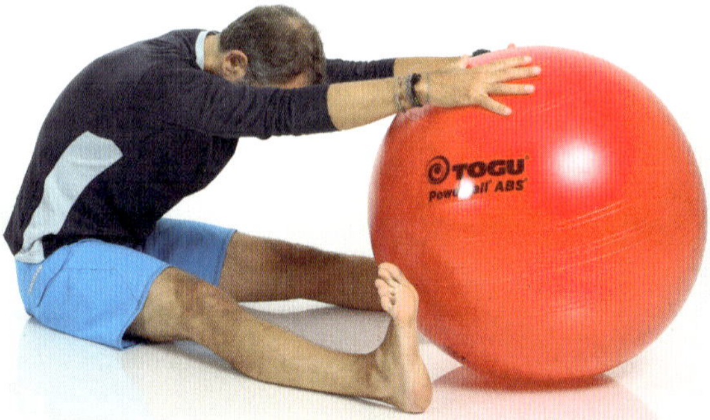

5.1.19 Spine Twist

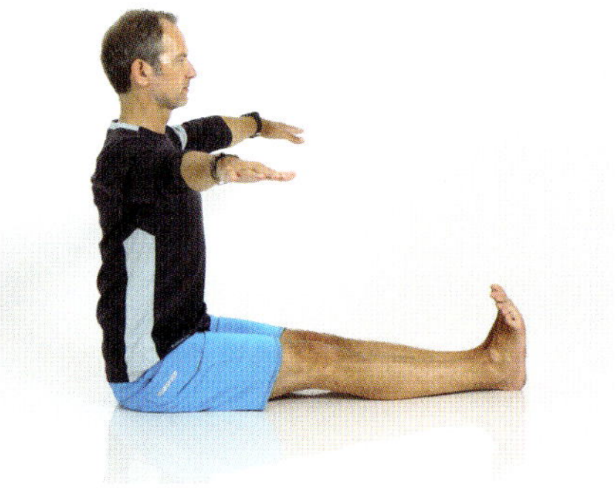

Ziel: Verbesserung der Rotation; Kräftigung des oberen Rückens; Dehnung des Rückens und der Beinrückseiten; Verbesserung der Atmung; Förderung der Aufrichtung und Haltung; Ausbildung einer schlanken Taille.

Nutzen für Läufer: Verbesserung der Beweglichkeit, insbesondere der Brustwirbelsäule; Förderung der Rumpfstabilität und Aufrichtung beim Laufen; Kräftigung der Bauch- und Rückenmuskeln.

Ausgangsstellung: Neutraler Sitz mit den Beinen gestreckt und geschlossen; die Füße sind flex; die Fersen schieben sanft in den Boden. Die Arme sind auf Schulterhöhe zu den Seiten gestreckt; die Finger sind lang und die Handflächen zeigen nach unten.

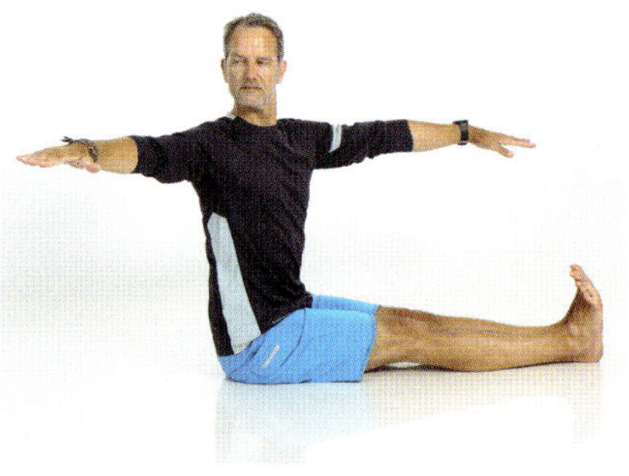

Ausführung: Verlängern Sie einatmend die Wirbelsäule, schieben Sie die Sitzknochen aktiv in den Boden und den Scheitel hoch zur Decke. Verlängern Sie sich weiter und drehen Sie ausatmend den Rumpf nach rechts. Der Kopf dreht mit der Wirbelsäule und die Augen schauen nach rechts. Spüren Sie die Taille länger und schmaler werden. Mit der Einatmung drehen Sie zurück in die Ausgangsstellung, um ausatmend den Twist nach links auszuführen. Bis zu viermal wiederholen pro Seite. Rotieren Sie jedes Mal ein wenig weiter.

Variation: Bei fehlender Flexibilität der Beinrückseite oder bei der Tendenz, in den unteren Rücken zu sinken, beugen Sie die Knie oder unterlagern Sie das Becken. Sitzen Sie mit leicht geöffneten Beinen für eine größere Unterstützungsfläche, dies steigert die Beckenkontrolle. Federn Sie 2-3-mal sanft am Ende der Rotation.

Wichtig: Verlängern Sie die Wirbelsäule, während Sie sich drehen; sitzen Sie auf den Sitzknochen und verlängern Sie aktiv die Achse der Wirbelsäule. Der Atem fließt ruhig und gleichmäßig; Kniescheiben und Zehen zeigen zur Decke. Drehen Sie den Rumpf auf der Basis eines stabilen Beckens. Das Körpergewicht bleibt über die gesamte Bewegung gleichmäßig auf beiden Sitzbeinen verteilt. Die Beine liegen gut verankert und ruhig auf dem Boden. Achten Sie auf die Ausrichtung von Armen, Schultern, Nacken und Kopf.

Tipp: Stabilisieren Sie den Sitz über die Fersen und Sitzbeine. Sitzen Sie am Anfang mit den Füßen an einer Wand für eine stabile Basis. Beugen Sie die Arme und legen Sie die Fingerspitzen auf das Brustbein, um zu spüren, dass Sie den Rumpf rotieren und nicht nur die Arme bewegen.

Einsatz von Kleingeräten: Wickeln Sie ein elastisches Band um die Arme und den oberen Rücken. Dies verschafft Ihnen mehr Weite in den Armen und eine gute Ausrichtung des Schultergürtels.

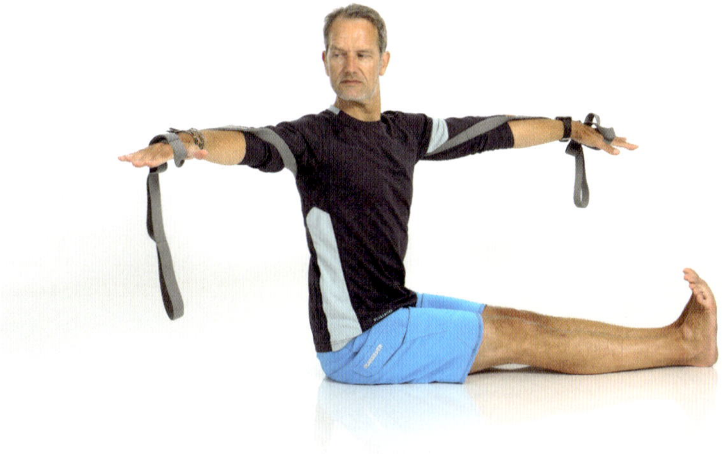

5.1.20 Shoulder Bridge

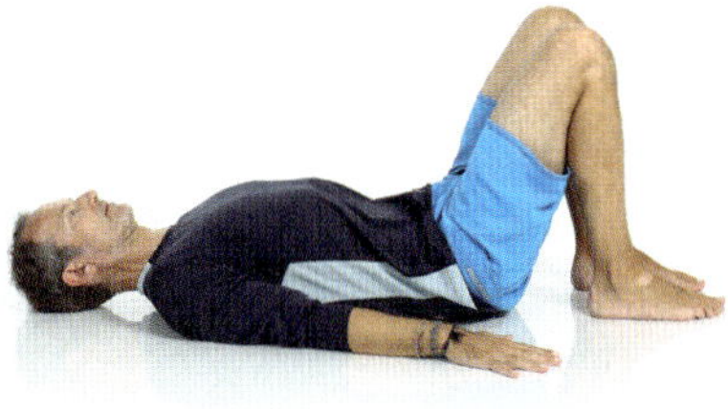

Ziel: Verbesserung der Extension der Wirbelsäule und Streckung der Hüftgelenke; Steigerung der Stabilität in allen Ebenen; Dehnung der Hüftbeuger und Beinvorderseiten; Kräftigung der Hüftstrecker und Beinrückseiten.

Nutzen für den Läufer: Kräftigung der Beinrückseiten; aktive Beugung und Streckung der Hüften bei stabilem Becken; Rumpfkontrolle in allen Ebenen.

Ausgangsstellung: Neutrale Rückenlage; die Füße sind hüftschmal aufgestellt; die Fersen befinden sich unter den Kniegelenken; die Arme sind lang neben dem Oberkörper ausgestreckt.

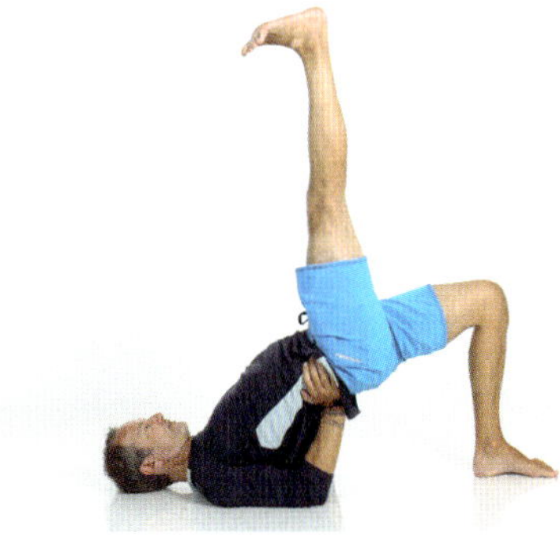

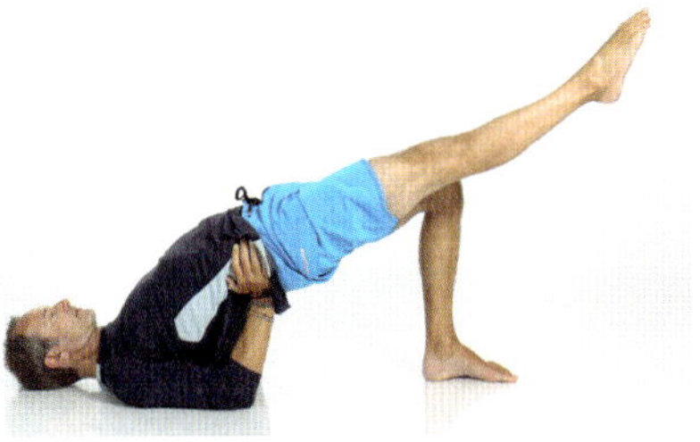

Ausführung: Rollen Sie mit der Ausatmung die Wirbelsäule, vom Becken beginnend, Wirbel für Wirbel bis zum Schultergürtel nach oben und legen Sie die Hände von unten ans Becken. Dabei sind die Unterarme lotrecht zum Boden und die Fingerspitzen zeigen zu den Seiten. Das Gewicht des Körpers verteilt sich jetzt auf die Füße, Hände und Schultergürtel.

Heben Sie nun ein Bein vom Boden und strecken Sie es zur Decke. Führen Sie nun mehrere Male mit der Ausatmung das Bein im großen Bogen in Richtung Boden und heben sie es mit der Einatmung wieder an. Halten Sie das Becken und den restlichen Rumpf stabil.

Nach 3-5 Wiederholungen wechseln Sie auf das andere Bein. Abschließend stellen Sie beide Füße auf den Boden, entfernen die Hände vom Becken und rollen ausatmend, vom Brustbein beginnend, wieder segmental bis in die Ausgangsstellung zurück.

Variationen: Basic Bridging; ohne die Hände am Becken (die Arme liegen gestreckt parallel zum Rumpf auf der Matte).

Wichtig: Bleiben Sie zentriert (kein Hohlkreuz!); die Beine bleiben parallel zueinander ausgerichtet. Schieben Sie den Standfuß kraftvoll in den Boden; die Hände unterstützen den Bogen der Wirbelsäule, das Becken wird aber nicht in den Händen „geparkt". Sie liegen auf dem Schultergürtel, nicht auf dem Nacken. Vermeiden Sie das Stützen mit den Armen bei Schmerzen in den Handgelenken, Ellbogen oder Schultern.

Einsatz von Kleingeräten: Legen Sie einen kleinen Ball unter das Becken. So unterstützen Sie das Becken, ohne die Hände zu benutzen. Bei empfindlichen Handgelenken eine wahre Erleichterung. Stellen Sie die Füße auf eine Pilates-Rolle. Dies aktiviert die Hamstrings und hebt gleichzeitig das Becken ein wenig höher, sodass Sie ebenfalls nicht so viel Druck auf die Handgelenke ausüben.

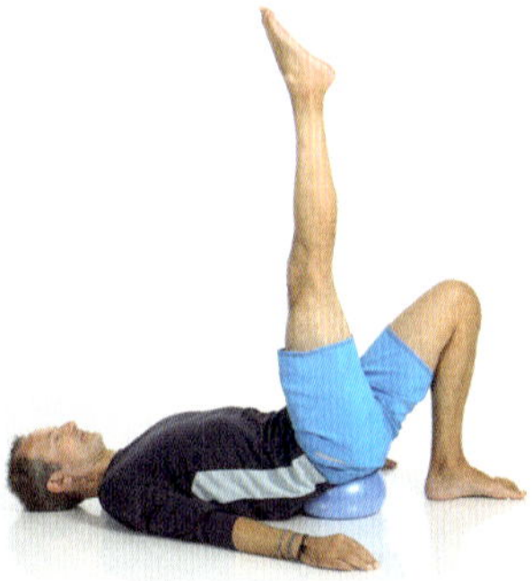

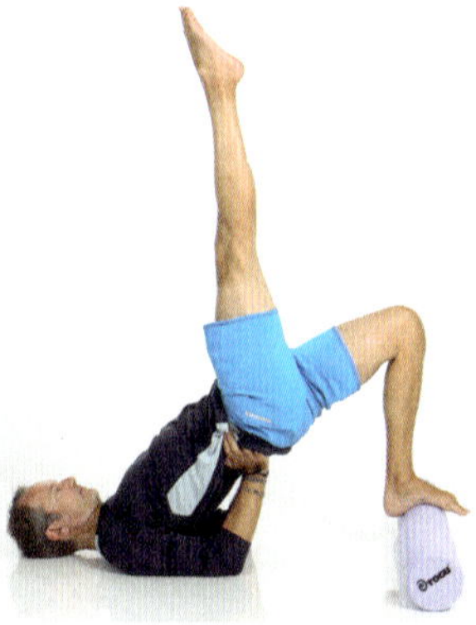

5.1.21 Saw

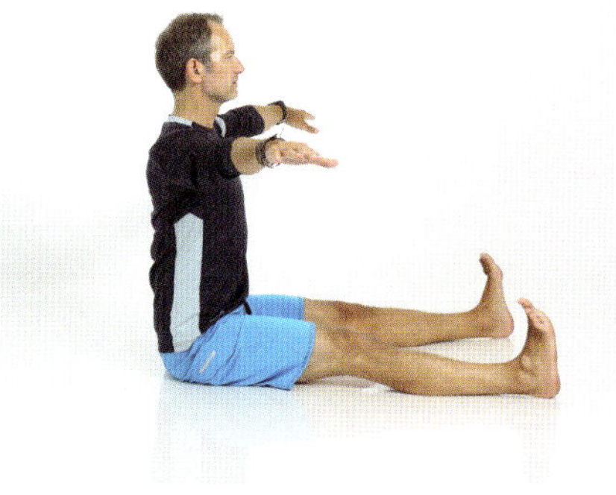

Ziel: Förderung der Mobilität der Wirbelsäule; Verbesserung der Rotation; Öffnung des unteren Rückens; Dehnung des oberen Rückens; Verbesserung der Aufrichtung und Haltung; Dehnung der Beinrückseiten; Schulung der Atmung.

Nutzen für Läufer: Aufrichtung und Mobilität der Brustwirbelsäule; Auflösen von Spannungen im Brustwirbelsäulenbereich; Dehnung der Beinrück- und Beininnenseiten; Kräftigung der schrägen Rumpfmuskeln.

Ausgangsstellung: Neutraler Sitz mit den Beinen gestreckt und etwas mehr als schulterweit geöffnet; die Füße sind flex. Die Fersen schieben sanft in den Boden. Die Arme sind auf Schulterhöhe in Verlängerung der Schultern zur Seite gestreckt. Die Finger sind lang und die Handflächen zeigen nach unten.

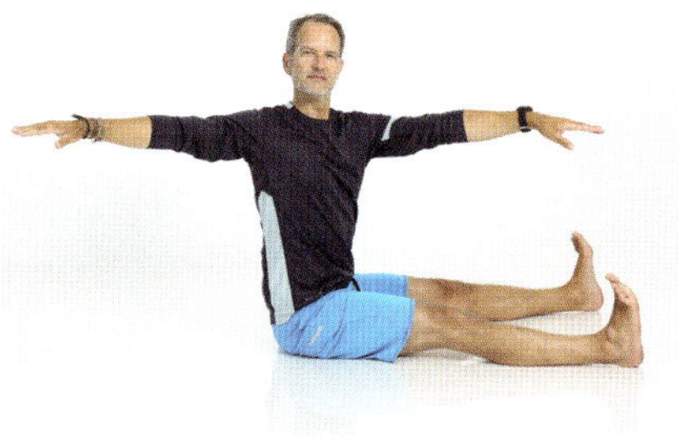

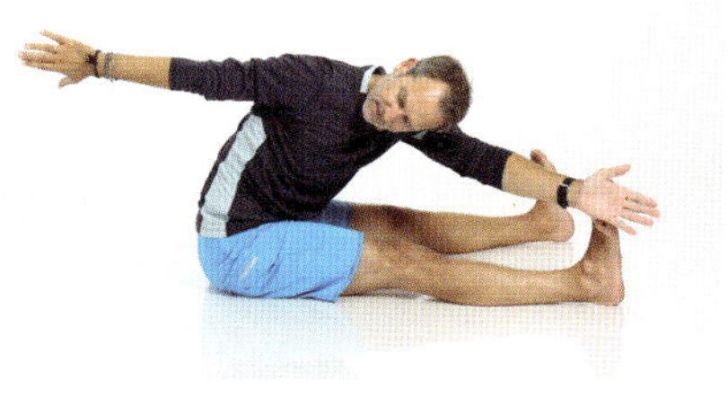

Ausführung: Mit der Einatmung verlängern Sie die Wirbelsäule, schieben die Sitzknochen aktiv in den Boden und den Scheitel hoch zur Decke. Immer noch einatmend drehen Sie den Oberkörper nach rechts. Beginnen Sie, ausatmend vom Kopf her, in einem langen, gleichmäßigen Bogen nach vorne zu rollen. Dabei schieben Sie den linken kleinen Finger in Richtung des rechten kleinen Zehs. Gleichzeitig rotiert der rechte Arm nach hinten. Halten Sie dabei die Sitzknochen fest verankert und ziehen Sie die Bauchdecke nach innen und oben, um einen Gegenzug zu erzeugen.

Rollen Sie tiefer und rotieren Sie weiter, als wollten Sie mit Ihrem linken Ohr an Ihrem rechten Schienbein horchen. Mit der Einatmung schieben Sie die Sitzknochen wieder kraftvoll in den Boden und rollen zurück in die gedrehte Haltung. Ausatmend drehen Sie in die Ausgangsstellung zurück. Führen Sie den Bewegungsablauf nach links aus. Bis zu dreimal je Seite wiederholen.

Variationen: Bei fehlender Flexibilität der Beinrückseite oder bei der Tendenz, in den unteren Rücken zu sinken, beugen Sie die Knie oder unterlagern Sie das Becken.

Wichtig: Sitzen Sie auf den Sitzknochen und verlängern Sie aktiv die Achse der Wirbelsäule; der Atem fließt ruhig und gleichmäßig. Die Kniescheiben und Zehen zeigen zur Decke. Verlängern Sie sich durch die Sitzbeine und den Scheitel, bevor Sie in einem großen Bogen nach vorne rollen (lassen Sie den Kopf nicht hängen). Die Sitzbeine schieben über die gesamte Bewegung aktiv in den Boden und das Becken bleibt neutral.

Tipp: Setzen Sie die Füße gegen eine Wand, um zu spüren, wenn Sie das Becken mitdrehen; bleiben Sie anfangs für einige Atemzüge in jeder Phase der Bewegung. Gehen Sie erst vollständig in die Streckung und Drehung, dann beginnen Sie, nach vorne zu rollen.

Einsatz von Kleingeräten: Nehmen Sie ein elastisches Band in die Hände und strecken Sie die Arme zu den Seiten. Halten Sie das elastische Band während der Bewegungsausführung auf Spannung. So bekommen Sie ein gutes Gefühl für die Ausrichtung der Arme und des Schultergürtels.

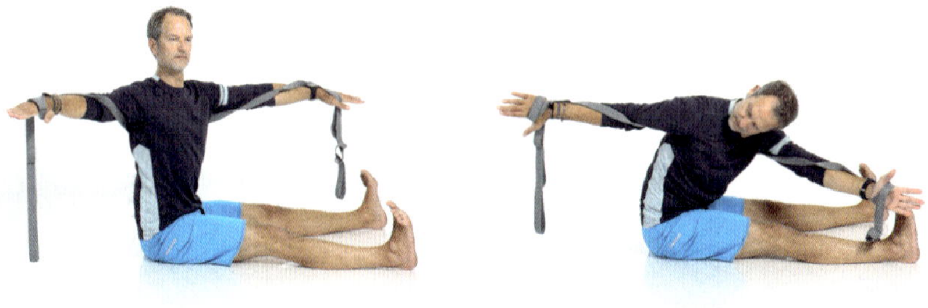

5.1.22 Dart

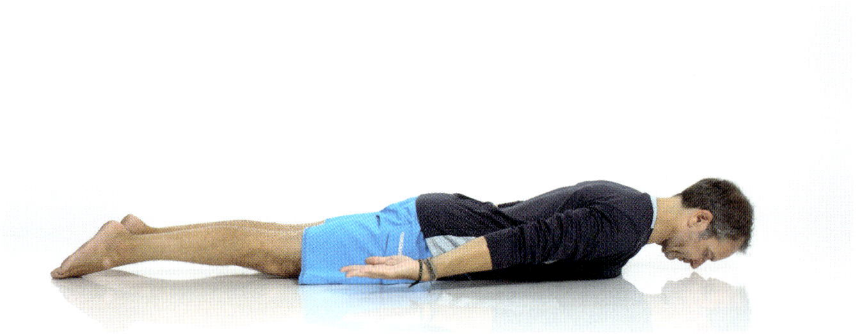

Ziel: Verbesserung der Streckung (Extension) der Brustwirbelsäule; Üben der Zentrierung in Bauchlage.

Nutzen für Läufer: Verbesserte Stabilisation in sagittaler Ebene und Aufrichtung des Brustkorbs (schützt u. a. vor Verspannungen im unteren Rücken); Schulung der Hüftstreckung bei gleichzeitiger Aktivierung von Gesäßmuskeln und Hamstrings zur Verbesserung der Laufbewegung.

Ausgangsstellung: Neutrale Bauchlage; die Arme sind seitlich am Körper, in den Schultern außenrotiert und die Handflächen zeigen zur Decke. Schieben Sie das Schambein sanft in den Boden.

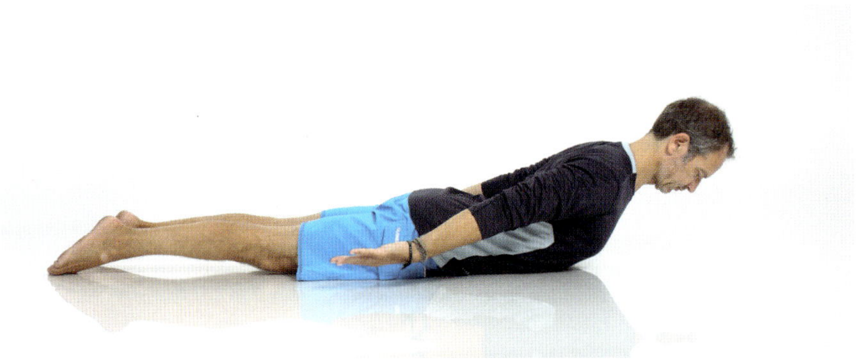

Ausführung: Mit der Ausatmung ziehen Sie die Hände fußwärts, strecken die Brustwirbelsäule in die Länge und heben den Oberkörper etwas vom Boden. Halten Sie den Blick in Richtung Boden, um die Halswirbelsäule in die Länge zu ziehen. Dann heben Sie mit der folgenden Ausatmung die Beine vom Boden. Senken Sie mit der Einatmung den gesamten Körper wieder auf den Boden zurück und halten Sie die Wirbelsäule gestreckt.

Variation: Halten Sie den Oberkörper gehoben und die Brustwirbelsäule gestreckt. Führen Sie nun die Arme nach vorne. Halten Sie sie dort oder bewegen Sie sie 5-10-mal dynamisch vor und zurück.

Wichtig: Hals- und Lendenwirbelsäule bleiben sanft gestreckt (keine Hyperlordose); die Hüftgelenke sind gestreckt und das Becken ist neutral.

Tipp: Bei Schmerzen im unteren Rücken legen Sie ein Handtuch oder Kissen unter den Bauch, um den unteren Rücken zu unterstützen. Bleiben die Schmerzen bestehen, seien Sie vorsichtig mit der Übung und lassen Sie sie weg, bis die Schmerzen verschwunden sind.

Einsatz von Kleingeräten: Legen Sie einen Pilates-Ball unter Ihr Brustbein. Schieben Sie Ihr Brustbein gegen den Ball, um die Streckung der Wirbelsäule zu betonen.

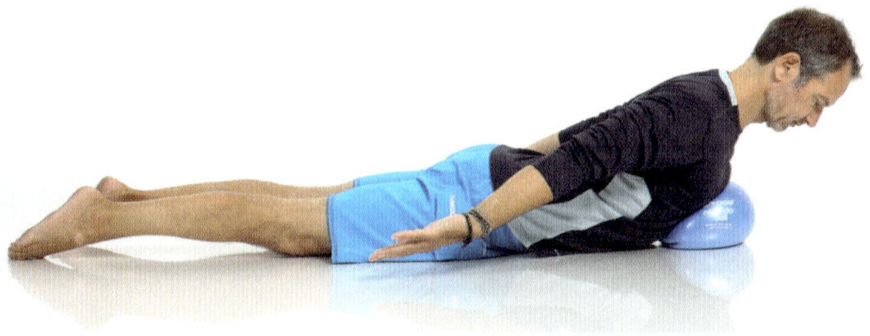

5.1.23 Baby Swan

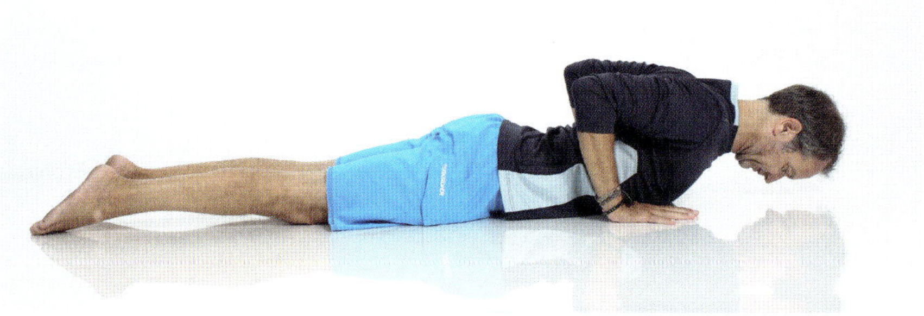

Ziel: Mobilisierung der Wirbelsäule in Extension; Verbesserung der Zentrierung in Bauchlage; Kräftigung der dorsalen Kette.

Nutzen für Läufer: Verbesserung der Stabilisation in sagittaler Ebene und Aufrichtung des Brustkorbs sowie der Hüftstreckung. Dies entlastet den unteren Rücken und verbessert den Vortrieb beim Laufen.

Ausgangsstellung: Neutrale Bauchlage; die Hände sind seitlich neben dem Brustkorb aufgestellt und die Beine hüftschmal gestreckt. Schieben Sie das Schambein sanft in den Boden.

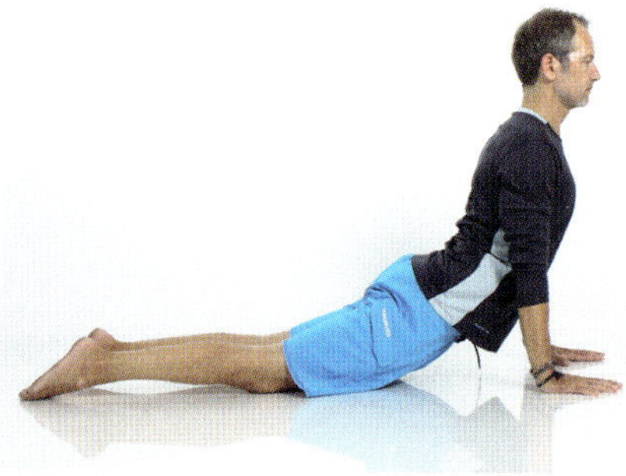

Ausführung: Mit der Ausatmung ziehen Sie den Bauch großflächig zum Rücken und rollen mit Unterstützung der Hände den Oberkörper gleichmäßig vom Boden hoch. Mit der folgenden Ausatmung rollen Sie in die Ausgangsstellung zurück.

Variation: Rollen Sie am Anfang nur bis zu den unteren Rippenbögen auf, um die Extension im Bereich der Brustwirbelsäule zu verbessern.

Wichtig: Rollen Sie die Wirbelsäule in einem gleichmäßigen Bogen nach oben und verlängern Sie die gesamte Zeit Ihre Wirbelsäule. Halten Sie die Schultern tief und weit und schieben Sie Ihr Brustbein nach vorne. Vermeiden Sie Stress im unteren Rücken und halten Sie die Hüftgelenke gestreckt und das Becken neutral.

Tipp: Bei Schmerzen im unteren Rücken legen Sie ein Handtuch oder Kissen unter den Bauch, um den unteren Rücken zu unterstützen. Bleiben die Schmerzen bestehen, seien Sie vorsichtig mit der Übung und lassen Sie sie weg, bis die Schmerzen verschwunden sind.

Einsatz von Kleingeräten: Legen Sie einen Pilates-Ball unter Ihr Brustbein. Schieben Sie Ihr Brustbein gegen den Ball, um die Streckung der Wirbelsäule zu betonen.

Legen Sie die Unterarme auf eine Pilates-Rolle. Aktivieren Sie durch das Heranziehen der Rolle die Muskeln Ihres Schultergürtels.

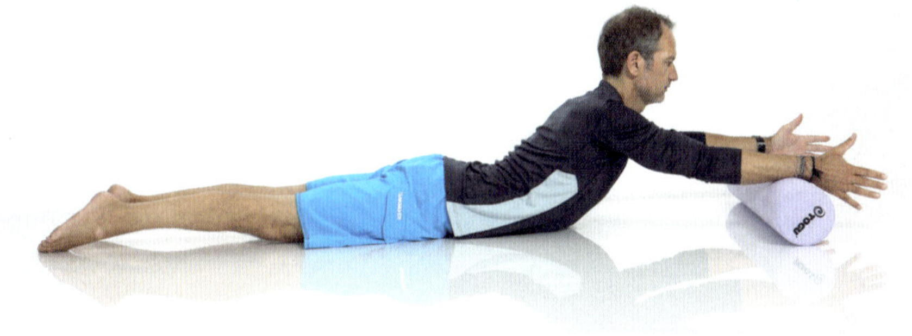

5.1.24 Single Leg Kick

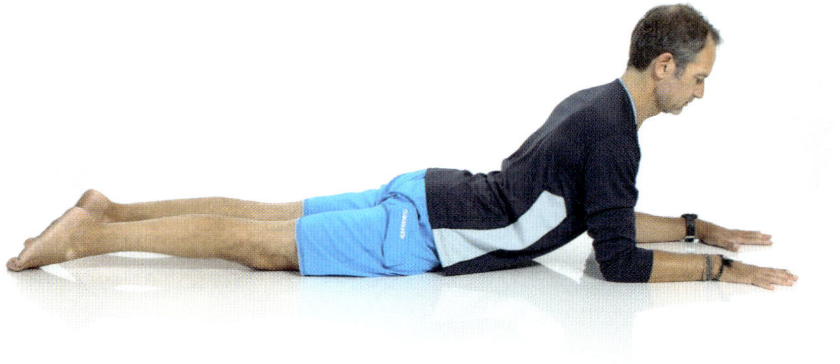

Ziel: Verbesserung der Stabilität der Wirbelsäule in Extension; Dehnung und Öffnung der Hüftbeuger; Schulung der Zentrierung in Bauchlage; Kräftigung der dorsalen Kette.

Nutzen für Läufer: Verbesserte Stabilisation in sagittaler Ebene und Aufrichtung des Brustkorbs (schützt u. a. vor Verspannungen im unteren Rücken); Schulung der Hüftstreckung bei gleichzeitiger Kräftigung von Gesäßmuskeln und Hamstrings zur Verbesserung der Laufbewegung. Dehnung der Hüftbeuger und Beinstrecker für eine ökonomischere Laufbewegung.

Ausgangsstellung: Baby Swan mit aufgestellten Unterarmen; die Unterarme sind parallel und die Ellbogen unter den Schultern aufgestellt. Achten Sie auf eine gleichmäßige Extension durch den Rumpf. Die Beine sind hüftschmal und gestreckt. Schieben Sie das Schambein sanft in den Boden.

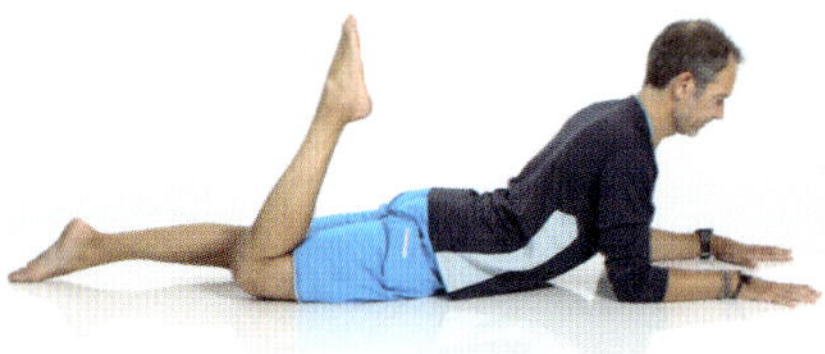

Ausführung: Mit der Ausatmung ziehen Sie den Bauch großflächig zum Rücken, um dann einatmend das rechte Bein zu beugen und die Ferse in Richtung Gesäß zu führen (kicken). Halten Sie dabei das Becken stabil und die Hüfte gestreckt. Mit der Ausatmung strecken Sie das Bein wieder aus und wiederholen die Bewegung mit dem linken Bein. Machen Sie 5-10 Wiederholungen pro Bein. Dann rollen Sie mit einer Ausatmung in die Ausgangsstellung zurück.

Variation: Kicken Sie schneller und dynamischer, um die Anforderung an die Stabilität des Beckens und der Wirbelsäule sowie an die Hüftstreckung zu steigern.

Wichtig: Rollen Sie die Wirbelsäule in einem gleichmäßigen Bogen nach oben und verlängern Sie sie während der gesamten Ausführung. Halten Sie die Schultern tief und weit und schieben Sie Ihr Brustbein nach vorne. Vermeiden Sie Stress im unteren Rücken und halten Sie die Hüftgelenke gestreckt und das Becken neutral.

Tipp: Bei Schmerzen im unteren Rücken legen Sie ein Handtuch oder Kissen unter den Bauch oder das Becken, um den unteren Rücken zu unterstützen und zu entlasten. Bleiben die Schmerzen bestehen, seien Sie vorsichtig mit der Übung und lassen Sie sie weg, bis die Schmerzen verschwunden sind.

Einsatz von Kleingeräten: Legen Sie eine Pilates-Rolle quer unter Ihr Becken und strecken Sie die Beine in die Luft. So bekommen Sie ein besseres Gefühl dafür, die Hüfte gestreckt zu halten, wenn Sie die Knie beugen.

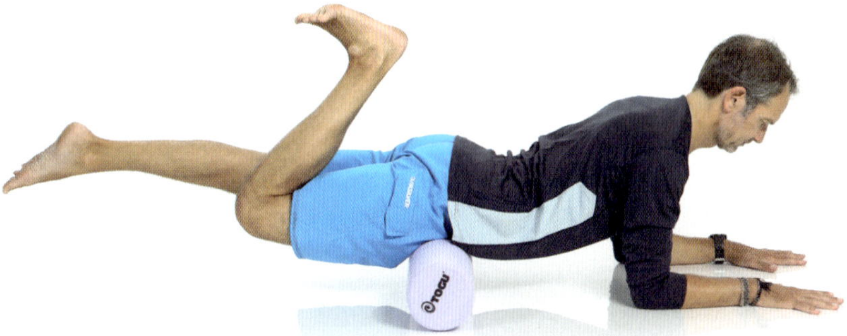

5.1.25 Double Leg Kick

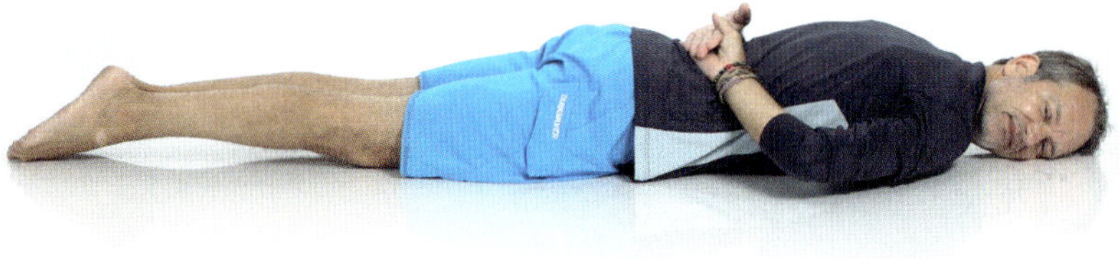

Ziel: Verbesserung der Stabilität und Mobilität der Wirbelsäule in Extension; Dehnung und Öffnung der Brust, der Schultern und der Hüftbeuger; Schulung der Zentrierung in Bauchlage; Kräftigung der dorsalen Kette.

Nutzen für Läufer: Verbesserte Stabilisation in sagittaler Ebene und Aufrichtung des Brustkorbs (schützt u. a. vor Verspannungen im unteren Rücken); Schulung der Hüftstreckung bei gleichzeitiger Kräftigung von Gesäßmuskeln und Hamstrings zur Verbesserung der Laufbewegung. Dehnung der Hüftbeuger und Beinstrecker für eine ökonomischere Laufbewegung. Steigerung vom Single Leg Kick.

Ausgangsstellung: Neutrale Bauchlage mit gestreckten und geschlossenen Beinen; der Kopf ist zur Seite gedreht. Die Hände liegen aufeinander mit den Handflächen zur Decke in der Kuhle des unteren Rückens. Die Ellbogen hängen zu den Seiten; schieben Sie das Schambein sanft in den Boden.

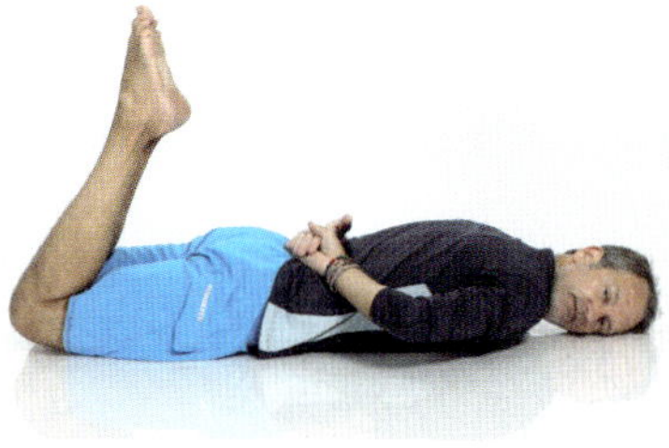

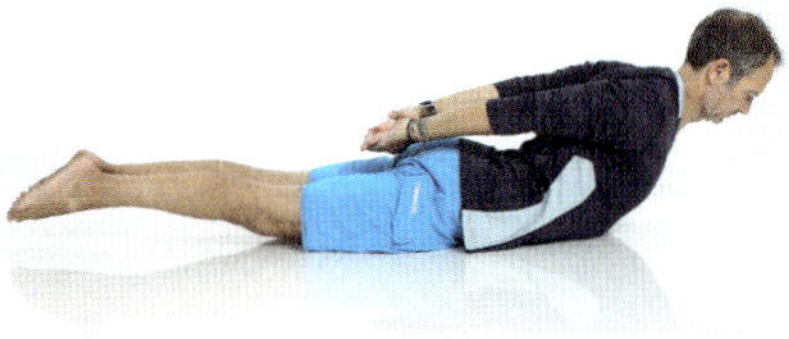

Ausführung: Mit der Ausatmung ziehen Sie den Bauch großflächig zum Rücken, um dann einatmend die geschlossenen Beine gleichzeitig zu beugen und die Fersen in Richtung Gesäß zu führen (kicken). Halten Sie dabei das Becken stabil und die Hüfte gestreckt. Mit der Ausatmung strecken Sie die Beine wieder aus. Gleichzeitig strecken Sie die Arme in Richtung Fersen, heben den Oberkörper vom Boden und drehen den Kopf, sodass Sie auf den Boden schauen.

Mit der folgenden Einatmung kehren Sie in die Ausgangsposition zurück. Der Kopf ist nun zur anderen Seite gedreht. Sobald der Kopf den Boden berührt, beginnen Sie, noch mit derselben Einatmung, die Fersen wieder zum Gesäß zu kicken. Machen Sie 3-5 Wiederholungen pro Seite (Kopf). Dann entspannen Sie in der Päckchenhaltung.

Variation: Kicken Sie dynamischer, um die Anforderung an die Stabilität zu steigern. Üben Sie die Bewegungen des Oberkörpers und der Beine anfangs getrennt voneinander.

Wichtig: Bleiben Sie zentriert und halten Sie das Becken neutral und stabil auf dem Boden. Heben Sie die Wirbelsäule in einem gleichmäßigen Bogen nach oben und verlängern Sie sie während der gesamten Ausführung. Ziehen Sie beim Heben des Oberkörpers die Schulterblätter tief in Richtung Becken, aber halten Sie sie möglichst weit, während Sie Ihr Brustbein nach vorne schieben.

Beim Ablegen des Oberkörpers dehnen Sie den oberen Rücken, indem Sie die Ellbogen aktiv nach außen und in Richtung Boden schieben. Vermeiden Sie Stress im unteren Rücken und halten Sie die Hüftgelenke gestreckt und das Becken neutral.

Tipp: Bei Schmerzen im unteren Rücken legen Sie ein Handtuch oder Kissen unter den Bauch oder das Becken, um den unteren Rücken zu unterstützen und zu entlasten. Bleiben die Schmerzen bestehen, seien Sie vorsichtig mit der Übung und lassen Sie sie weg, bis die Schmerzen verschwunden sind.

Einsatz von Kleingeräten: Halten Sie ein elastisches Band zwischen den Händen. Die Spannung des Bandes hilft Ihnen, den Schultergürtel auszurichten.

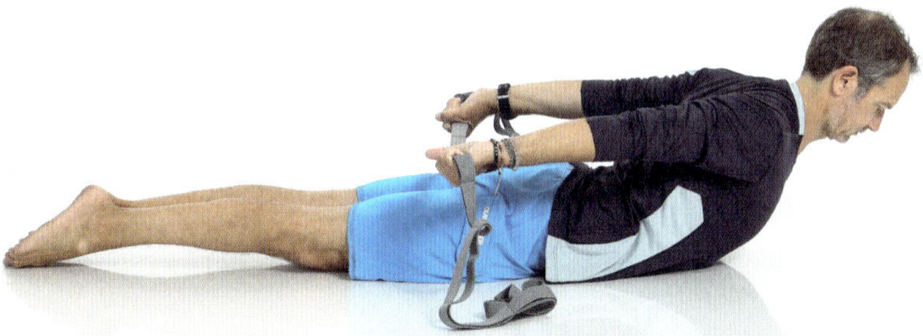

5.1.26 Swimming

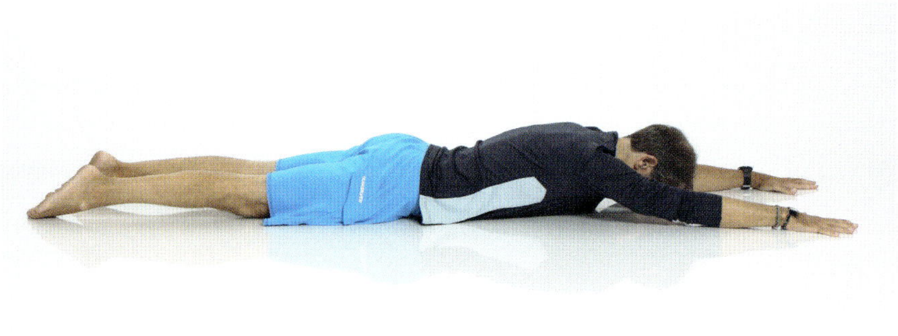

Ziel: Verbesserung der Stabilisation des Rumpfs in Extension bei dynamischer Bewegung von Armen und Beinen; Verbesserung der Streckung (Extension) des gesamten Körpers; bewusste Zentrierung in Bauchlage; Kräftigung der dorsalen Kette.

Nutzen für Läufer: Verbesserte Stabilisation in sagittaler Ebene und Aufrichtung des Brustkorbs (schützt u. a. vor Verspannungen im unteren Rücken); Schulung der Hüftstreckung bei gleichzeitiger Aktivierung von Gesäßmuskeln und Oberschenkelrückseite zur Verbesserung der Laufbewegung. Gesteigerte Stabilisation von Schultergürtel, Rumpf und Becken bei schnellen Bewegungen der Arme und Beine zur Verbesserung der Laufbewegung.

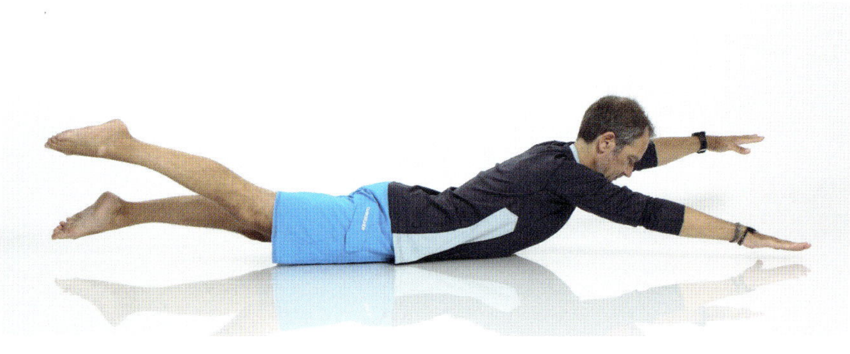

Ausgangsstellung: Neutrale Bauchlage; die Arme sind schulterweit mit den Handflächen nach unten nach vorne gestreckt. Die Beine sind hüftschmal geöffnet und gestreckt. Die Finger und Füße sind lang. Schieben Sie das Schambein sanft in die Matte.

Ausführung: Mit der Ausatmung ziehen Sie die Beine weit aus den Hüften und die Hände bei gestrecktem Arm zum Körper, dadurch streckt sich die Brustwirbelsäule in die Länge und der Oberkörper hebt sich leicht vom Boden. Halten Sie den Blick in Richtung Boden für Länge in der Halswirbelsäule.

Lösen Sie jetzt auch die Hände vom Boden und strecken Sie sich bis in die Fingerspitzen. Beginnen Sie nun, mit Armen und Beinen abwechselnd auf und ab zu schlagen (rechter Arm und linkes Bein und linker Arm und rechtes Bein). Atmen Sie dabei ruhig und gleichmäßig weiter. Nach etwa 30-100 Paddelschlägen legen Sie sich zurück auf den Boden und kommen von dort in die Päckchenhaltung.

Variation: Heben Sie anfangs nur eine Diagonale (Arm und diagonales Bein) ausatmend und senken Sie sie einatmend. Beginnen Sie die volle Bewegung langsam und werden Sie mit zunehmender Stabilität und Kontrolle schneller.

Wichtig: Die Bauchdecke wird die gesamte Zeit aktiv zum Rücken gezogen; Hals- und Lendenwirbelsäule bleiben sanft gestreckt (keine Hyperlordose); die Hüftgelenke sind gestreckt und das Becken ist neutral. Die Muskeln von Gesäß und Beinrückseiten sind die gesamte Zeit aktiviert; Arme und Beine sind gestreckt. Der Atem bleibt ruhig und gleichmäßig.

Tipp: Bei Schmerzen im unteren Rücken legen Sie ein Handtuch oder Kissen unter den Bauch oder das Becken, um den unteren Rücken zu unterstützen und zu entlasten. Bleiben die Schmerzen bestehen, seien Sie vorsichtig mit der Übung und lassen Sie sie weg, bis die Schmerzen verschwunden sind.

Einsatz von Kleingeräten: Nehmen Sie ein elastisches Band in Ihre Hände und spannen Sie es nach außen für mehr Weite in den Schultern. Legen Sie einen Pilates-Ball unter das Brustbein für mehr Extension der Brustwirbelsäule und um mehr Bewegungsraum für die Schultern zu erhalten.

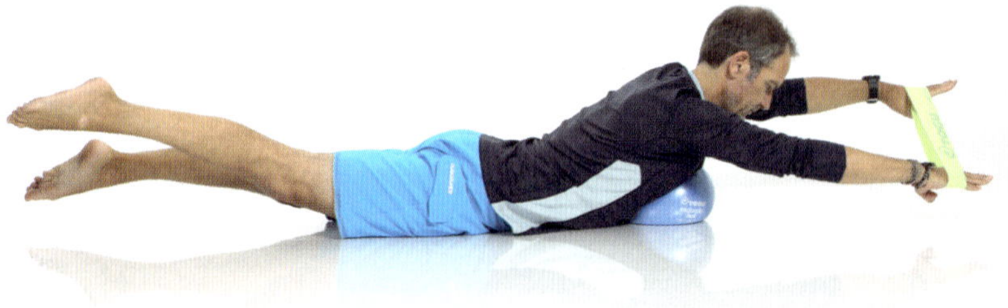

5.1.27 Book Opening

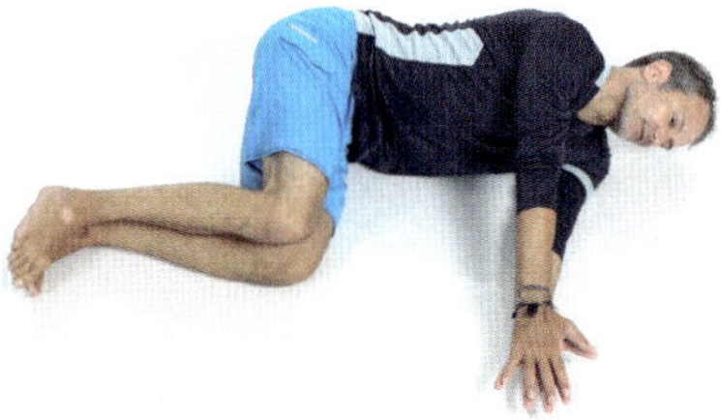

Ziel: Verbesserung der Rotation; Dehnung der Brustmuskulatur; Kräftigung des oberen Rückens; Dehnung der Schultern.

Nutzen für Läufer: Verbesserung der Beweglichkeit der Brustwirbelsäule; Förderung der Aufrichtung; Verbesserung der Armbewegung beim Laufen.

Ausgangsstellung: Neutrale Seitenlage mit gebeugten Beinen; die Arme liegen gestreckt vor dem Körper auf Höhe des Brustbeins; unterlagern Sie gegebenenfalls den Kopf.

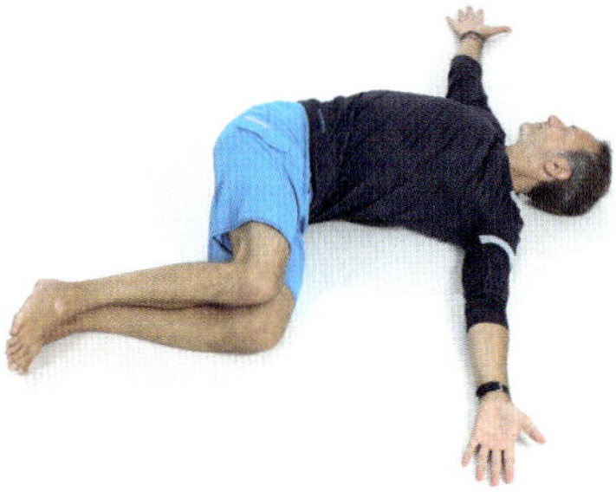

Ausführung: Mit der Einatmung schieben Sie den oberen Arm nach vorne und ziehen Sie so die Schulterblätter auseinander. Mit der Ausatmung öffnen Sie den oberen Arm und rollen sich auf den Rücken. Die Arme sind aufgeklappt wie die Deckel eines Buchs. Mit der Einatmung strecken Sie sich bis in die Fingerspitzen, um dann ausatmend aus der Kraft Ihrer Bauch- und Rumpfmuskeln wieder in die Ausgangsstellung zurückzurollen. Wiederholen Sie die Bewegung 3-5-mal, dann wechseln Sie auf die andere Seite.

Variation: Wenn Ihre Wirbelsäule und Brustmuskeln sehr fest sind, rollen Sie nur so weit in Richtung Rücken, dass Ihr oberer Arm zur Decke zeigt. Vergrößern Sie nach und nach Ihren Bewegungsumfang.

Wichtig: Halten Sie Ihr Becken ruhig. Drehen Sie nur den Brustkorb. Eine gute Orientierung, ob Sie Ihr Becken bewegen oder nicht, geben Ihnen die Beine. Wenn die Beine während der Rotation ruhig liegen bleiben, so ist auch Ihr Becken stabil.

5.1.28 Side Kick Series

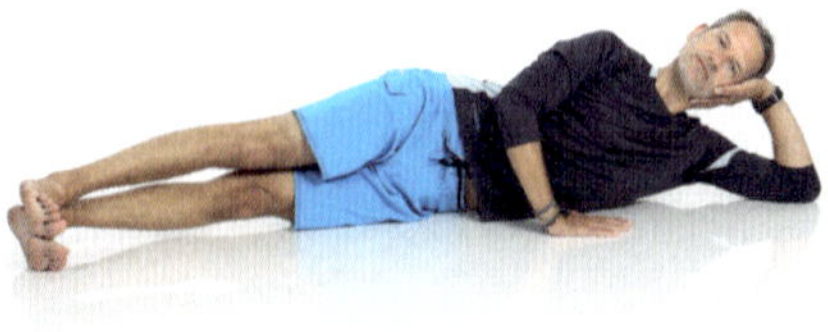

Ziel: Verbesserung der Stabilität in der frontalen Ebene; Dehnung der Hüftbeuger und Beinrückseiten mit einer dynamischen Bewegung; Kräftigung der Oberschenkel- und Hüftmuskulatur.

Nutzen für Läufer: Kräftigung der seitlichen und schrägen Rumpfmuskeln zur Stabilisation des Rumpfs und des Beckens beim Laufen; Kräftigung der Glutäen (Gesäßmuskeln) für bessere Balance und Standfestigkeit; Mobilisation der Fuß-, Knie- und Hüftgelenke sowie Kräftigung der Hüftmuskeln für eine ökonomischere Laufbewegung.

Ausgangsstellung: Neutrale Seitenlage; legen Sie die untere Hand seitlich an den Kopf und verlängern Sie sich durch den Ellbogen auf dem Boden. Halten Sie den Nacken lang und pressen Sie Hand und Kopf sanft, aber bewusst gegeneinander.

Platzieren Sie die obere Hand auf Höhe der Taille vor Ihnen auf dem Boden mit der Handfläche zum Boden und lassen Sie die Fingerspitzen in Richtung Kopf zeigen. Die Beine sind gestreckt und die Hüften leicht gebeugt, sodass die Beine ein Stück vor Ihnen auf dem Boden liegen. Das Gewicht des Rumpfs ist auf Becken und Brustkorb verteilt.

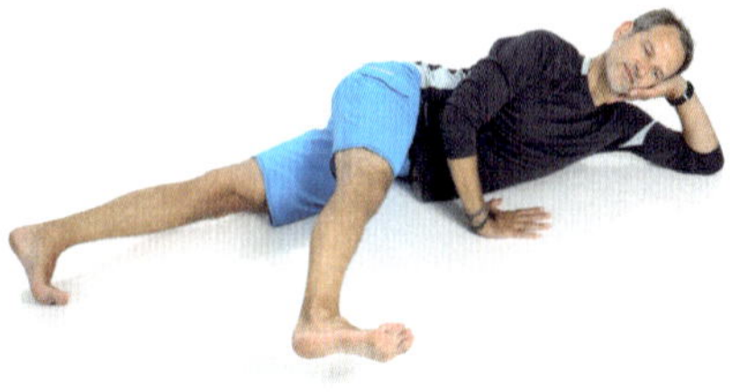

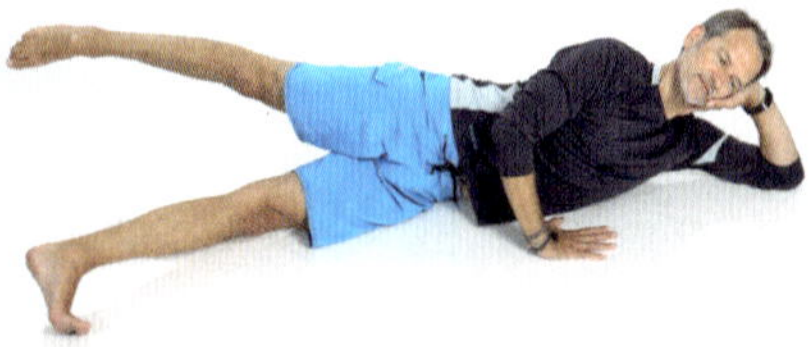

Ausführung: Mit der Ausatmung aktivieren Sie Ihr Zentrum, heben das obere Bein und strecken es in die Verlängerung des Körpers. Mit der Einatmung schwingen Sie das obere Bein mit angezogener Fußspitze parallel zum Boden nach vorne, bis eine Dehnung auf der Beinrückseite zu spüren ist.

Verlängern Sie die Wirbelsäule und halten Sie das Becken ruhig und stabil. Pulsen Sie einmal, dann schwingen Sie das Bein mit der Ausatmung zurück, bis die Hüfte vollständig gestreckt ist, pulsen Sie auch hier einmal und beginnen Sie die Bewegung von Anfang an. Wiederholen Sie die Beinbewegung 6-10-mal, dann wechseln Sie über die Bauchlage auf die andere Seite.

Variation: Sie liegen auf dem gestreckten unteren Arm, um Hals und Nacken zu entlasten. Führen Sie das Bein langsam, ohne zu pulsen, für eine leichtere Kontrolle der Beckenstabilität. Beugen Sie das untere und/oder obere Bein bei noch nicht ausreichender Flexibilität oder Rumpfkraft. Stützen Sie auf dem Unterarm, um sich mehr herauszufordern.

Beinvariationen: Beide Beine geschlossen heben; das obere Bein heben und senken; das untere Bein heben und senken. Fahrrad fahren. Das obere Bein kreisen.

Die Muschel: Beide Beine sind gebeugt und die Fußinnenkanten berühren sich: Rotieren Sie das obere Bein zur Decke und zurück.

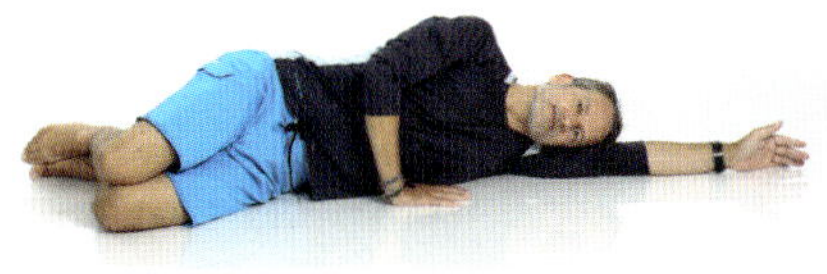

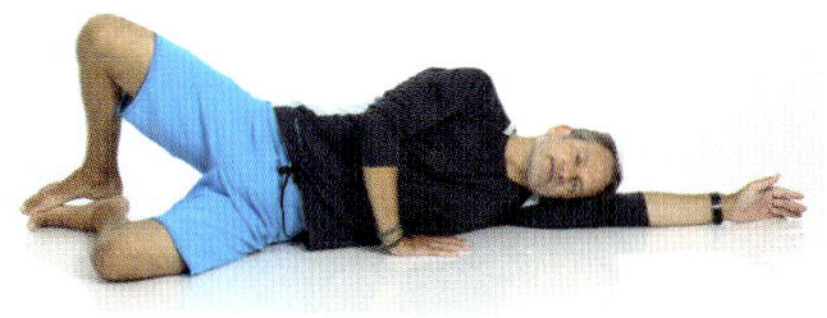

Wichtig: Aktivieren Sie das Zentrum und halten Sie den Oberkörper während der gesamten Bewegung stabil. Das Spielbein wird parallel zum Boden geführt. Halten Sie den Nacken lang und schieben Sie Hand und Kopf aktiv gegeneinander (legen Sie den Kopf nicht einfach in der Hand ab). Verlängern Sie die Wirbelsäule und die Beine während des Schwingens. Isolieren Sie die Beinbewegung. Das Gewicht des Rumpfs ist auf Becken und Brustkorb verteilt.

Tipp: Für mehr Stabilität in der Seitenlage üben Sie anfangs mit abgelegtem Kopf und dem unteren Bein gebeugt. Rollen Sie das Becken einige Male vor und zurück, dann wiegen Sie das Becken in Körperlängsachse für eine neutrale Ausgangsstellung. Legen Sie ein Handtuch zwischen den unteren Arm und den Kopf für einen langen Nacken und eine gute Ausrichtung des Kopfs. Die Bewegung des Fußes verstärkt die Dehnung, verlangt aber mehr Koordination.

Einsatz von Kleingeräten: Legen Sie ein elastisches Band um den oberen Fuß und halten Sie das Ende in der Hand. Das elastische Band erlaubt es Ihnen, Ihr Bein kontrollierter und in einem größeren Radius zur schwingen.

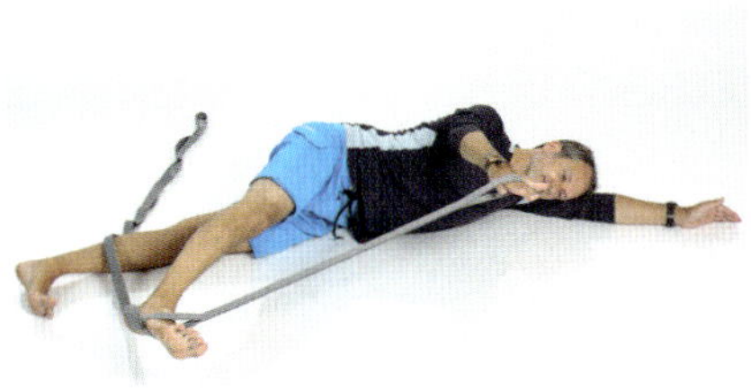

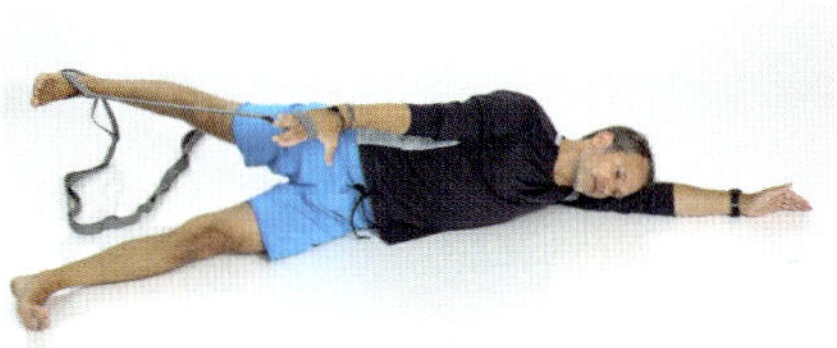

5.1.29 Hip Roll

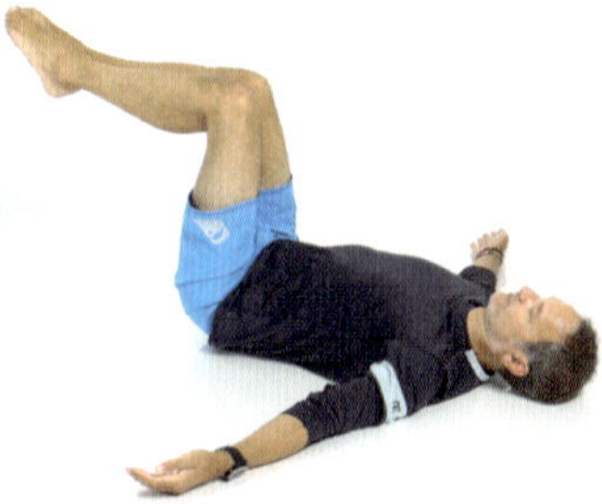

Ziel: Mobilisation und Entspannung des unteren Rückens; sanftes Training der Rumpfmuskeln; Verbesserung der Ausrichtung der Wirbelsäule.

Nutzen für Läufer: Löst Spannungen speziell im unteren Rücken; Verbesserung der Haltung beim Laufen.

Ausgangsstellung: Rückenlage mit Beinen in 90°/90° in der Luft, die Arme sind seitlich neben dem Körper abgelegt.

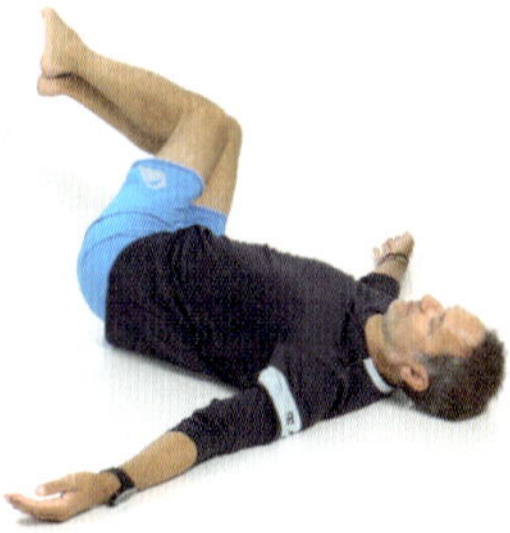

Ausführung: Mit der Einatmung drehen Sie das Becken nach rechts. Drehen Sie, so weit Sie können, ohne dabei die linke Schulter vom Boden zu lösen. Mit der Ausatmung kommen Sie aus der Kraft des Bauchs wieder in die Ausgangsstellung zurück. Wiederholen Sie die Bewegung nach links. Wiederholen Sie die Bewegung bis zu fünfmal für jede Richtung.

Variation: Führen Sie die Bewegung wie oben aus, aber halten Sie die Füße am Boden. Je mehr Sie die Beine in der Luft strecken, desto intensiver wird die Übung.

Tic Toc: Beinpendel mit gestreckten Beinen.

Wichtig: Halten Sie während der gesamten Übung beide Schultern stabil am Boden. Drehen Sie nur so weit, wie Sie sich kontrolliert und schmerzfrei bewegen können. Halten Sie die Beine geschlossen und achten Sie auf eine kontrollierte Rotation des Rumpfs.

Einsatz von Kleingeräten: Wickeln Sie ein elastisches Band um Ihre Unterschenkel und halten Sie die Enden mit den Händen für mehr Kontrolle beim Rotieren.

Legen Sie Ihre Unterschenkel auf einen großen Gymnastikball für mehr Kontrolle beim Rotieren.

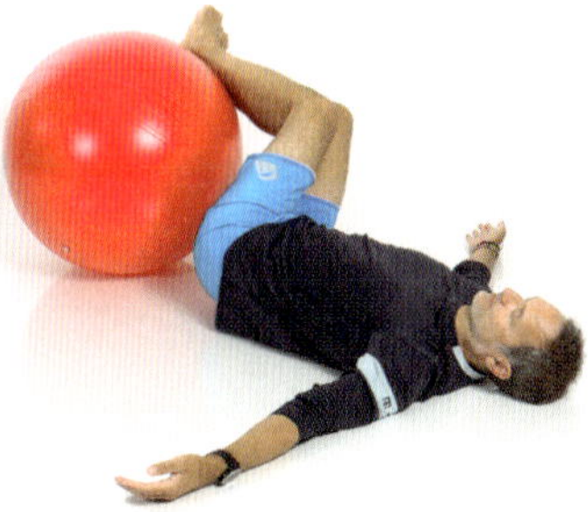

5.1.30 Corkscrew

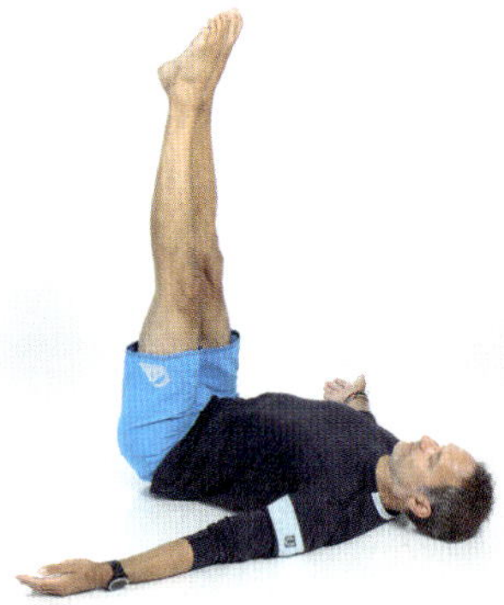

Ziel: Kräftigung der Rumpfmuskeln; Kräftigung von Hüftbeugern und Beinstreckern; Steigerung der Rotationskontrolle; Verbesserung der Ausrichtung der Wirbelsäule.

Nutzen für Läufer: Verbesserung der Haltung beim Laufen; Stabilisation des Beckens und Vermeidung ungewollter Rotation des Rumpfs während der Laufbewegung.

Ausgangsstellung: Rückenlage mit lotrecht zur Decke gestreckten Beinen; die Arme sind seitlich neben dem Körper abgelegt.

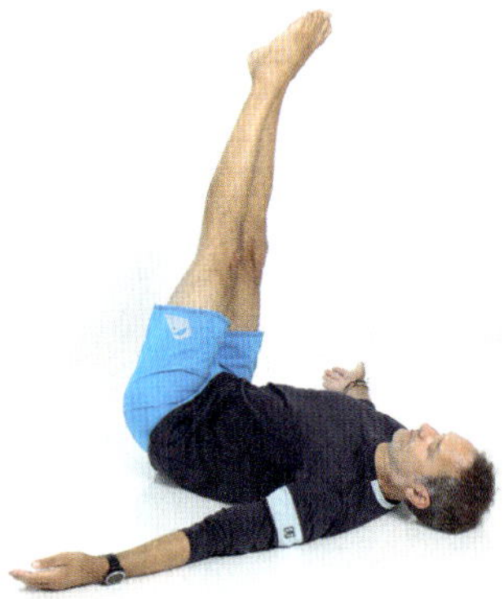

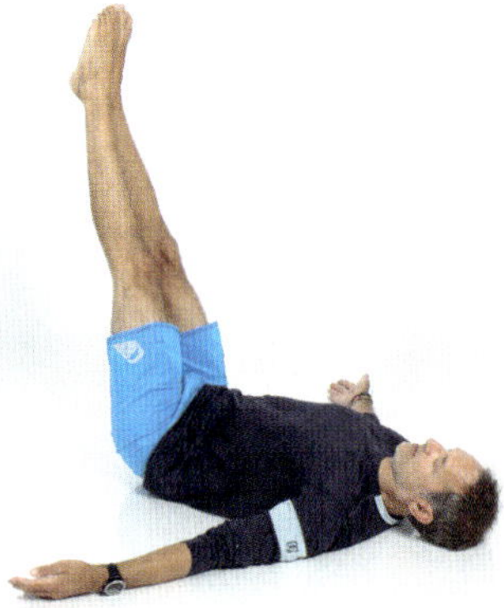

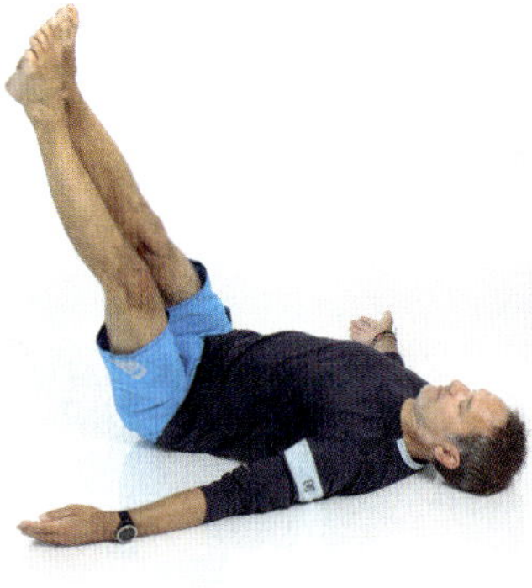

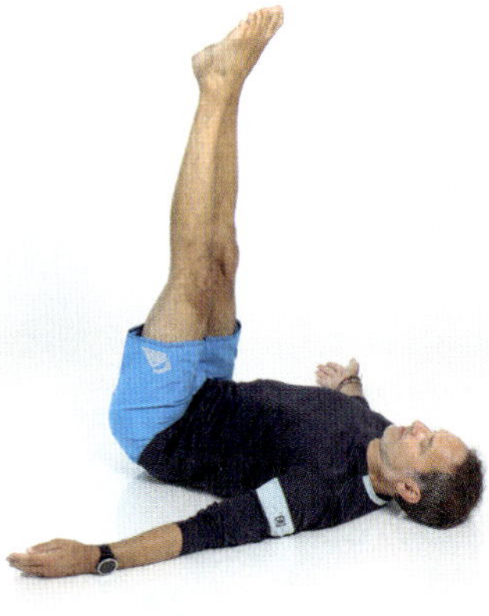

Ausführung: Mit der Einatmung drehen Sie das Becken nach rechts. Drehen Sie, so weit Sie können, ohne dabei die linke Schulter vom Boden zu lösen. Mit der Ausatmung beschreiben Sie mit den geschlossenen Beinen einen Kreis über vorne auf die linke Seite und in die Ausgangsstellung zurück. Wiederholen Sie die Bewegung nach links. Wiederholen Sie die Bewegung bis zu dreimal für jede Richtung.

Variation: Halten Sie die Beine leicht gebeugt, wenn die Flexibilität der Beine noch nicht vorhanden ist.

Führen Sie die Bewegung im Sitzen aus. Dafür stützen Sie die Arme hinter dem Becken und kommen in einen Teasersitz.

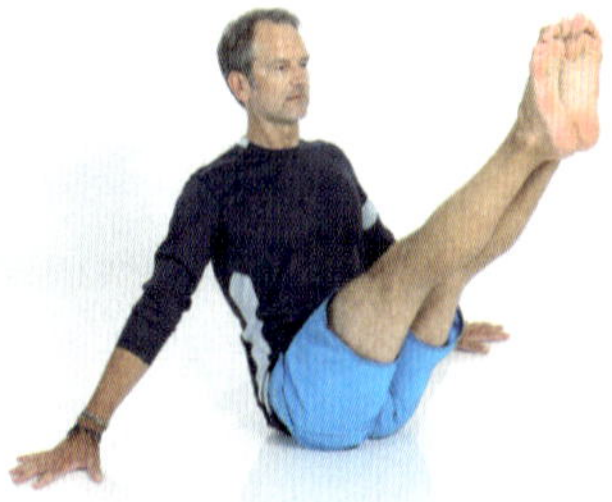

Wichtig: Halten Sie während der gesamten Übung beide Schultern stabil. Drehen Sie nur so weit, wie Sie sich kontrolliert und schmerzfrei bewegen können. Während der Beinkreise bleibt Ihr unterer Rücken neutral. Kein Hohlkreuz! Halten Sie die Beine geschlossen und achten Sie auf eine kontrollierte Rotation des Rumpfs.

Einsatz von Kleingeräten: Wickeln Sie ein elastisches Band um Ihre Füße und halten Sie die Enden mit den Händen für mehr Kontrolle beim Rotieren.

Legen Sie einen Pilates-Ball gegen Ihr Kreuzbein in der sitzenden Variante für mehr Kontrolle beim Rotieren.

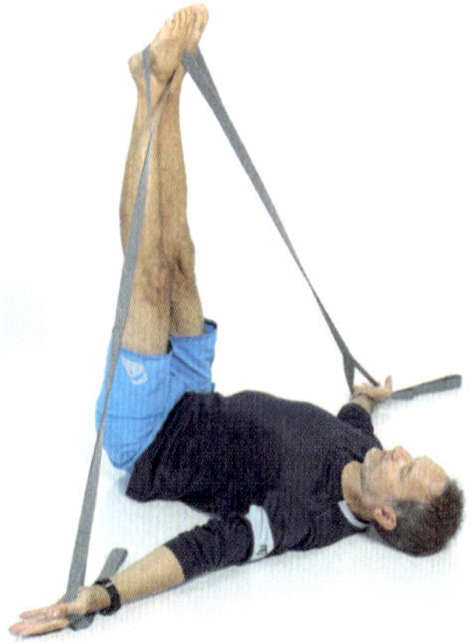

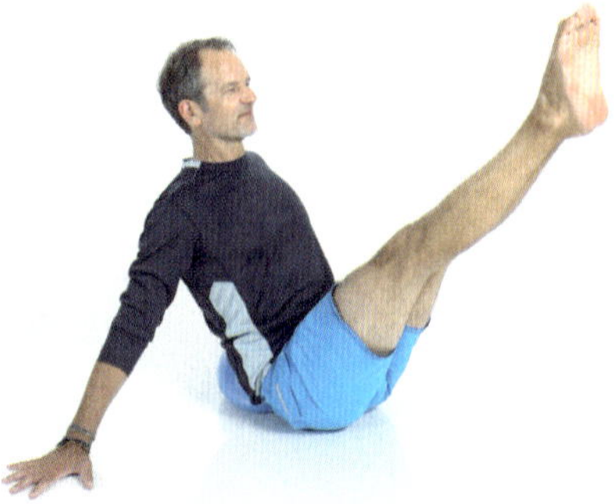

5.1.31 Side Plank and Twist

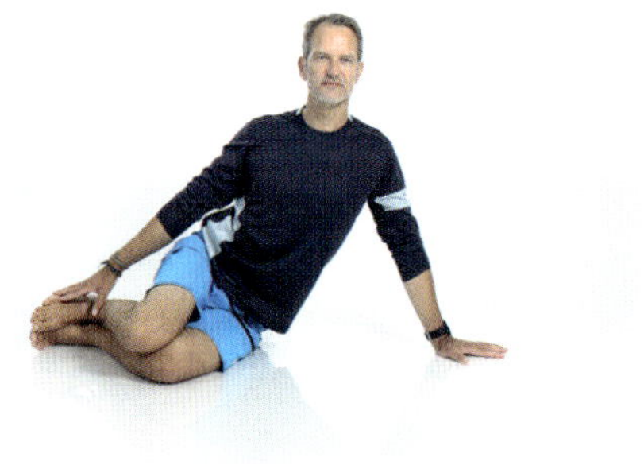

Ziel: Verbesserung der Kraft und Stabilität im Seitstütz; Förderung der Balance; Kräftigung der Arme und Schultern; Kräftigung und Dehnung der Seiten des Körpers.

Nutzen für Läufer: Verbesserung der Kraftausdauer der Rumpf- und Beinmuskulatur und somit Verbesserung der Stabilität und Balance beim Laufen; Verminderung von ungewolltem Drehen im Oberkörper während des Laufens. Die Armbewegung wird verbessert, da der Schultergürtel besser stabilisiert werden kann.

Ausgangsstellung: Sitzen Sie seitlich auf der linken Hüfte; die Beine sind gebeugt und direkt übereinander. Die linke Hand ist links neben dem Becken aufgestellt – der linke Arm ist gestreckt und die Finger zeigen nach links. Die rechte Hand liegt auf dem rechten Fußknöchel. Fußsohlen, Becken, Rumpf und linke Hand befinden sich in einer Linie.

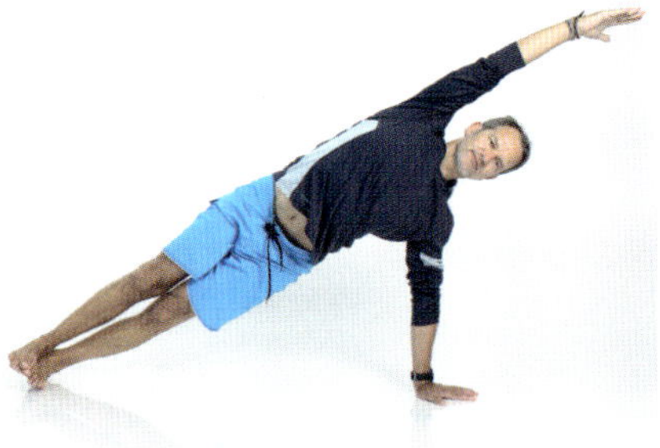

Ausführung: Mit der Einatmung schieben Sie die linke Fußaußenkante und die linke Hand kraftvoll in den Boden. Ausatmend aktivieren Sie Ihr Zentrum und heben das Becken vom Boden ab. Der rechte Arm fließt im großen Bogen über die Decke in Richtung Kopf und der ganze Körper streckt sich von den Fußsohlen bis zum Scheitel in eine lange Linie. Halten Sie die Position für einige Atemzüge und kehren Sie mit Kontrolle in die Ausgangsstellung zurück.

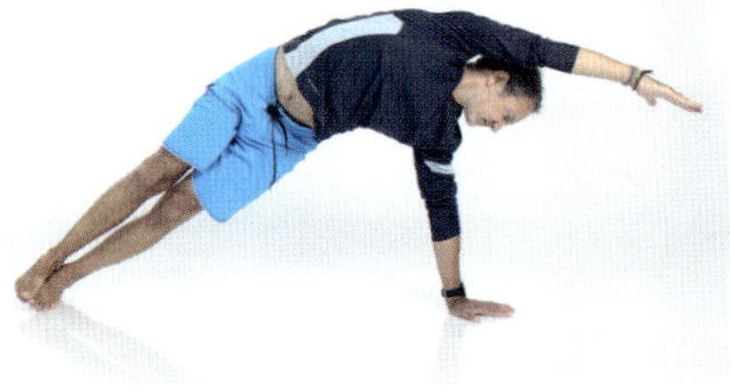

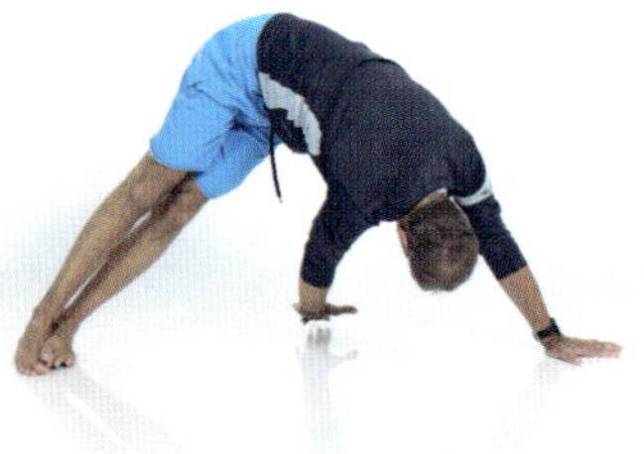

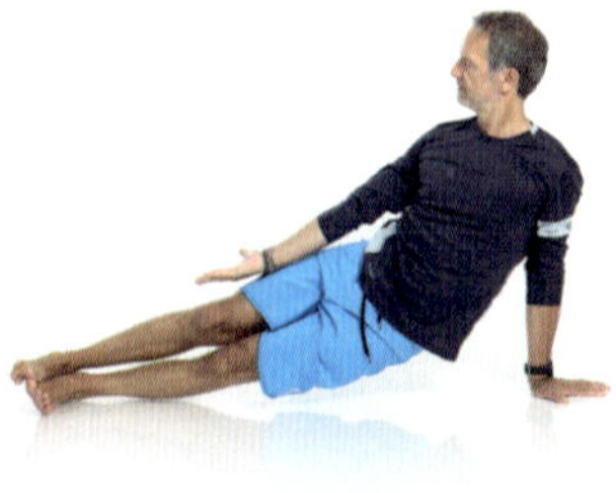

Für den Twist verlängern Sie sich immer noch ausatmend weiter und schieben das Becken höher in Richtung Decke. Gleichzeitig tauchen Sie mit dem rechten Arm unter dem Körper hindurch und drehen den Rumpf, sodass Sie zur hinter Ihnen liegenden Wand schauen. Einatmend bringen Sie den rechten Arm wieder an die Seite des Rumpfs und strecken die Finger zu den Füßen.

Dabei senken Sie das Becken mit gestreckten Beinen, schauen zu den Füßen und drehen die Vorderseite des Beckens zur Decke hin. Wiederholen Sie die Bewegung 2-3-mal und kommen Sie dann in die Ausgangsstellung zurück.

Wiederholen Sie die Bewegung auf der neuen Seite.

Variation: Side Plank halten und das obere Bein einige Male heben und senken; ohne Twist den Körper in einem langen Bogen zur Decke schieben und die Flanke dehnen (Side Bend).

Wichtig: Um einen optimalen Stütz mit dem linken Arm auszuführen, drehen Sie die Schulter in Außenrotation und setzen Sie die Hand leicht gewölbt auf den Boden, mit dem Zeigefinger nach links ausgerichtet. Dies aktiviert den Schultergürtel und schützt Ihr Ellbogengelenk. Schieben Sie Finger und Hand kraftvoll in den Boden. Achten Sie auf einen stabilen Rumpf; bei der Side Plank bleibt das Becken in der Frontalebene.

Tipp: Für eine bessere Balance setzen Sie anfangs den oberen Fuß vor den unteren Fuß. Üben Sie erst die Side Plank, dann den Bogen zur Decke (s. Variation Side Bend) und am Ende den Twist. Bei Schmerzen in den Handgelenken, Ellbogen oder Schultern beenden Sie die Übung.

Einsatz von Kleingeräten: Legen Sie sich seitlich über einen großen Gymnastikball. So müssen Sie weniger Kraft für das Stützen aufwenden, brauchen aber auch viel Kontrolle, dass der Ball nicht unter Ihnen wegrollt.

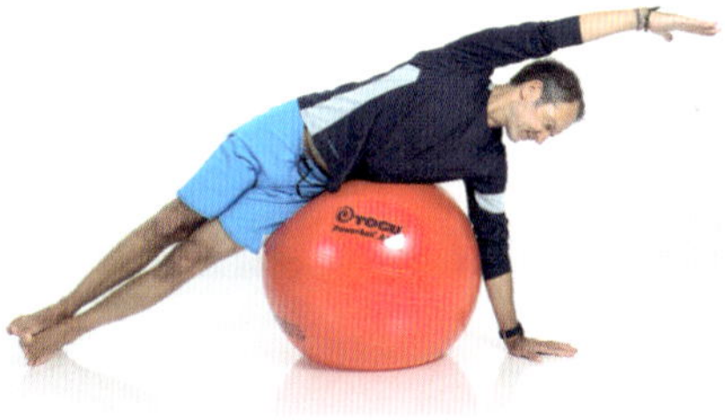

5.1.32 Leg Pull Front

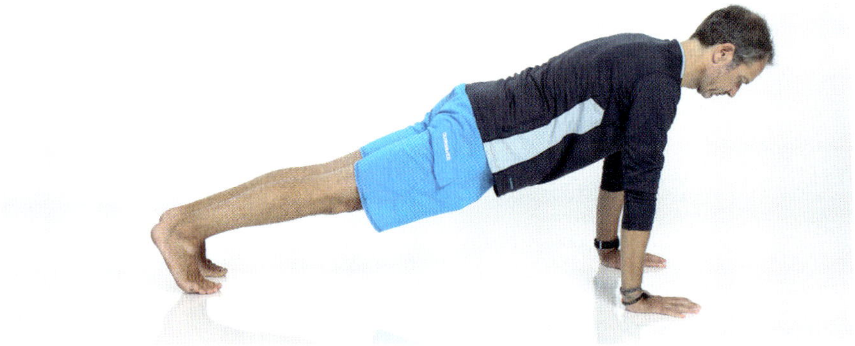

Ziel: Fördert Kraft und Stabilität des gesamten Körpers; Kräftigung der Arme, Schultern und des Rumpfs; verbessert das Alignment; Schulung des Bewusstseins für ein isoliertes Bewegen der Beine bei stabilem Rumpf.

Nutzen für Läufer: Mobilisation der Fuß- und Zehengelenke; Dehnung der Waden; Erhöhung der Stabilität in allen Ebenen; Kräftigung der dorsalen Kette.

Ausgangsstellung: Liegestützposition mit den Händen unter den Schultern. Die Fingerspitzen zeigen nach vorne und die Schultern sind weit. Ferse und Fußballen stehen übereinander. Die Füße stehen hüftschmal. Die Wirbelsäule ist in ihren natürlichen Kurven.

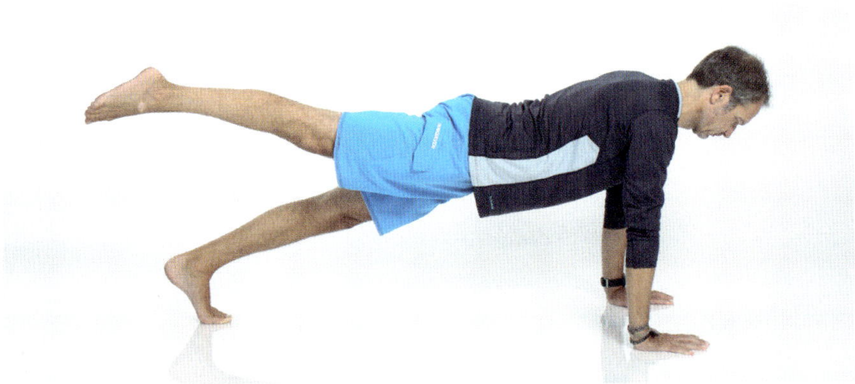

Ausführung: Strecken Sie ausatmend den rechten Fuß über dem Boden aus und heben Sie das rechte Bein so hoch, dass Ihr Becken stabil bleibt. Verlängern Sie sich vom Scheitel bis in die Zehen. Beugen Sie nun einatmend das Fußgelenk und setzen Sie den Ballen wieder auf den Boden zurück. Wiederholen Sie die Bewegung mit dem linken Bein. Machen Sie abwechselnd bis zu sechs Wiederholungen je Bein.

Variation: Halten Sie anfangs nur den Liegestütz für einige Atemzüge.

Wichtig: Um einen optimalen Stütz mit den Armen auszuführen, drehen Sie die Schultern in Außenrotation und setzen Sie die Hand leicht gewölbt auf den Boden, mit dem Zeigefinger nach vorne ausgerichtet. Dies aktiviert den Schultergürtel und schützt Ihre Ellbogengelenke – schieben Sie Finger und Hände kraftvoll in den Boden. Achten Sie auf einen stabilen Rumpf; denken Sie sich Ihr Bein in die Länge, um es zu heben.

Tipp: Bei Schmerzen in den Handgelenken bleiben Sie nur kurz in der Übung und lockern Sie anschließend Ihre Handgelenke aus.

Einsatz von Kleingeräten: Als Herausforderung legen Sie eine Pilates-Rolle unter die Füße oder die Unterarme.

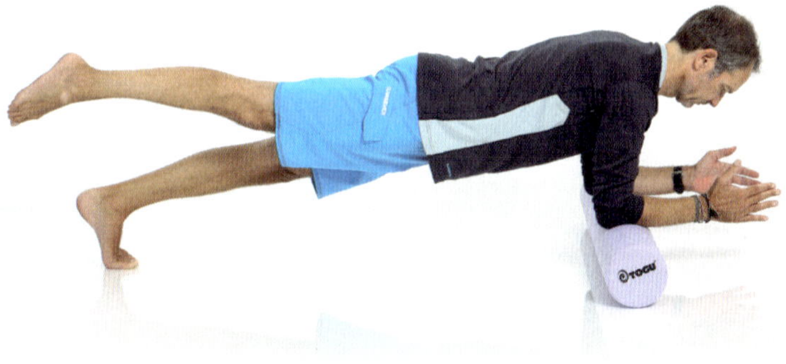

5.1.33 Leg Pull Back

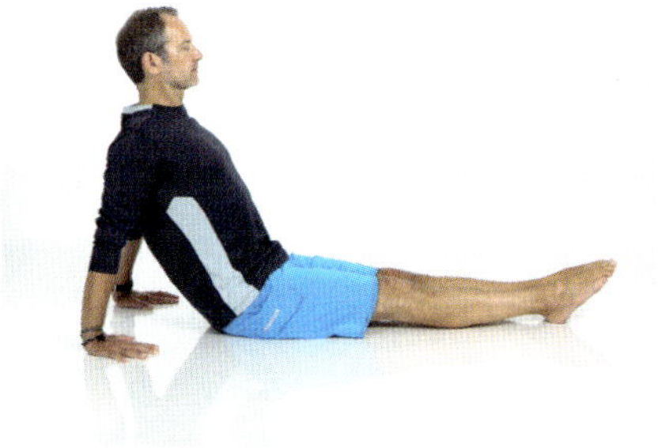

Ziel: Verbesserung der Kraft und Stabilität des gesamten Körpers; Kräftigung der Arme, Schultern und des Gesäßes; Öffnung und Dehnung der Brust- und Schultermuskeln; Schulung des Bewusstseins für ein isoliertes Bewegen der Beine bei stabilem Rumpf.

Nutzen für Läufer: Dehnung und Öffnung von Brust und Schultern; Steigerung der Stabilität in allen Ebenen; Kräftigung der dorsalen Kette; Dehnung der Beinrückseiten; Kräftigung der Hüftbeuger.

Ausgangsstellung: Sitz mit den Händen hinter dem Becken. Die Arme sind gestreckt und die Fingerspitzen zeigen zu den Füßen. Die Beine sind gestreckt. Die Füße stehen hüftschmal und sind sanft gestreckt.

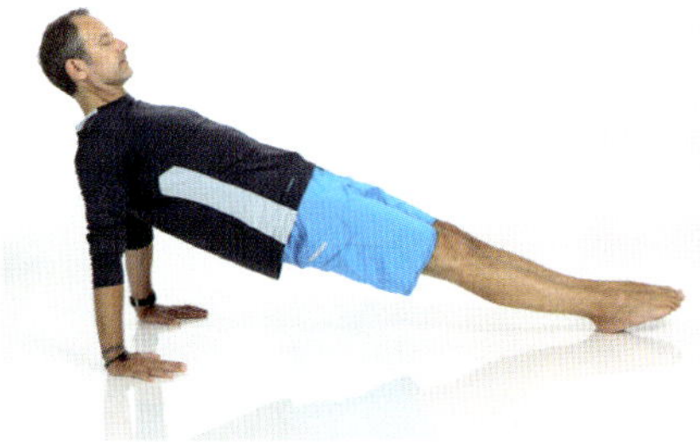

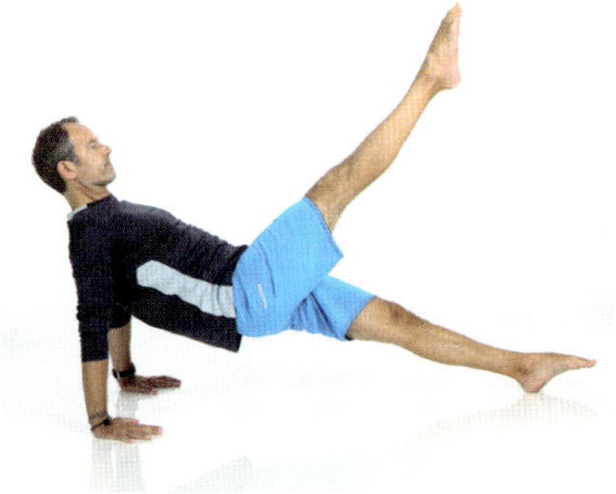

Ausführung: Heben Sie ausatmend das Becken und strecken Sie sich in eine lange Linie; Hände und Füße schieben aktiv in den Boden. Rumpf und Becken sind neutral. Der Blick ist auf die Füße gerichtet. Heben Sie mit der folgenden Ausatmung das rechte Bein in einem langen Bogen so hoch, wie Ihr Becken stabil bleibt. Mit der Einatmung führen Sie das Bein auf den Boden zurück.

Wechseln Sie die Seite. Wiederholen Sie die Bewegung abwechselnd bis zu fünfmal pro Bein. Abschließend kommen Sie in die Ausgangsstellung zurück.

Variation: Halten Sie anfangs nur den Stütz für einige Atemzüge. Ziehen Sie die Zehenspitzen heran für mehr Stabilität in den Kniegelenken.

Wichtig: Um einen optimalen Stütz mit den Armen auszuführen, drehen Sie die Schultern in Außenrotation und setzen die Hände leicht gewölbt auf den Boden, mit den Zeigefingern nach vorne ausgerichtet, dies aktiviert den Schultergürtel und schützt Ihre Ellbogengelenke. Schieben Sie Finger und Hände kraftvoll in den Boden für Stabilität in den Handgelenken. Halten Sie den Kopf aktiv und schauen Sie auf Ihre Füße für eine gute Ausrichtung.

Achten Sie auf einen stabilen Rumpf; denken Sie sich Ihr Bein in die Länge, um es zu heben. Aktivieren Sie im Stütz die Beinrückseiten, indem Sie die Fersen zum Becken ziehen. Dies schützt Sie davor, Ihre Knie zu überstrecken.

Tipp: Bei Schmerzen in den Handgelenken bleiben Sie nur kurz in der Übung und lockern anschließend Ihre Handgelenke aus.

Einsatz von Kleingeräten: Sitzen Sie anfangs auf einer Pilates-Rolle für mehr Stabilität von Becken und Rumpf.

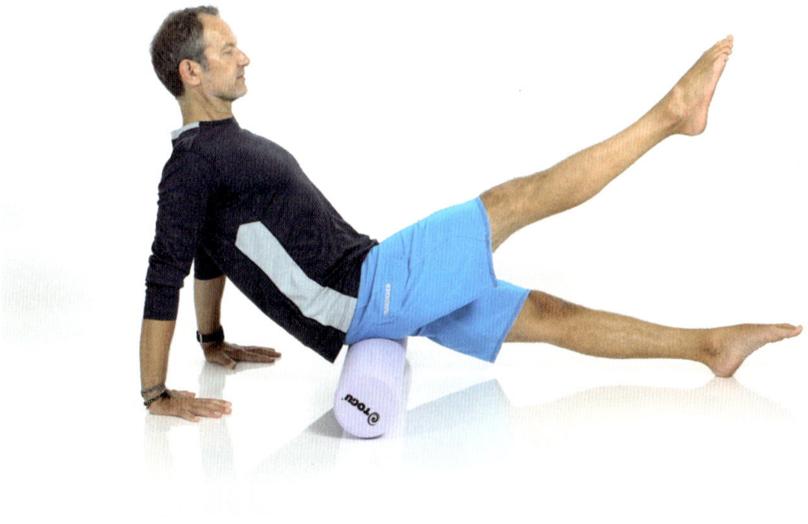

5.1.34 Teaser

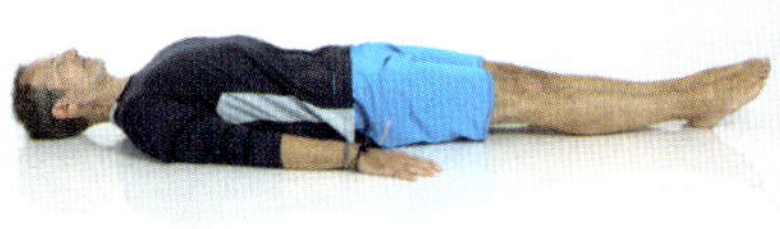

Ziel: Optimale Zentrierung und Kontrolle; Steigerung der Mobilisation und Stabilisation der Wirbelsäule; Förderung der Balance und Koordination; Schulung des Bewusstseins für die axiale Verlängerung des Körpers.

Nutzen für Läufer: Verbesserung der Koordination, Balance und Haltung beim Laufen.

Ausgangsstellung: Rückenlage mit gestreckten und geschlossenen Beinen. Die Arme sind lang neben dem Oberkörper gestreckt und die Handflächen zeigen zum Boden.

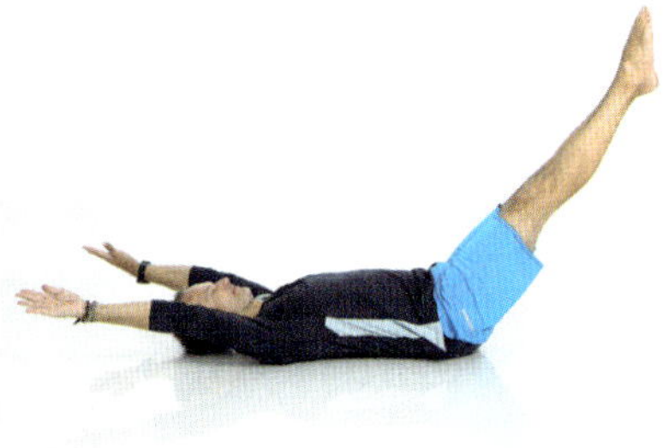

Ausführung: Führen Sie die Arme gestreckt neben den Kopf, beugen Sie die Beine, heben Sie die Knie über die Hüften und strecken Sie von dort die Beine in Richtung Decke. Senken Sie die Beine auf etwa 45°. Wirbelsäule und Becken sind neutral und das Zentrum aktiv.

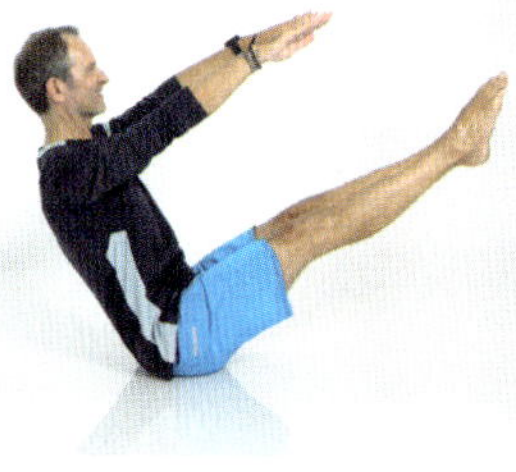

Mit der Einatmung heben Sie die gestreckten Arme bis über die Schultern. Die Fingerspitzen zeigen jetzt zur Decke. Mit der Ausatmung rollen Sie, vom Kopf beginnend, Wirbel für Wirbel nach oben und strecken dabei die Finger zu den Zehen. Balancieren Sie in dieser „V-Position" für bis zu drei Atemzüge und verlängern Sie sich durch Arme, Beine und die Krone des Kopfs.

Halten Sie die Bauchdecke kraftvoll eingezogen. Mit einer Ausatmung verlängern Sie sich weiter und rollen kontrolliert auf den Boden zurück. Sobald der Kopf wieder auf dem Boden liegt, führen Sie die Arme wieder neben den Kopf. Die Beine befinden sich immer noch im 45°-Winkel. Wiederholen Sie die Bewegung bis zu dreimal, abschließend beugen Sie die Knie und entspannen in der Päckchenhaltung in Rückenlage.

Variation: Starten Sie aus dem Sitz mit aufgestellten Füßen und rollen Sie nur den Oberkörper tief und hoch. Lassen Sie die Beine in der Luft gebeugt. Starten Sie komplett gestreckt auf dem Boden und heben Sie die Beine gleichzeitig mit dem Aufrollen des Oberkörpers in den Teasersitz.

Wichtig: Rollen Sie kontrolliert und ohne Schwung. Halten Sie die Beine ruhig und geschlossen. Bleiben Sie weit in den Schultern. Halten Sie die axiale Länge durch Arme, Beine und den Scheitel.

Tipp: Schauen Sie in die Richtung, in die Sie sich bewegen. Legen Sie anfangs die Beine auf einen Stuhl oder stellen Sie die Füße gegen eine Wand. Unterlagern Sie die Wirbelsäule mit einem Tuch oder kleinen Kissen an den Stellen, die beim Rollen den Boden nicht berühren können.

Einsatz von Kleingeräten: Legen Sie die Beine auf einen großen Gymnastikball. Schieben Sie die Beine aktiv gegen den Ball, während Sie sie beim Aufrollen strecken.

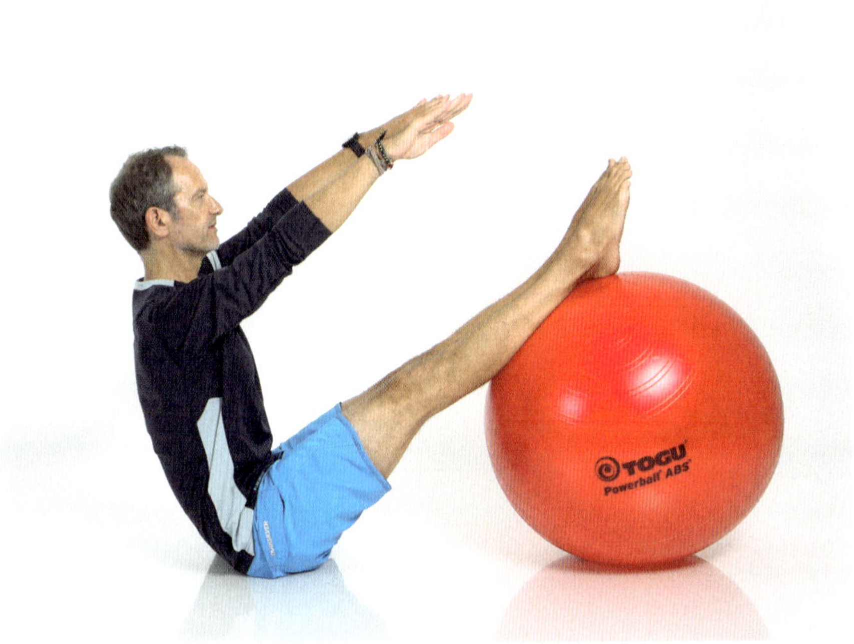

5.1.35 Pilates-Push-up

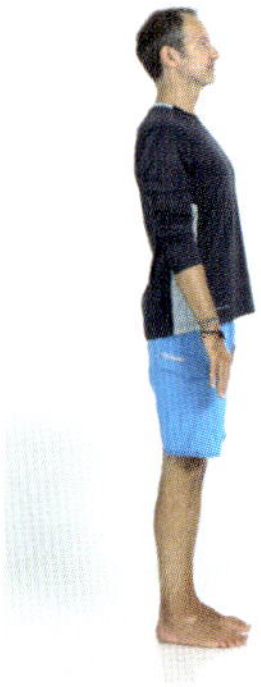

Ziel: Kräftigung der Arme, der Schultern, der Brustmuskulatur sowie des oberen Rückens; Dehnung der dorsalen Kette; Stärkung des Zentrums.

Nutzen für den Läufer: Dehnung der Beinrückseite und des Rückens; Förderung der Stabilität in allen Ebenen; Schulung der Koordination.

Ausgangsstellung: Neutraler Stand mit parallelen Füßen; die Arme hängen lang neben dem Körper.

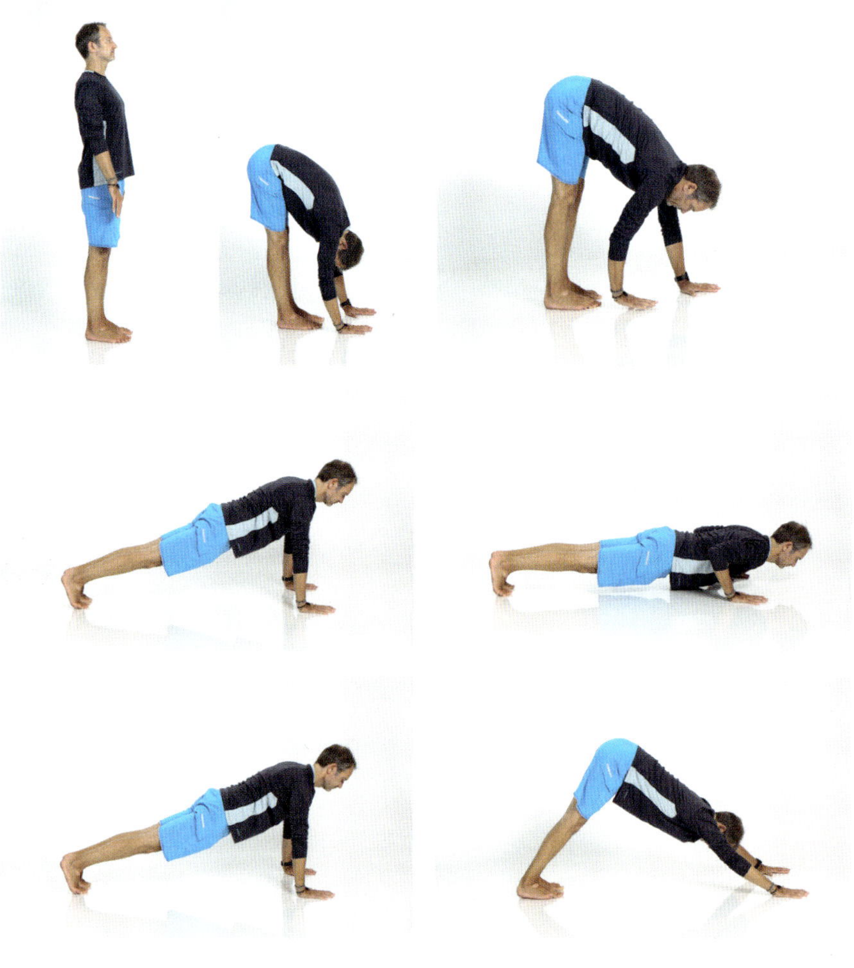

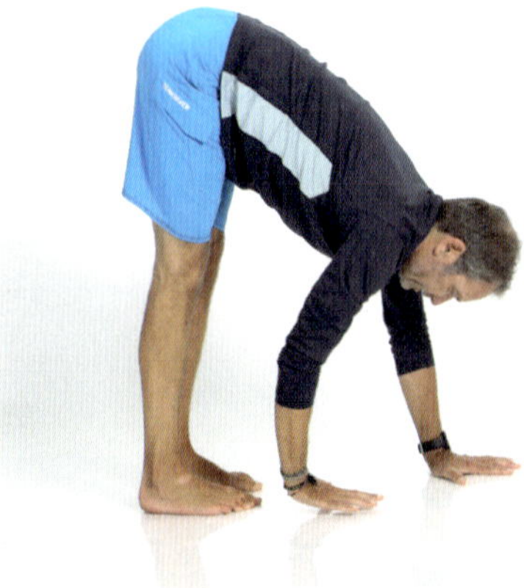
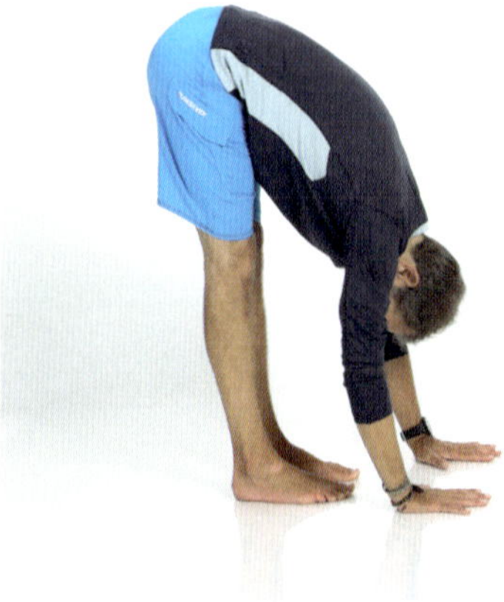

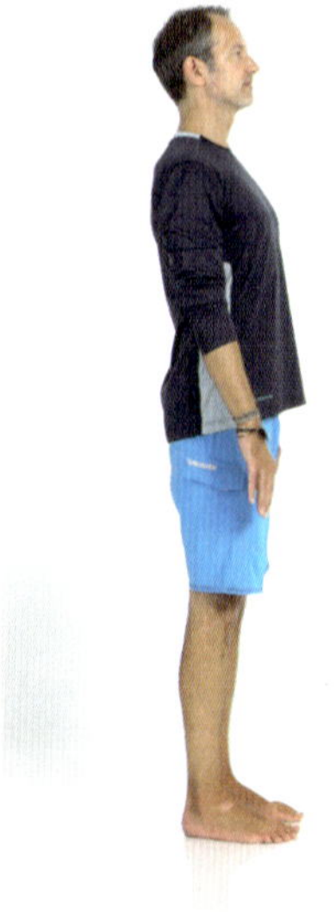

Ausführung: Rollen Sie ausatmend in einem langen, gleichmäßigen Bogen nach vorne, bis Sie die Hände flach auf den Boden setzen können. Atmen Sie ruhig weiter und gehen Sie mit den Händen in wenigen Schritten nach vorne, bis Sie die Push-up-Position mit den Händen unter den Schultern erreicht haben. Machen Sie 1-5 Push-ups mit den Armen nahe am Rumpf.

Einatmen beim Beugen und ausatmen beim Strecken der Arme. Gehen Sie mit den Händen zurück zu den Füßen und schieben Sie dabei Ihr Becken nach hinten und oben. Rollen Sie abschließend mit einer Ausatmung zurück in den Stand. Wiederholen Sie die Sequenz 3-5-mal.

Variationen: Beugen Sie die Beine, wenn Sie die Hände mit gestreckten Beinen noch nicht flach auf den Boden setzen können. Setzen Sie Hände über schulterbreit für den Push-up, so trainieren Sie mehr die Brustmuskeln als den Trizeps.

Wichtig: Achten Sie auf eine gute Haltung, d. h., die Schultern sind weit, der Kopf befindet sich in Verlängerung der Wirbelsäule, Becken und unterer Rücken sind neutral, der Bauch ist aktiv zum Rücken gezogen und die Rippen sind integriert. Beim Push-up stehen die Hände unter den Schultern und die Finger zeigen nach vorne. Beugen Sie die Arme nah am Brustkorb.

Tipps: Üben Sie die Verlängerung im aufrechten Stand, dann im Push-up (hier eventuell mit den Fersen gegen eine Wand). Bei Beschwerden in den Handgelenken machen Sie den Push-up auf Fäusten (die Handflächen zeigen zueinander).

Einsatz von Kleingeräten: Stehen Sie auf einem labilen Untergrund, um die Anforderung an die Balance und Koordination zu erhöhen.

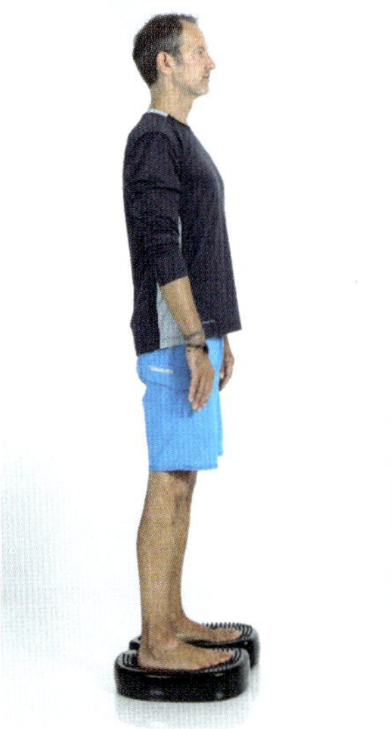

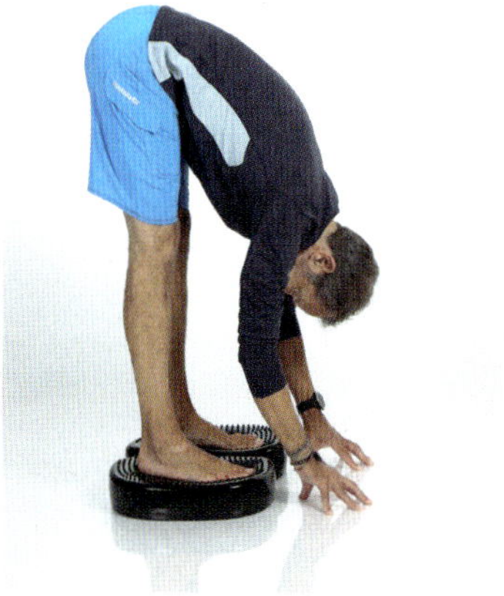

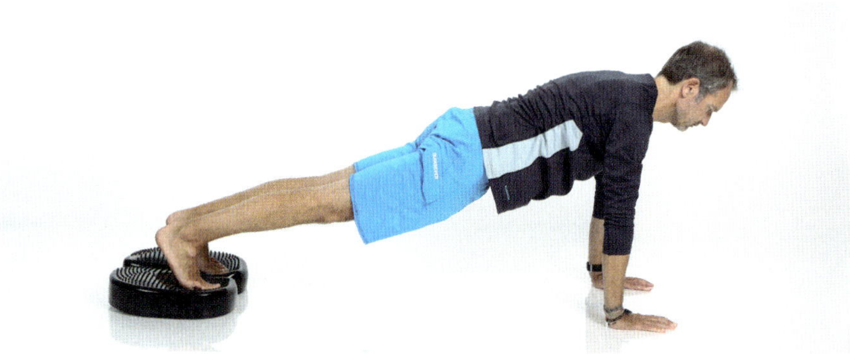

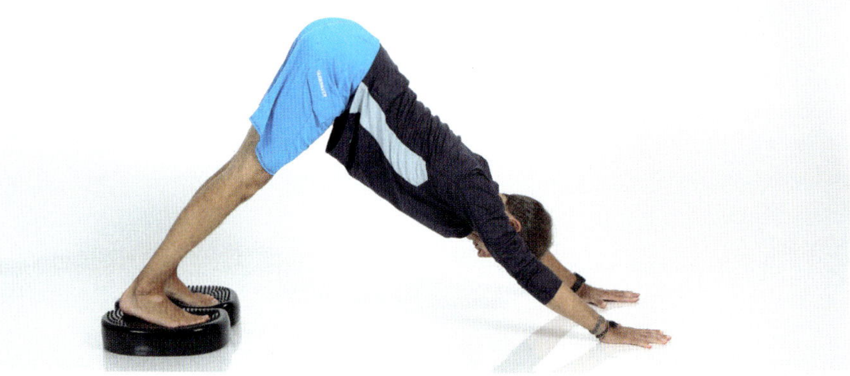

5.2 Die Pilates-Übungsfolgen

Im Folgenden finden Sie einige Übungsroutinen für den täglichen Gebrauch. Jede dieser Abfolgen dauert etwa 15-20 Minuten und kann als einzelne Einheit oder in Kombination mit Ihrem Laufprogramm absolviert werden. Üben Sie wenigstens dreimal pro Woche und Sie werden mit der Zeit bemerken, wie sich Ihr Laufen positiv verändert.

Wenn Sie die Sequenzen vor dem Laufen oder als selbstständige Einheit üben, wärmen Sie sich vorher ein wenig auf. Wenn Sie möchten, kombinieren Sie die Einheit noch mit einigen Balanceübungen oder anderen Übungen aus Ihrem Laufprogramm.

Mit etwas Routine werden Sie feststellen, welche Übungen Sie mehr brauchen und welche weniger. Sie können eigenständig die Anzahl der Wiederholungen und die Zusammensetzung der Programme verändern, um Sie Ihren Bedürfnissen anzupassen. Denken Sie daran, dass das, was Ihnen leichtfällt, nicht das ist, was Sie bevorzugt trainieren sollten.

Wenn Sie unsicher sind, wie Sie beginnen sollen, starten Sie einfach mit den Einsteigersequenzen. Um Ihre speziellen Bedürfnisse zu ermitteln, machen Sie die Tests aus Kapitel 7. So erfahren Sie, ob Sie mehr Mobilität, Kraft, Koordination oder andere Grundlagen aufbauen sollten.

5.2.1 Warm-up

Wenn Sie sich nicht schon durch eine Laufeinheit erwärmt haben, ist dies ein kleines Programm, mit dem Sie Ihren Körper auf die Übungssequenzen vorbereiten können. Wenn Sie sich auf andere Weise erwärmen möchten, ist das vollkommen in Ordnung. Wichtig ist nur, dass Sie Ihren Körper ganzheitlich auf das Üben vorbereiten.

Stehen Sie locker und aufgerichtet mit schulterweit geöffneten Beinen. Lassen Sie die gesamte Sequenz über den Atem ruhig und gleichmäßig fließen. Atmen Sie ruhig durch die Nase oder schon in Vorbereitung auf das Pilates-Training durch die Nase ein und den Mund aus.

1. Zum Beginn beklopfen Sie mit der flachen Hand Ihren Körper – beginnen Sie an den Armen, Schultern, Rumpf, Becken, Beine und abschließend die Füße. Beginnen Sie immer an der Außenseite und wechseln Sie danach zur Innenseite. Ihr Körper wird geweckt und ist bereit für die folgenden Bewegungen. Etwa 60 Sekunden.

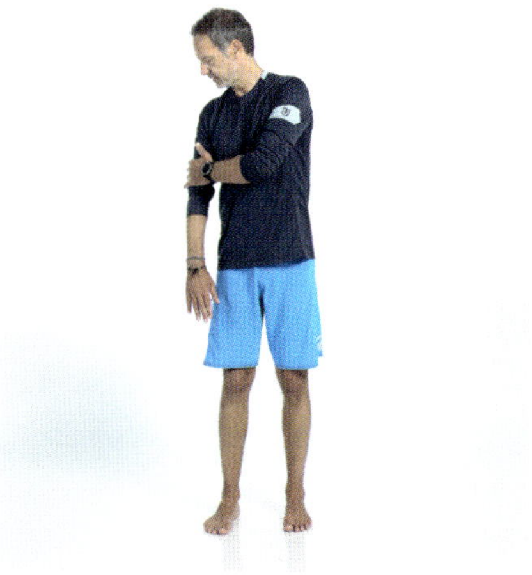

2. Heben und senken Sie die Schultern. Fünfmal.

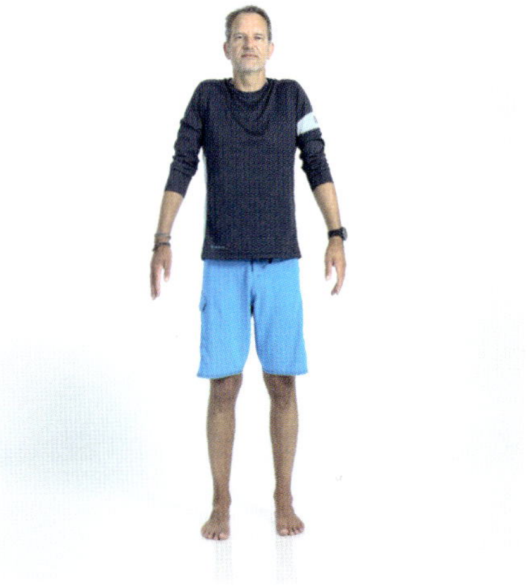

3. Kreisen Sie die Schultern. Fünfmal je Richtung.

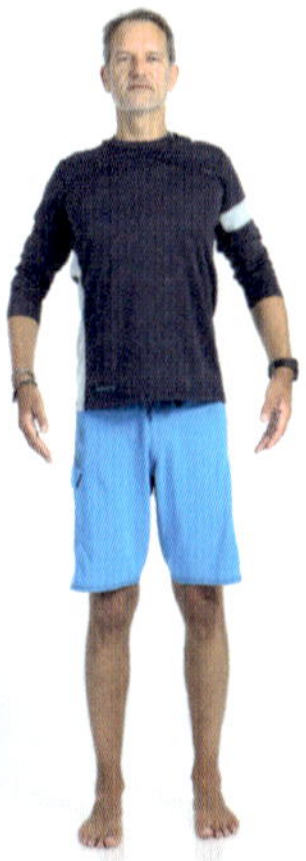

4. Machen Sie weiter mit den Armkreisen. Fünfmal je Richtung.

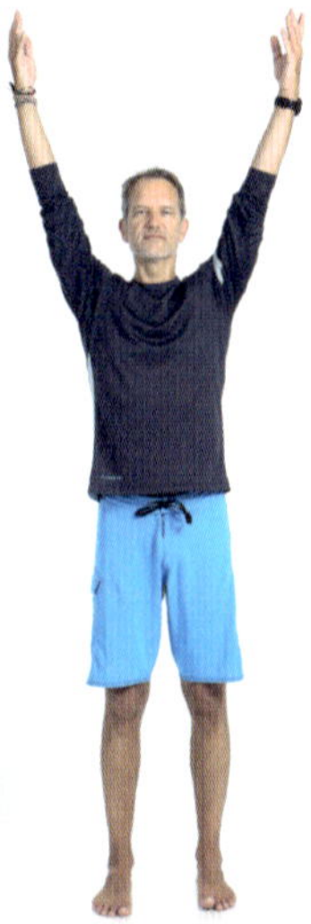

5. Floating Arms – heben Sie die Arme ausatmend seitlich bis auf Schulterhöhe. Fünfmal.

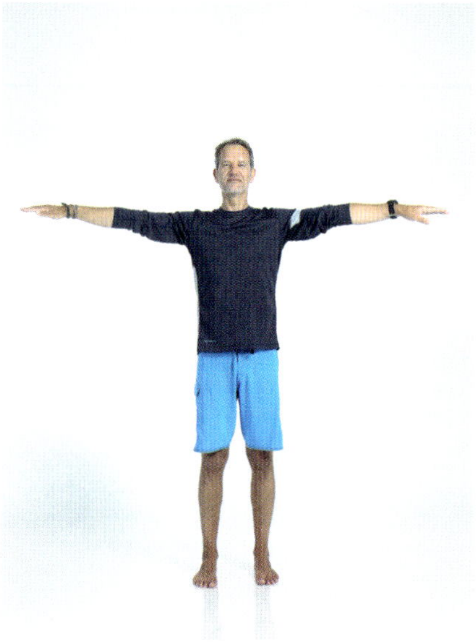

6. Side Bend Standing – führen Sie den linken Arm ausatmend im großen Bogen über den Kopf und neigen Sie sich nach rechts. Richten Sie sich wieder auf und wiederholen Sie die Bewegung mit dem rechten Arm nach links. 3-5-mal je Seite.

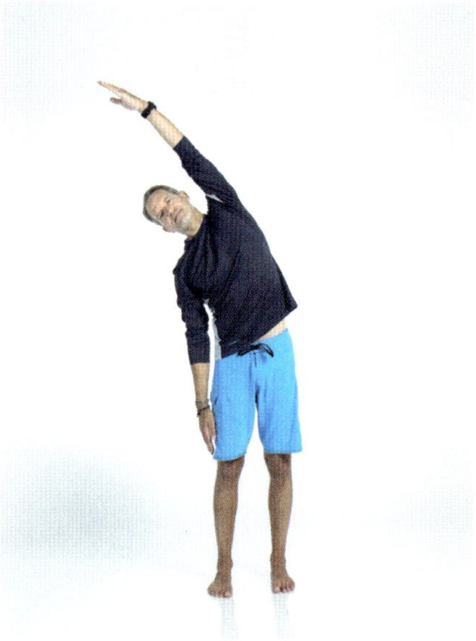

7. Spine Twist Standing mit Kosackenarmen – Nehmen Sie die Arme in Kosackenhaltung und drehen Sie sich ausatmend nach rechts. Einatmend drehen Sie zurück. Dann drehen Sie nach links. Rotieren 3-5-mal in jede Richtung.

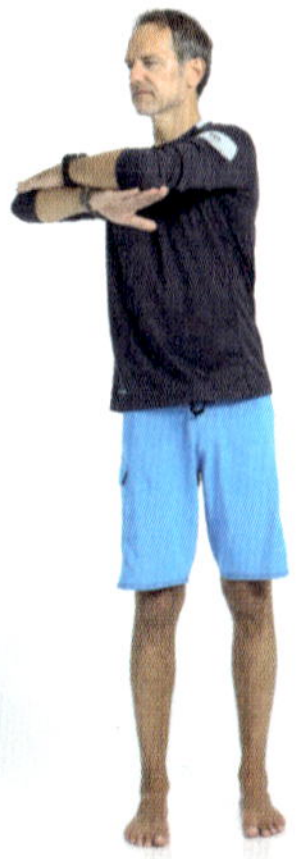

8. Heben Sie einatmend die Fersen. Setzen Sie ausatmend die Fersen wieder auf den Boden und beugen Sie die Knie (Squat). Einatmend strecken Sie die Beine wieder und heben erneut die Fersen. 10-mal.

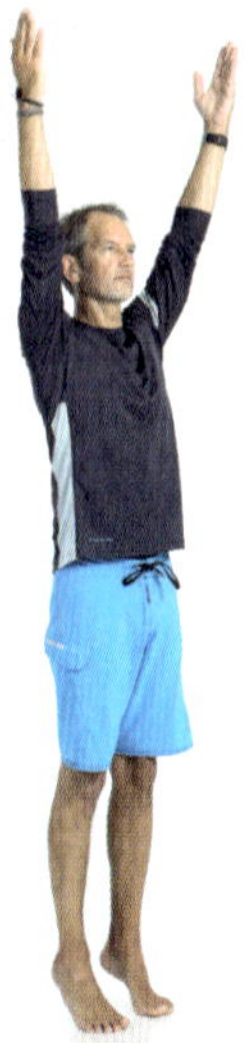

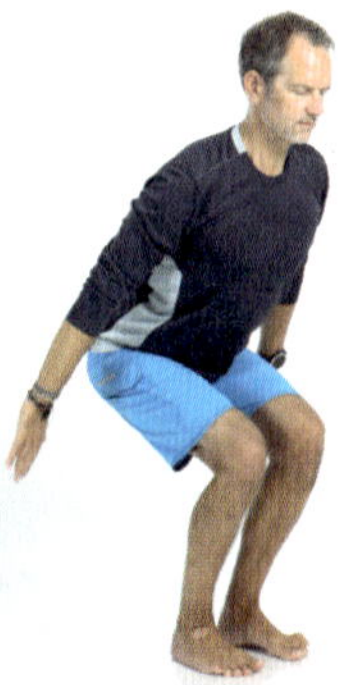

9. Walking in Place: Heben Sie auf der Stelle laufend abwechselnd die Fersen. 10-mal je Ferse.

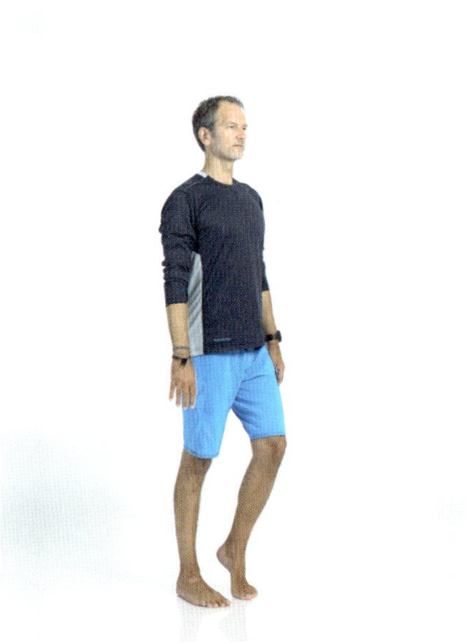

10. Knee up Standing: Heben Sie Ihr linkes Knie, öffnen Sie es zur linken Seite, bringen Sie es wieder nach vorn und setzen Sie abschließend den linken Fuß wieder auf den Boden. Dann wiederholen Sie die Bewegung mit rechts. Fünfmal pro Bein.

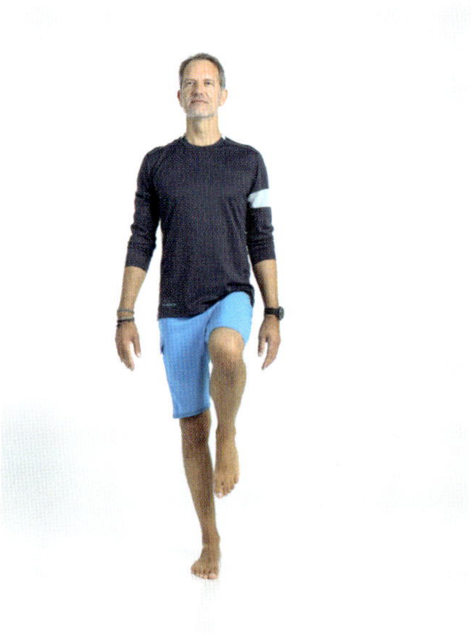

11. Standing Roll-down: Rollen Sie sich ausatmend mit gestreckten oder leicht gebeugten Beinen in einem großen Bogen nach vorne, bis Ihre Fingerspitzen den Boden berühren. Mit der folgenden Ausatmung rollen Sie wieder in den Stand zurück. 2-3-mal.

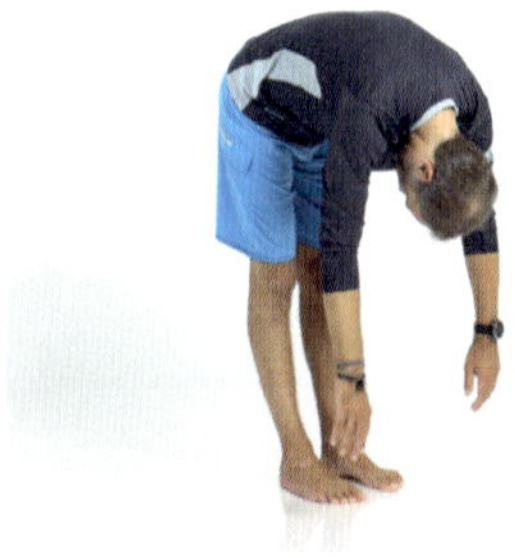

12. Going down and up: Beugen Sie die Knie und berühren Sie mit den Händen die Knie. Beugen Sie die Knie weiter und klopfen Sie mit den Händen auf Ihre Fußrücken. Strecken Sie die Knie wieder und berühren Sie erneut die Knie. Strecken Sie die Beine ganz und dabei die Arme hoch zur Decke. Fünfmal.

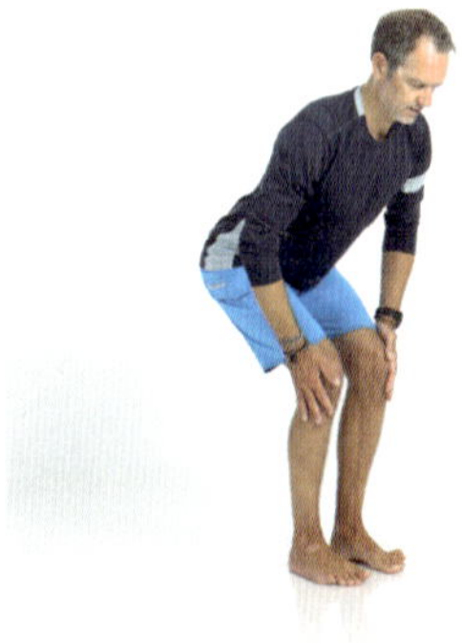

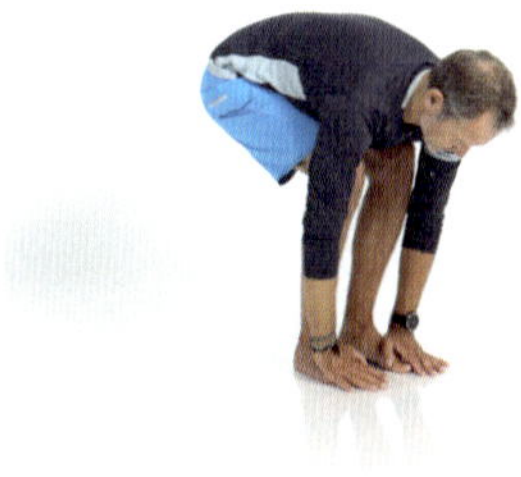

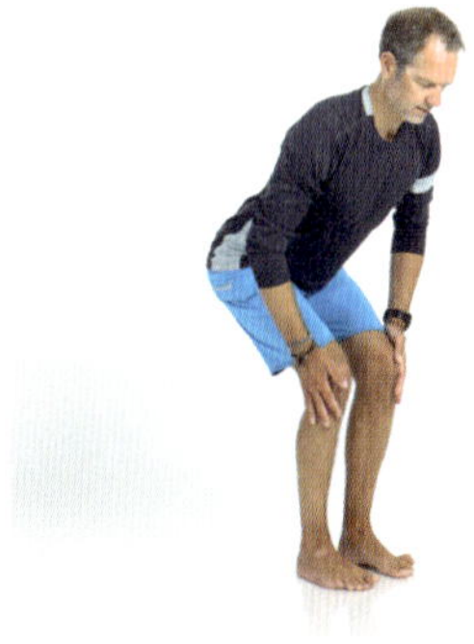

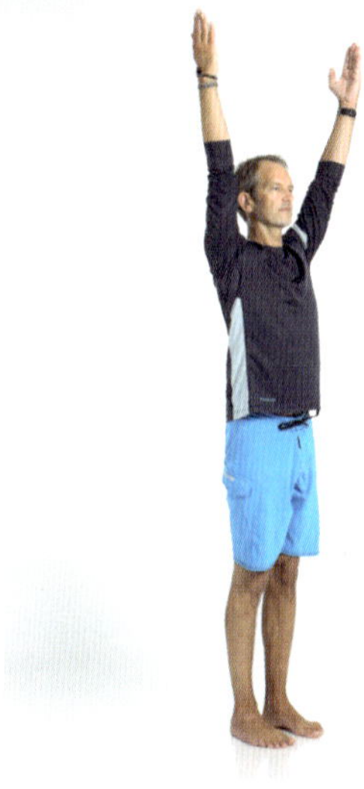

5.2.2 Pilates-Sequenzen für Einsteiger

5.2.2.1 Einsteiger #1

1. Standing Roll-down – einmal (Übung 5.1.2, Seite 62).
2. Dart – fünfmal (Übung 5.1.22, Seite 98).
3. Swimming – nur Beine – 10-mal pro Bein (Übung 5.1.26, Seite 106).
4. Stretching Dog – fünfmal pro Seite (Übung 5.1.7, Seite 70).
5. Cat Stretch – fünfmal (Übung 5.1.8, Seite 71).
6. Side Kick Series – beide Beine heben – fünfmal pro Seite (Übung 5.1.28, Seite 109).
7. Side Kick Series – Muschel – achtmal pro Seite (Übung 5.1.28, Seite 110).
8. Curl-up – achtmal (Übung 5.1.4, Seite 66).
9. Knee Folds – fünfmal pro Seite (Übung 5.1.3, Seite 64).
10. Basic Bridging – fünfmal (Übung 5.1.6, Seite 68).
11. Hip Roll – fünfmal pro Seite (Übung 5.1.29, Seite 111).
12. Assisted Roll-up – fünfmal (Übung 5.1.12, Seite 78-79).
13. Spine Stretch mit gebeugten Beinen – dreimal (Übung 5.1.18, Seite 90).
14. Standing Roll-up – einmal (Übung 5.1.2, Seite 62).

5.2.2.2 Einsteiger #2

1. Standing Roll-down – einmal (Übung 5.1.2, Seite 62).
2. Arm Arcs, Small Circles, Full Circles – je dreimal pro Richtung (Übung 5.1.1, Seite 59).
3. Knee Folds – fünfmal pro Seite (Übung 5.1.3, Seite 64).
4. Curl-up – achtmal (Übung 5.1.4, Seite 66).
5. The Hundred – Prep – 100 Schläge (Übung 5.1.11, Seite 76).
6. Roll-up mit elastischem Band – fünfmal (Übung 5.1.12, Seite 78).
7. One Leg Circles mit elastischem Band – fünfmal pro Richtung (Übung 5.1.13, Seite 80).
8. Single Leg Stretch – achtmal pro Seite (Übung 5.1.15, Seite 84).
9. Side Kick Series – das untere Bein heben und senken – fünfmal je Seite (Übung 5.1.28, Seite 109).
10. Side Kick Series – das obere Bein heben und senken – fünfmal je Seite (Übung 5.1.28, Seite 109).
11. Book Opening– dreimal je Seite (Übung 5.1.27, Seite 108).
12. Stretching Dog – Arm und Bein auf derselben Seite heben – fünfmal je Seite (Übung 5.1.7, Seite 70).
13. Extended Childs Pose – die Arme nach vorne strecken und den oberen Rücken in die Länge ziehen – 30 Sekunden (S. 72).
14. Standing Roll-up – einmal (Übung 5.1.2, Seite 62).

5.2.2.3 Einsteiger #3

1. Standing Roll-down – einmal (Übung 5.1.2, Seite 62).
2. Plank (Liegestützposition) – 30 Sekunden halten.
3. Baby Swan – fünfmal (Übung 5.1.23, Seite 100).
4. Single Leg Kick – vor und zurück ohne Pulsen – fünfmal je Seite (Übung 5.1.24, Seite 102).
5. Child's Pose – Baby Spine Wave – fünfmal (Übung 5.1.9, Seite 72).
6. Side Kick Series – beide Beine heben – fünfmal je Seite (Übung 5.1.28, Seite 109).
7. Side Kick Series – vor und zurück mit gebeugtem Bein – fünfmal je Seite (Übung 5.1.28, Seite 109).
8. Teaser mit gebeugten Beinen (s. Variationen Teaser) – dreimal (Übung 5.1.34, Seite 120).
9. Dead Bug – Arm und Bein lang über dem Boden ausstrecken – fünfmal je Seite.
10. Basic Bridging – das Becken zur Seite schieben – fünfmal je Seite (Übung 5.1.6, Seite 68).
11. Basic Bridging – das Becken drehen – fünfmal je Seite (Übung 5.1.6, Seite 68).
12. Basic Bridging – Single Leg – fünfmal je Bein (Übung 5.1.6, Seite 68).
13. Rock'n'Roll – achtmal (Übung 5.1.14, Seite 82).
14. Thread a Needle – dreimal je Seite (Übung 5.1.10, Seite 74).
15. Standing Roll-up – einmal (Übung 5.1.2, Seite 62).

5.2.3 Pilates-Sequenzen für Fortgeschrittene

5.2.3.1 Fortgeschritten #1

1. Standing Roll-down – einmal (Übung 5.1.2, Seite 62).
2. Baby Swan – fünfmal (Übung 5.1.23, Seite 100).
3. Single Leg Kick – achtmal pro Bein (Übung 5.1.24, Seite 102).
4. Swimming – 10-mal pro Seite (Übung 5.1.26, Seite 106).
5. Plank (Liegestützposition) – 45 Sekunden halten
6. Spine Stretch – dreimal (Übung 5.1.18, Seite 90).
7. Side Kick Series – beide Beine heben ohne Stützarm – achtmal (Übung 5.1.28, Seite 109).
8. Side Kick Series – vor und zurück – achtmal (Übung 5.1.28, Seite 109).
9. The Hundred mit aufgestellten Füßen – 100 Schläge (Übung 5.1.11, Seite 76).
10. Single Leg Stretch – 10-mal pro Seite (Übung 5.1.15, Seite 84).
11. Basic Bridging – Single Leg – achtmal pro Bein (Übung 5.1.6, Seite 68).
12. Tic Toc – fünfmal pro Seite (Übung 5.1.29, Seite 111).
13. Roll-up – fünfmal (Übung 5.1.12, Seite 78).
14. Standing Roll-up – einmal (Übung 5.1.2, Seite 62).

5.2.3.2 Fortgeschritten #2

1. Stand Schulterkreise, die Arme über vorne heben, Armkreise – je viermal pro Richtung (Übung 5.1.1, Seite 59).
2. Standing Roll-down – einmal (Übung 5.1.2, Seite 62).
3. Knee Folds – beide Beine gleichzeitig – achtmal (Übung 5.1.3, Seite 64).
4. The Hundred mit Beinen 90°/90° – 100 Schläge (Übung 5.1.11, Seite 76).
5. Roll-up – fünfmal (Übung 5.1.12, Seite 78).
6. One Leg Circles – fünfmal je Richtung pro Bein (Übung 5.1.13, Seite 80).
7. Single Leg Stretch – 10 pro Seite (Übung 5.1.15, Seite 84).
8. Side Kick Series – dasBecken heben und senken – fünfmal pro Seite (Übung 5.1.28, Seite 109).
9. Side Plank – 30 Sekunden halten (Übung 5.1.31, Seite 114).
10. Spine Twist – viermal pro Seite (Übung 5.1.19, Seite 92).
11. Leg Pull Front – fünfmal pro Bein (Übung 5.1.32, Seite 116).
12. Extended Childs Pose – der Rücken ist gestreckt und die Arme sind lang nach vorne gestreckt – 20 Sekunden (s. S. 100).
13. Standing Roll-up – einmal (Übung 5.1.2, Seite 62).

5.2.3.3 Fortgeschritten #3

1. Standing Roll-down – einmal (Übung 5.1.2, Seite 62).
2. Plank (Liegestützposition) – 45 Sekunden halten.
3. Push-up (Liegestütz) – 10-mal (Übung 5.1.35, Seite 122).
4. Baby Swan – fünfmal (Übung 5.1.23, Seite 100).
5. Cat Stretch – einmal (Übung 5.1.8, Seite 71).
6. Side Kick Series – beide Beine heben – achtmal pro Seite (Übung 5.1.28, Seite 109).
7. Side Plank – 30 Sekunden halten (Übung 5.1.31, Seite 114).
8. Roll-up – fünfmal (Übung 5.1.12, Seite 78).
9. Teaser mit gebeugten Beinen (s. Variationen Teaser) – dreimal (Übung 5.1.34, Seite 120).
10. Hip Rolls – fünfmal pro Seite (Übung 5.1.29, Seite 111).
11. Shoulder Bridge – dreimal pro Bein (Übung 5.1.20, Seite 94).
12. Rolling – achtmal (Übung 5.1.14, Seite 82).
13. Rolling into Squat (tiefe Hocke) – einmal.
14. Squat mit Twist – in der tiefen Hocke eine Hand auf den Boden stützen und den anderen Arm zur Decke strecken, dabei den Oberkörper rotieren – dreimal pro Seite.
15. Standing Roll-up – einmal (Übung 5.1.2, Seite 62).

5.2.4 Pilates-Sequenzen für Profis

5.2.4.1 Profi #1

1. Standing Roll-down – einmal (Übung 5.1.2, Seite 62).
2. Baby Swan – fünfmal (Übung 5.1.23, Seite 100).
3. Single Leg Kick – achtmal (Übung 5.1.24, Seite 102).
4. Double Leg Kick – achtmal (Übung 5.1.25, Seite 104).
5. Swimming – 10-mal pro Seite (Übung 5.1.26, Seite 106).
6. Child's Pose – einige Atemzüge Pause.
7. Spine Stretch – dreimal (Übung 5.1.18, Seite 90).
8. Plank (Liegestützposition) – 60 Sekunden halten.
9. Side Plank – 45 Sekunden halten (Übung 5.1.31, Seite 114).
10. Side Kick Series – vor und zurück im Unterarmstütz – achtmal pro Seite (Übung 5.1.28, Seite 109).
11. The Hundred – 100 Schläge (Übung 5.1.11, Seite 76).
12. Double Leg Stretch – achtmal (Übung 5.1.16, Seite 86).
13. Shoulder Bridge – dreimal pro Bein (Übung 5.1.20, Seite 94).
14. Corkscrew – dreimal pro Richtung (Übung 5.1.30, Seite 112).
15. Roll-up – fünfmal (Übung 5.1.12, Seite 78).
16. Tiefe Hocke mit gekreuzten Beinen – einmal.
17. Standing Roll-up – einmal (Übung 5.1.2, Seite 62).

5.2.4.2 Profi #2

1. Stand Schulterkreise, Armbögen, Armkreise – je viermal (Übung 5.1.1, Seite 59).
2. Standing Roll-down – einmal (Übung 5.1.2, Seite 62).
3. The Hundred – 100 Schläge (Übung 5.1.11, Seite 76).
4. Roll-up – achtmal (Übung 5.1.12, Seite 78).
5. One Leg Circles – fünfmal pro Richtung je Bein (Übung 5.1.13, Seite 80).
6. Single Leg Stretch – 10-mal pro Bein (Übung 5.1.15, Seite 84).
7. Double Leg Stretch – achtmal (Übung 5.1.16, Seite 86).
8. Side Plank – oberes Bein und oberen Arm heben und senken – 10-mal (Übung 5.1.31, Seite 114).
9. Spine Twist – fünfmal pro Seite (Übung 5.1.19, Seite 92).
10. Leg Pull Front – die Füße so schnell wie möglich heben und senken – 30 Sekunden (Übung 5.1.32, Seite 116).
11. Leg Pull Back – dreimal pro Bein (Übung 5.1.33, Seite 118).
12. Standing Roll-up – einmal (Übung 5.1.2, Seite 62).

5.2.4.3 Profi #3

1. Stand Schulterkreise, Armbögen, Armkreise – je viermal (Übung 5.1.1, Seite 59).
2. Pilates-Push-up – dreimal mit jeweils fünf Push-ups (Übung 5.1.35, Seite 122).
3. Baby Swan – fünfmal (Übung 5.1.23, Seite 100).
4. Spine Wave – fünfmal (Übung 5.1.9, Seite 72).
5. Side Plank and Twist – dreimal pro Seite (Übung 5.1.31, Seite 114).
6. Teaser mit gebeugten Beinen (s. Variationen Teaser) – dreimal (Übung 5.1.34, Seite 120).
7. Teaser – dreimal (Übung 5.1.34, Seite 120).
8. Corkscrew – fünfmal pro Seite (Übung 5.1.30, Seite 112).
9. Shoulder Bridge – dreimal pro Bein (Übung 5.1.20, Seite 94).
10. Rolling – achtmal (Übung 5.1.14, Seite 82).
11. Rolling into Squat (tiefe Hocke) – einmal.
12. Vorwärtsbeuge mit den Händen auf dem Boden – die Beine beugen und strecken – fünfmal.
13. Standing Roll-up – einmal (Übung 5.1.2, Seite 62).

5.2.5 Stretching

Diese kleine Stretchingroutine können Sie in Kombination mit einer Übungssequenz, in Kombination mit einem leichten Lauftraining oder für sich allein ausführen. Wenn Sie nur stretchen, erwärmen Sie Ihre Muskeln ein wenig, indem Sie einige Minuten auf der Stelle laufen, Seilspringen oder Ähnliches.

Beachten Sie auch Folgendes:

- Dehnen Sie sich nur im erwärmten Zustand.
- Dehnen Sie sich nicht im ermüdeten Zustand, z. B. nach einem harten Training und Wettkampf.
- Dehnen Sie sich nicht direkt vor einer Laufeinheit.
- Gehen Sie bis zu dem Punkt in die Dehnung, wo Sie sie deutlich wahrnehmen, aber nicht in den Schmerz.
- Halten Sie die Dehnung statisch oder bewegen Sie sich mit kleinen, sanften Bewegungen. Vermeiden Sie es, kraftvoll zu federn oder sich mit viel Kraft in die Dehnung hineinzuziehen.
- Hören Sie auf Ihren Körper und bleiben Sie innerhalb Ihrer Möglichkeiten. Geben Sie Ihrem Körper Zeit, sich auf die Dehnung einzustellen, das heißt, **halten Sie die Dehnung für mindestens 20 Sekunden**.
- Wählen Sie für Ihr Stretching 4-5 Übungen, sodass Ihr Programm eine Länge von etwa 15 Minuten hat.

Folgende Übungen sollten Sie regelmäßig in Ihr Programm aufnehmen:

1. Basic Bridging – zum Mobilisieren der Wirbelsäule und zum Strecken der Hüftbeuger – dynamisch fünfmal (Übung 5.1.6, Seite 68).

2. Hip Rolls mit weit aufgestellten Füßen – zum Mobilisieren der Hüftbeuger und Wirbelsäule – dynamisch fünfmal pro Seite (Übung 5.1.29, Seite 111).

3. Book Opening – Mobilisation der Wirbelsäule und Dehnung der Brust und Schultern – dreimal dynamisch, den letzten halten (Übung 5.1.27, Seite 108).

4. Quadrizepsdehnung in Seitenlage – Sie liegen auf ihrer linken Seite in neutraler Seitenlage mit gebeugten Beinen. Greifen Sie mit der rechten Hand den rechten Fuß und ziehen Sie den Fuß sanft in Richtung Becken. Halten Sie das Becken neutral und schieben Sie den Fuß mit leichter Kraft in die Hand. Wiederholen Sie die Übung mit dem linken Bein.

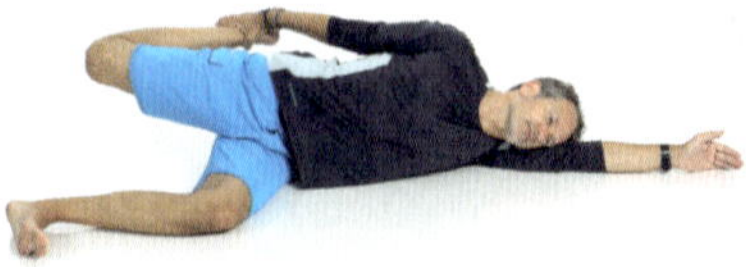

5. Leg Stretches mit Handtuch – Dehnung der Beinrück-, -innen- und -außenseiten – Sie liegen in neutraler Rückenlage mit einem Fuß auf der Ferse aufgestellt und Sie nehmen den anderen Fuß in das Tuch. Strecken Sie das Bein und ziehen Sie die Fußspitze heran. Nach etwa 20 Sekunden führen Sie das Bein nach außen und dehnen Sie die Innenseite des Beins. Nach weiteren 20 Sekunden führen Sie das Bein nach innen und dehnen Sie die Außenseite des Beins für weitere 20 Sekunden. Achten Sie in allen Positionen auf eine neutrale Beckenstellung.

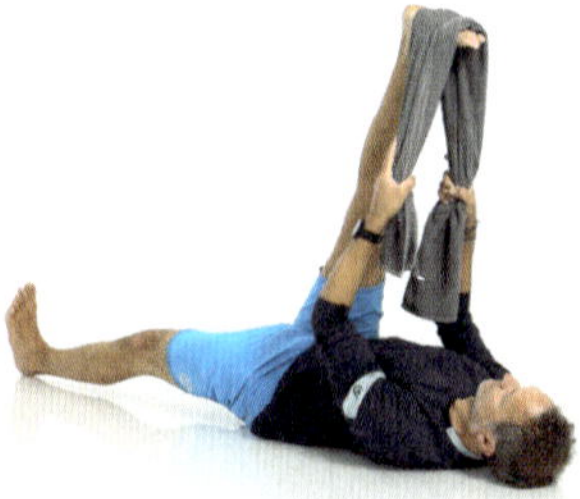

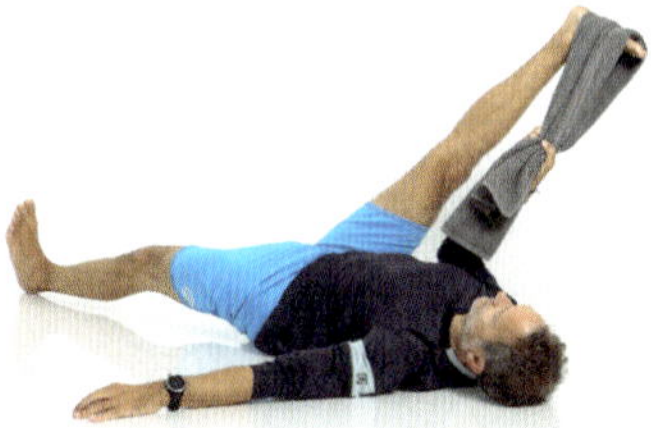

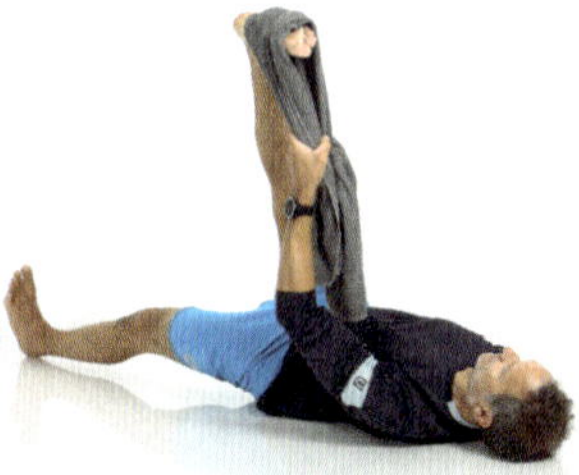

6. Bretzel Stretch – Dehnung der Gesäßmuskeln, speziell des M. piriformis – Sie liegen in neutraler Rückenlage mit aufgestellten Füßen. Nun stellen Sie den rechten Fuß auf den linken Oberschenkel und klappen das rechte Knie nach außen. Dann fassen Sie mit den Händen um den linken Oberschenkel und ziehen die Beine zu sich heran. Wiederholen Sie die Dehnung auf der anderen Seite.

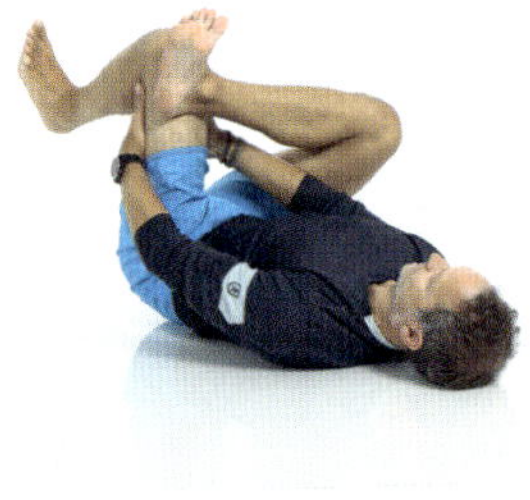

7. Cat Strecht (Übung 5.1.8, Seite 71) und Spine Wave (Übung 5.1.9, Seite 72) – Mobilisation der Wirbelsäule – dynamisch fünfmal.

8. Baby Swan (Übung 5.1.23, Seite 100) – Dehnung der ventralen Kette – dreimal dynamisch, den letzten Stretch halten.

9. Child's Pose (Päckchenhaltung): Entspannung und Dehnung des Rückens (thorakolumbale Faszie).

10. Päckchenhaltung mit den Händen hinter dem Rücken verschränkt – Dehnung der vorderen Schulter und Armbeuger. – Greifen Sie in der Päckchenhaltung die Hände hinter dem Rücken und pressen Sie die Handballen gegeneinander. Dann heben Sie die gestreckten Arme sanft an.

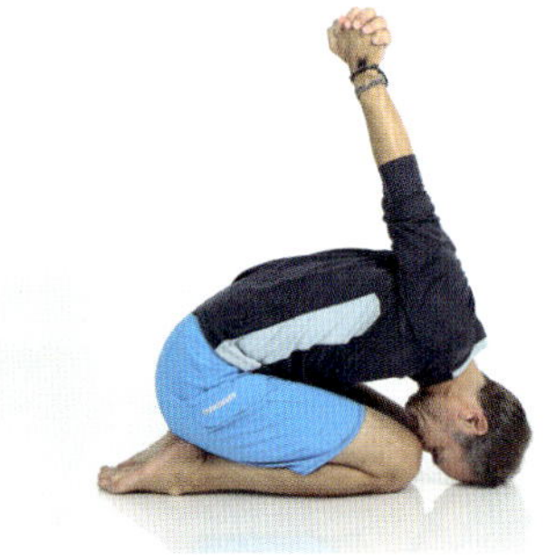

11. Fersensitz mit Hug a Tree: Runden Sie den oberen Rücken und umarmen Sie einen großen Baum oder Ball – Dehnung des oberen Rückens, der hinteren Schulter und Armstrecker.

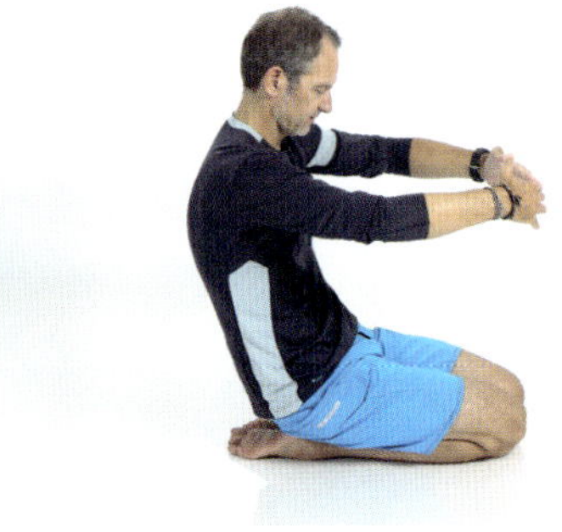

12. Standing Roll-down (Vorwärtsbeuge) mitgebeugten Beinen: Dehnung der gesamten dorsalen Kette (Übung 5.1.2, Seite 62).

13. Wadendehnung im Stehen – Sie stehen im Ausfallschritt mit beiden Füßen flach auf dem Boden. Beugen Sie mit gestrecktem Bein das hintere Fußgelenk, bis Sie eine Dehnung in der Wade verspüren. Wiederholen Sie die Übung mit dem hinteren Bein gebeugt. Wiederholen Sie beide Varianten auf der anderen Seite.

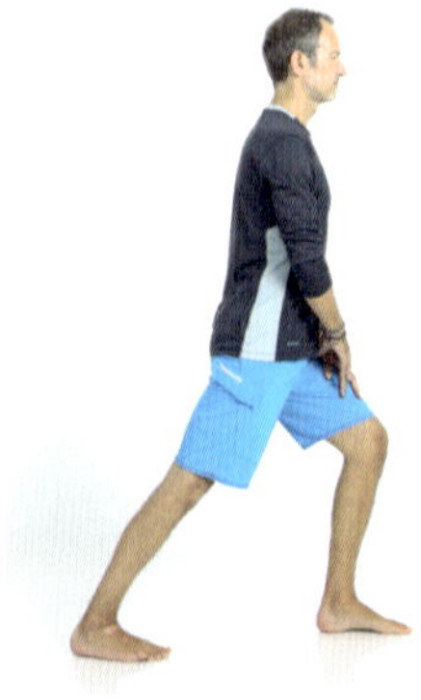

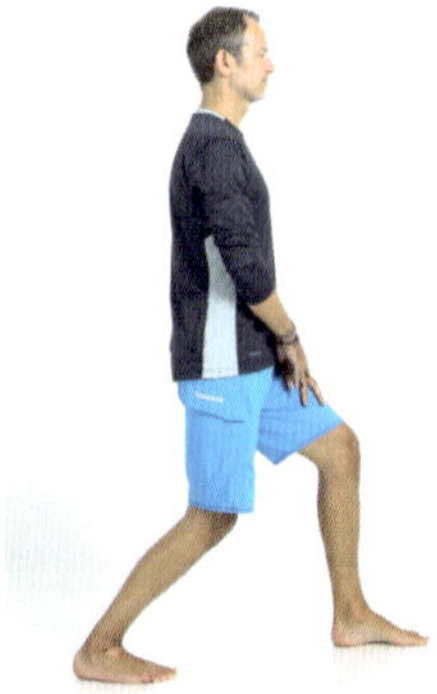

14. Dehnung des iliotibialen Traktes im Stehen: Kreuzen Sie das rechte Bein hinter das linke Bein und lehnen Sie den Oberkörper nach links. Wiederholen Sie die Dehnung auf der anderen Seite.

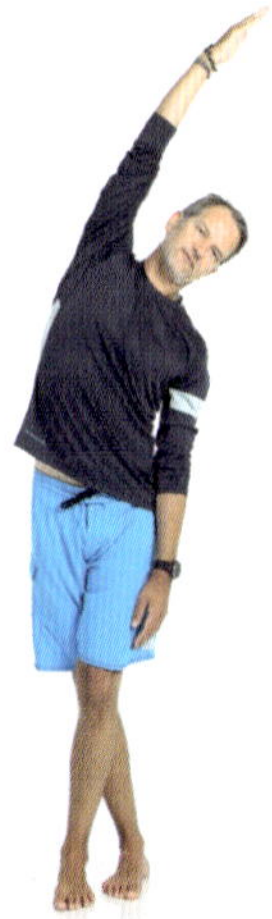

15. Hüftbeugerdehnung im Knien: Knien Sie im Kanutenstand mit dem linken Fuß vorn und lotrecht unter dem linken Knie und dem rechten Knie lotrecht unter der rechten Hüfte. Ziehen Sie das rechte Knie und die linke Ferse gefühlt zueinander und kippen Sie Ihr Becken zurück (Beckenaufrichtung). Spüren Sie die Dehnung der rechten Hüftbeuger. Verstärken Sie die Dehnung, indem Sie den rechten Arm zur Decke strecken. Verstärken Sie die Dehnung abermals, indem Sie sich zusätzlich nach links neigen. Wiederholen Sie die Dehnung auf der anderen Seite.

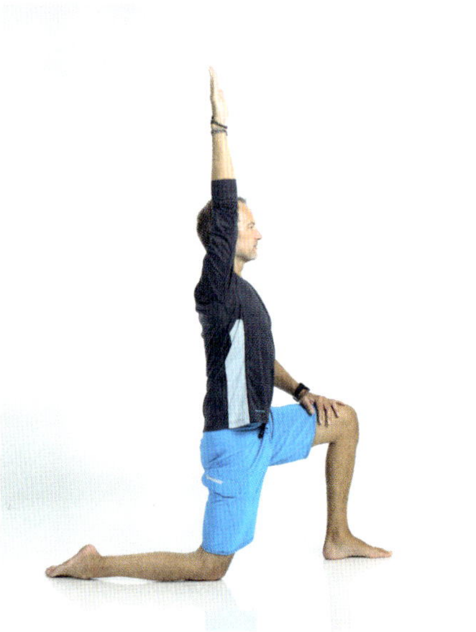

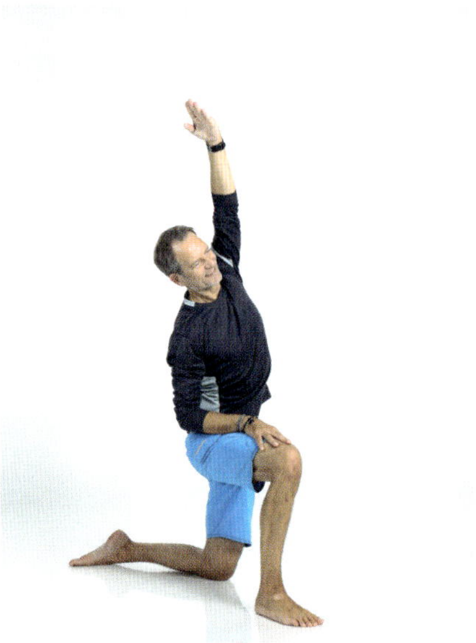

16. Dehnen der Oberschenkelrückseite im Stehen: Stellen Sie den linken Fuß nach vorne. Lassen Sie das linke Bein gestreckt und schieben Sie Ihr Becken nach hinten. Beugen Sie dabei das rechte Knie und neigen Sie Ihren gestreckten Oberkörper nach vorne. Halten Sie den linken Fuß flach auf dem Boden. Wiederholen Sie die Dehnung auf der anderen Seite.

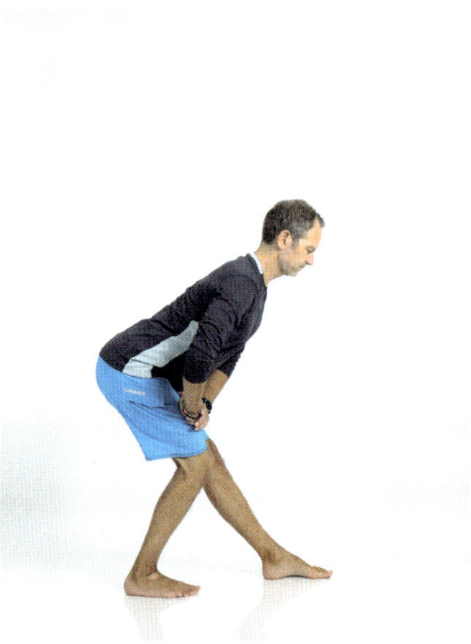

17. Dehnen der Innenschenkel: Stehen Sie in einer weiten Grätsche mit parallelen Füßen und aufgerichtetem Oberkörper. Um das rechte Bein zu dehnen, beugen Sie das linke Bein und verlagern Ihr Körpergewicht auf die linke Seite, bis Sie eine Dehnung an der Innenseite des rechten Beins wahrnehmen. Halten Sie beide Füße flach auf dem Boden und schieben Sie das linke Knie in Richtung der Zehen, aber nicht darüber hinaus. Wiederholen Sie die Bewegung zur anderen Seite.

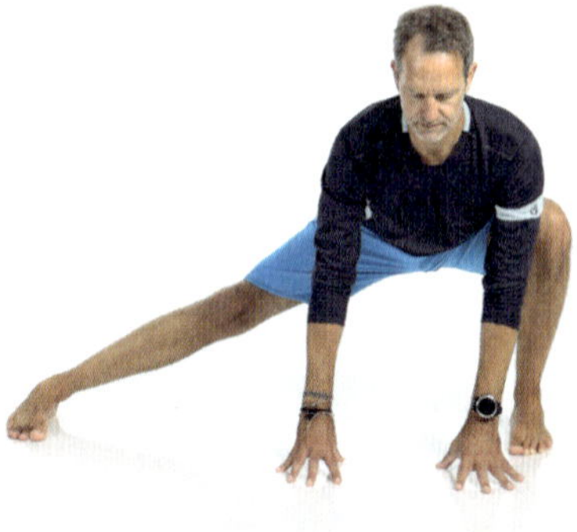

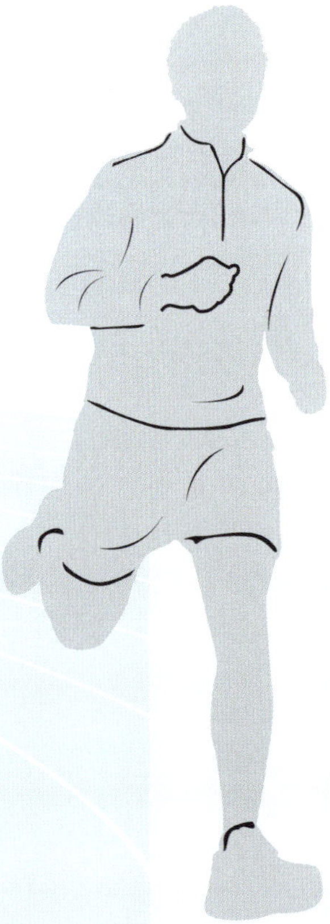

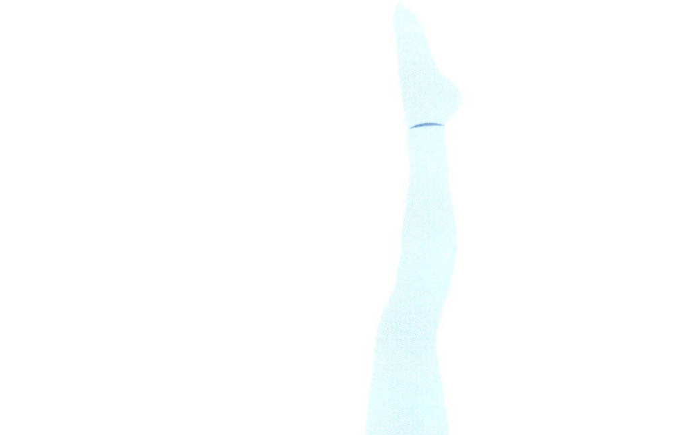

KAPITEL 6

GRUNDLAGEN FÜR EINE GUTE LAUFFORM

Beim Laufen werden dieselben Bewegungen tausendfach wiederholt. Im Gegensatz zum Gehen „fliegen" wir beim Laufen von Schritt zu Schritt. Je nach Laufstil und Untergrund können bis zum Fünffachen des Körpergewichts beim Aufprall des Fußes auf den Körper einwirken. Bei geschätzten 700-800 Schritten pro gelaufenen Kilometer kommt da einiges an Last zusammen.

Schon kleine Defizite und Abweichung von der „Idealform" können so zum Problem werden (z. B. entzündete Achillessehne, Schmerzen an Fuß, Wade, Knie, Hüfte oder Rücken).

Unsere wichtigsten Schutzmechanismen sind eine gute körperliche Fitness, deren Grundlage Sie mit den Pilates-Übungen bereits gelegt haben oder durch regelmäßiges Üben gerade legen. Darüber hinaus gibt es aber noch einige laufspezifische Eigenschaften, die Sie erwerben sollten, um gesund und erfolgreich zu laufen. Wenn Sie darüber hinaus auf ausreichende Regenerationsphasen achten, steht Ihrem Erfolg und Ihrer Freude am Laufen nichts mehr im Weg.

Nachdem Sie im vorherigen Kapitel die Übungen der Pilates-Methode kennengelernt haben, mit denen Sie eine gute Basis für das laufspezifische Training schaffen, lernen Sie nun, worauf eine gute Laufform basiert.

Die Basis, um erfolgreich und gesund zu laufen, sind die folgenden fünf Punkte:

1. die tiefe Kniebeuge (Hocke) – Kraft und Mobilität;
2. eine gute Haltung – der aufrechte Stand;
3. das Barfußgehen – gesunde Füße und eine gute Propriozeption;
4. richtiges Springen – elastisches Bindegewebe und guter Rhythmus;
5. Laufen – aufrecht, entspannt, rhythmisch.

6.1 Die tiefe Kniebeuge (Hocke)

Die meisten kennen die Kniebeuge als Teil des Fitnesstrainings. Hier lautet meistens die Empfehlung des Trainers, die Knie nicht mehr als 90° zu beugen. Begründet wird diese Empfehlung damit, dass sonst die Belastung des Knorpels hinter der Kniescheibe zu groß wird und dieser langfristig Schaden nimmt. Bei eingeschränkter Beweglichkeit, fehlender Kraft und unzureichender Ausführung mag dies zutreffen.

Betrachtet man dagegen die Entwicklung des Menschen, ist die tiefe Kniebeuge die grundlegende Erholungshaltung und die perfekte Ausgleichshaltung zum Stehen, Laufen und Gehen. Sie bereitet die Hüft- und Fußgelenke auf eine ausreichende Beweglichkeit vor und gibt dem Körper ausreichend Kraft für eine effiziente Fortbewegung auf zwei Beinen.

Sie ist in der Kindesentwicklung die Vorstufe zum Stehen, eine Balance auf zwei Beinen mit tiefem Körperschwerpunkt, die es erlaubt, die Wirbelsäule aufzurichten und mit den Händen Aufgaben zu erledigen. Sie ist Teil unserer eigenen körperlichen Entwicklung.

> *All babies squat or should be encouraged to do so ...*
>
> *Phillip Beach (2010)*

Mit dem Tragen von Schuhen und dem Sitzen auf Stühlen verlieren wir mit der Zeit nicht nur die notwendige Beweglichkeit der Hüft- und Fußgelenke für eine tiefe Hocke, sondern auch die für die Ausführung notwendige Kraft. Dies ist aber die genau die Kraft, die wir brauchen, um elastisch und gesund zu laufen.

Nehmen Sie sich die Zeit, um diese essenzielle Haltung für Ihr Laufen wieder zu erlernen. Machen Sie die Übungen für bewegliche Fußgelenke und Hüften. Üben Sie in einem schmerzfreien Bewegungsradius, halten Sie sich anfänglich fest oder üben Sie mit einem Partner für mehr Balance und achten Sie unbedingt auf eine korrekte Haltung und Ausführung.

Korrekt ausgeführt, führt die tiefe Kniebeuge oder Hocke zu keiner übermäßigen Belastung der Knie, sondern im Gegenteil zu einer Entlastung der Muskeln und Faszien von Beinen und Rumpf.

Die tiefe Kniebeuge

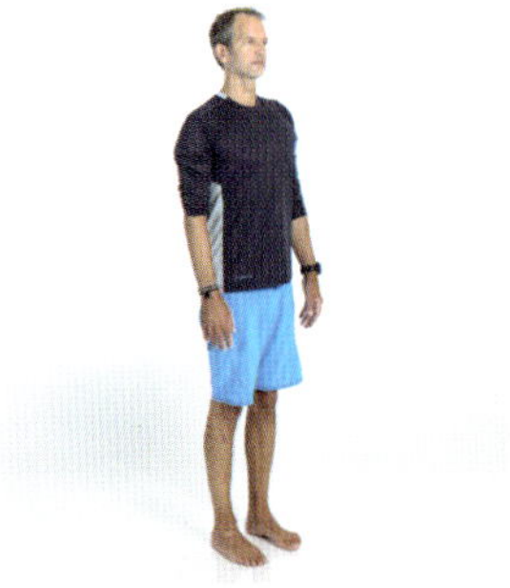

Ausgangsstellung: Stehen Sie mit etwa schulterweit geöffneten Füßen. Die Füße sind parallel oder minimal außenrotiert. Der Körper ist aufgerichtet und die Arme hängen seitlich neben dem Körper.

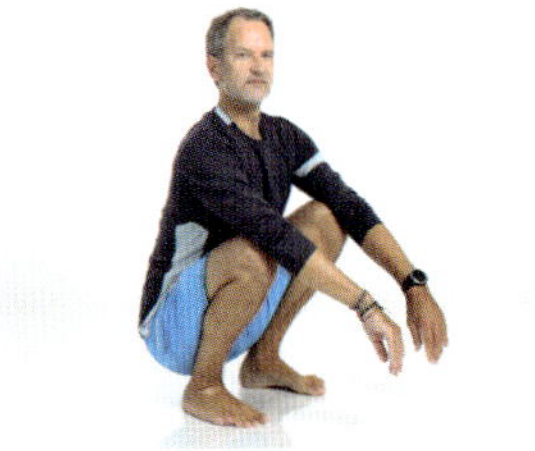

Ausführung: Beugen Sie die Hüften, als wollten Sie sich auf einen Stuhl setzen. Die Fersen bleiben auf dem Boden, die Knie zeigen in Richtung der zweiten Zehe und die Unterschenkel stehen so senkrecht wie möglich. Das mediale Längsgewölbe des Fußes bleibt aktiv. Kein Kollabieren des Fußes nach innen!

Die Knie schieben niemals über die Zehen hinaus. Bringen Sie das Becken tiefer als die Knie und finden Sie Ihre Balance über dem Fußgelenk, sodass Sie entspannt hocken können. Der Oberkörper ist aufgerichtet und gerade.

Dann schieben Sie die Füße kraftvoll in den Boden, bringen das Becken wieder nach vorne und oben und kehren in den Stand zurück.

Progression 1: Halten Sie die tiefe Kniebeuge für einige Minuten.

Progression 2: Squat-Tabata nach K. Starrett.

Absolvieren Sie mindestens 10 tiefe Kniebeugen in 20 Sekunden. Achten Sie auf eine korrekte Ausführung! Dann machen Sie 10 Sekunden Pause. Machen Sie insgesamt acht Zyklen, das ergibt dann eine Belastung von vier Minuten. Wärmen Sie sich gut auf, bevor Sie sich der Herausforderung stellen!

TIPP

Halten Sie sich an einem Partner oder Pfosten fest, wenn Ihre Beweglichkeit noch keine freie tiefe Kniebeuge erlaubt. Je senkrechter Ihre Unterschenkel stehen, desto weniger Belastung kommt auf das Knie.

Die Plantarfaszie lösen für mehr Mobilität im Fußgelenk

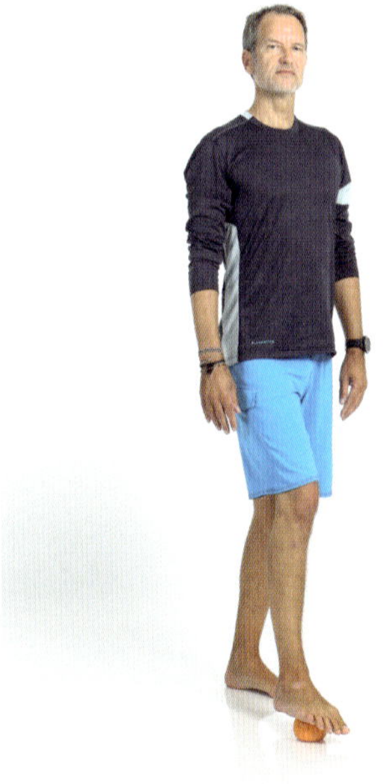

Ausgangsstellung: Stehen oder sitzen Sie und stellen Sie einen Fuß auf einen Faszienball.

Ausführung: Bewegen Sie den Fuß mit sanftem Druck über den Ball und suchen Sie nach empfindlichen oder schmerzhaften Punkten. Wenn Sie eine Stelle entdeckt haben, geben Sie mehr Druck auf den Ball. Sie können alternativ auch kleine, drehende Bewegungen machen, als würden Sie ein Stückchen Glut am Boden ausdrücken oder über den Punkt mit streichenden Bewegungen massieren.

Wichtig ist, dass Sie spüren, dass das unangenehme Gefühl weicht und der Punkt sich beruhigt. Sollte der Schmerz stärker werden, wechseln Sie zu einem anderen Punkt und kehren zu einem späteren Zeitpunkt an diese Stelle zurück.

Abfolge aus der Kosakenhocke

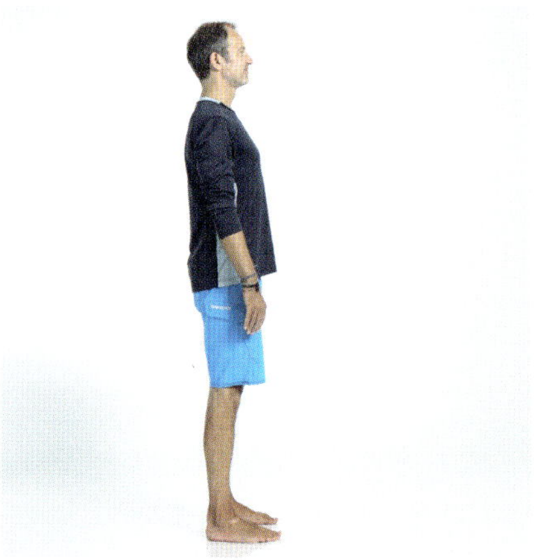

Ausgangsstellung: Sie stehen mit etwa schulterweit geöffneten Füßen. Die Füße sind parallel oder minimal außenrotiert. Der Körper ist aufgerichtet und die Arme hängen seitlich neben dem Körper.

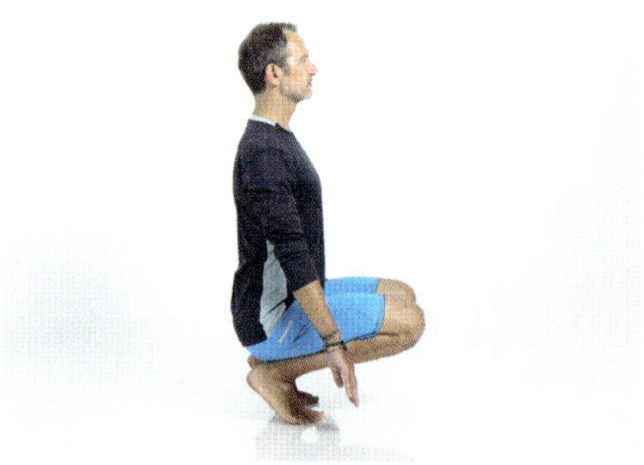

Ausführung: Beugen Sie die Beine mit lotrechtem Oberkörper und schieben Sie die Knie nach vorn. Die Fersen heben sich vom Boden und Sie gehen so hoch wie möglich auf den Zehenballen. Dabei zeigen die Knie in Richtung der Zehen. Bringen Sie das Becken auf die Fersen und finden Sie Ihre Balance über dem Fußgelenk, sodass Sie entspannt hocken können. Der Oberkörper ist aufgerichtet und gerade.

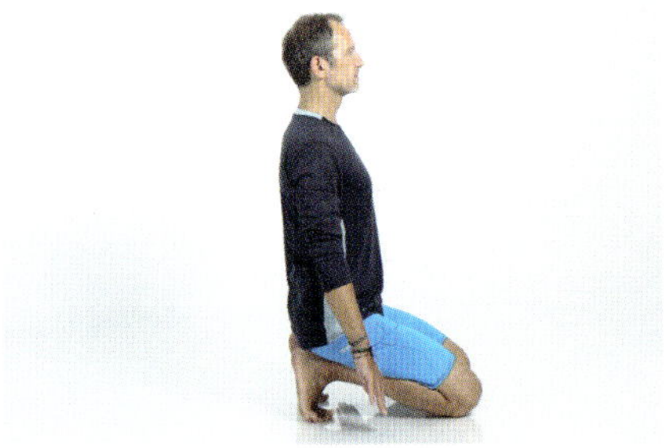

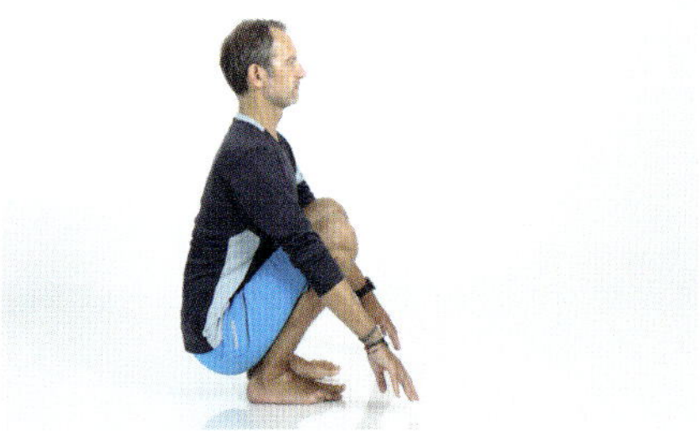

Bringen Sie nun die Knie nach vorne auf den Boden und setzen Sie sich auf die Fersen. Bleiben Sie einige Atemzüge in dieser Position, dann kommen Sie zurück in die tiefe Hocke. Bringen Sie nun die Ferse, so nah es geht, an den Boden. Bleiben Sie einige Atemzüge und kommen Sie zurück in die tiefe Hocke.

Abschließend schieben Sie die Ballen kraftvoll in den Boden und kehren in den aufrechten Stand zurück.

Japanischer Sitz

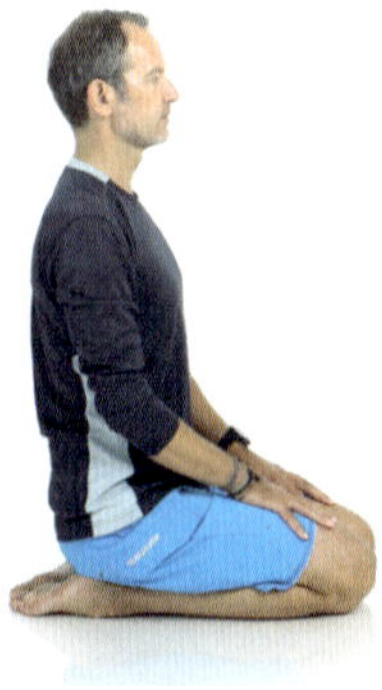

Ausgangsstellung: Sie sitzen auf Ihren Unterschenkeln. Die Füße sind gestreckt (Plantarflexion). Der Körper ist aufgerichtet und die Arme hängen seitlich neben dem Körper.

Ausführung: Sitzen Sie mehrere Minuten in dieser Position.

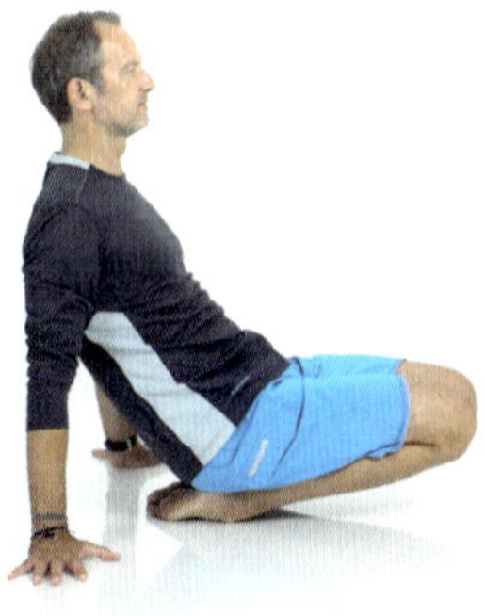

Progression: Verlagern Sie Ihr Körpergewicht ein wenig nach hinten, sodass Sie die Knie vom Boden lösen können. Spüren Sie die Öffnung auf dem Fußspann und dem Fußgelenk. Halten Sie das Knie in Verlängerung des Fußes, ohne seitlich auszuweichen.

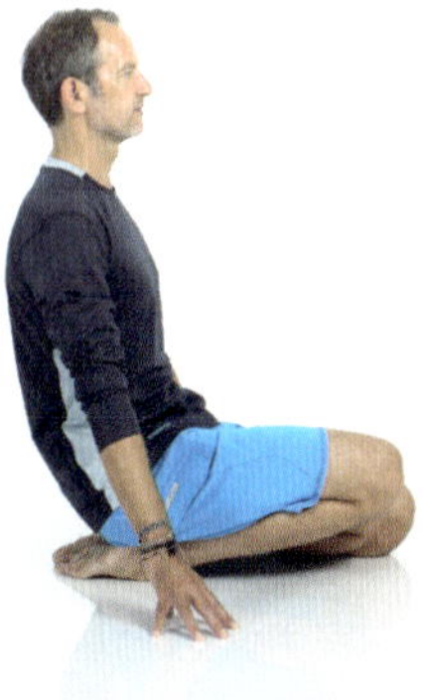

Sie können die Progression auch erst einmal mit einem Bein ausführen, um vor dem Wechsel die Beweglichkeit der Fußgelenke zu vergleichen.

Hinge Back

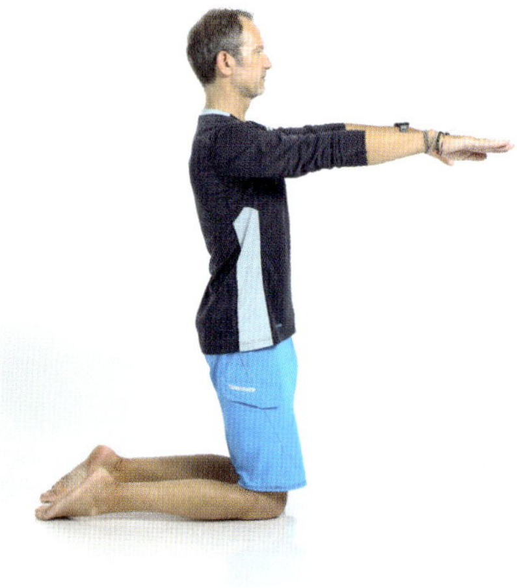

Ausgangsstellung: Hoher Kniestand mit hüftschmal geöffneten Beinen und gestreckten Füßen. Der Körper ist aufgerichtet und die Arme sind nach vorn gestreckt.

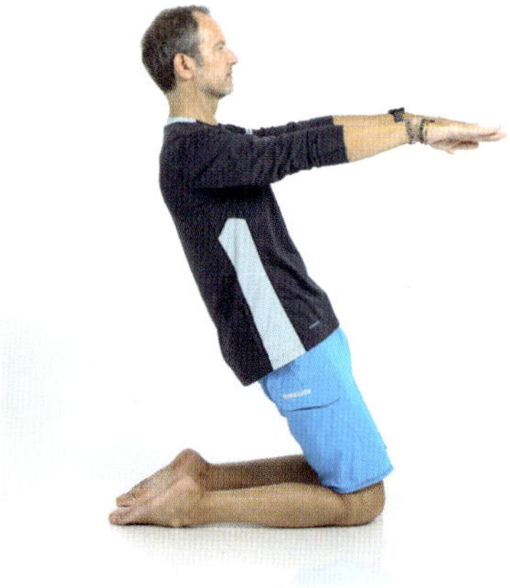

Ausführung: Beugen Sie die Hüften und lehnen Sie sich ein wenig zurück. Die Hüften bleiben gestreckt und die Wirbelsäule neutral. Machen Sie kleine, elastische Federbewegungen. Nach einigen Malen richten Sie sich wieder auf. Bis zu fünfmal wiederholen.

Variation: Wie oben, mit aufgestellten Zehen.

Psoasöffner

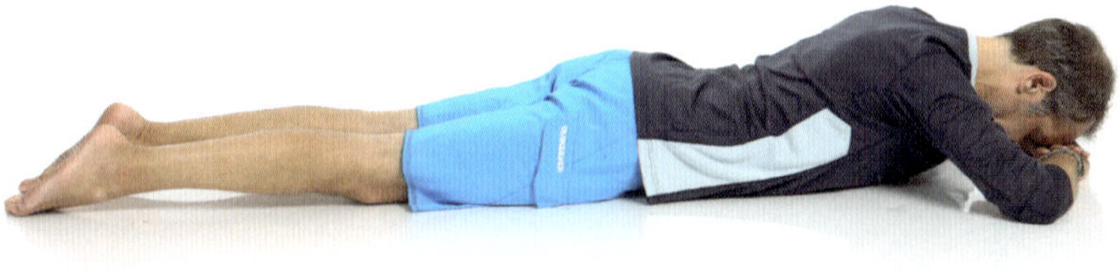

Ausgangsstellung: Bauchlage mit gestreckten und hüftschmal geöffneten Beinen. Die Hände liegen unter der Stirn. Legen Sie einen Tennisball oder Ähnliches unter den rechten M. psoas (oberhalb der Schambeinfuge, unterhalb des Bauchnabels, innerhalb des Beckenknochens) (siehe Seite 29).

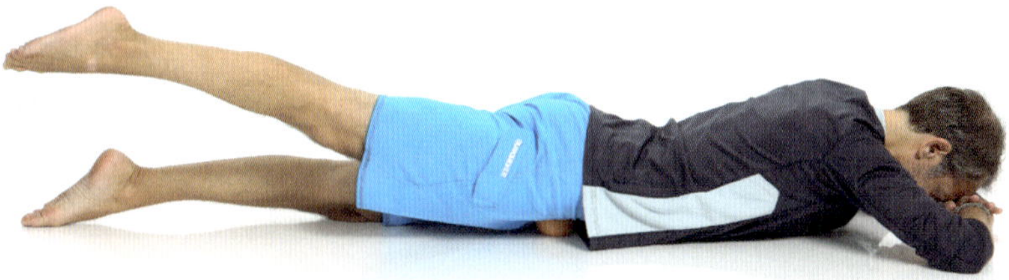

Ausführung: Lassen Sie sich auf den Ball sinken und wiegen Sie das Becken sanft vor und zurück. Dann rollen Sie das Becken ein, als wollten Sie den unteren Rücken runden und heben das rechte Bein über die Länge wenige Zentimeter vom Boden ab.

6.2 Eine gute Haltung – der aufrechte Stand

Bevor Sie mit guter Haltung laufen können, müssen Sie mit guter Haltung stehen können. Stehen und Laufen sind die beiden Extreme, die unsere Füße im Alltag bewältigen müssen. Das Stehen erfordert einen flexiblen Fuß, der sich an die Gegebenheiten des Untergrundes anpassen kann. Dies gibt uns Sicherheit und Standfestigkeit.

Ein zu rigider Fuß lässt uns unsicher und wackelig erscheinen. Stellen Sie sich nur einmal vor, Sie müssten mit Holzschuhen auf einem unbefestigten Untergrund stehen.

Das Laufen ist die Möglichkeit, auf den eigenen Füßen schnell von A nach B zu kommen. Um zu laufen, braucht es einen stabilen, sprungfederähnlichen Fuß, der einen guten Vortrieb ermöglicht.

Ihr Bestreben sollte es immer sein, eine Haltung einzunehmen, die Sie mit so geringem muskulären Aufwand wie möglich aufrechterhalten können. Jede Abweichung erfordert zusätzliche Muskelarbeit, die früher oder später zu Verspannungen oder anderen Beschwerden führen kann. So führt ein Abknicken in der Hüfte während des Laufens unweigerlich zu einer Überbeanspruchung des unteren Rückens und des Nackens.

Die Pilates-Grundposition „Stand" (s. Kap. 3.3.1 Alignment) bietet hier einen guten Einstieg. Eine aufrechte Haltung im Stehen ist ein guter Start auf Ihrem Weg zum erfolgreichen Laufen und die Grundlage dafür, dass Sie in Zukunft Ihre Läufe kraftvoll und mit Leichtigkeit bis zum Ende bestreiten.

Zwei weitere Übungen, die Ihnen helfen, Ihren Stand zu verbessern, sind:

Der einbeinige Stand (Fortgeschrittene)

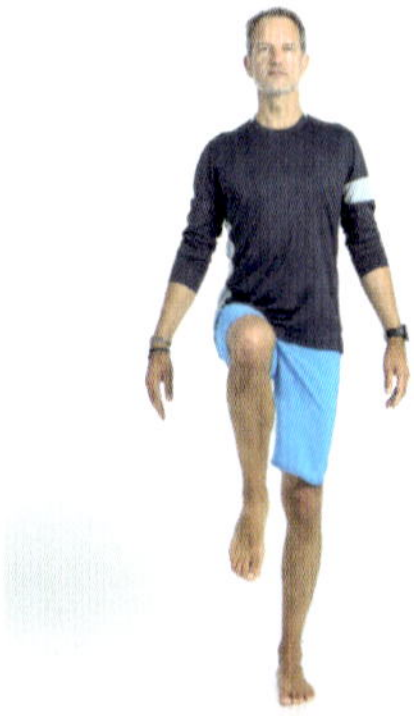

Stehen Sie mit guter Haltung und parallelen Füßen. Heben Sie abwechselnd ein Bein mit der Ausatmung und stellen Sie es mit der Einatmung an seinen Platz zurück. Machen Sie fünf Wiederholungen pro Bein.

Im nächsten Schritt heben Sie das rechte Bein, drehen es einatmend nach außen, drehen es ausatmend wieder parallel und setzen es mit der Einatmung wieder an seinen Platz. Wiederholen Sie die Bewegung mit links. Machen Sie fünf Wiederholungen pro Bein.

Im dritten Schritt halten Sie das rechte Bein etwa 30 Sekunden in der Luft. Machen Sie anschließend dasselbe mit dem linken Bein.

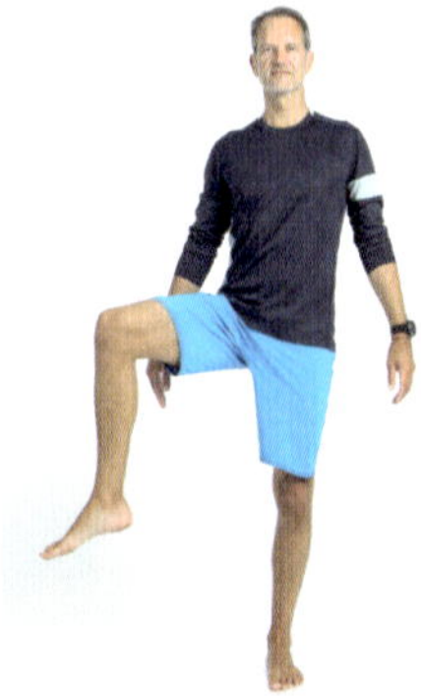

Der einbeinige Stand (Profis)

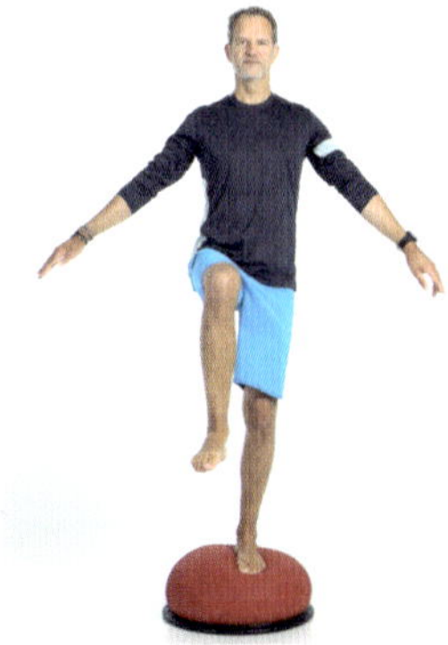

Fallen Ihnen die oben beschriebenen Varianten leicht, verlängern Sie das Halten des Beins bis auf 60 Sekunden.

Im nächsten Schritt üben Sie mit geschlossenen Augen.

Eine weitere Steigerung ist das Üben auf einem labilen Untergrund wie einer gerollten Matte, einem Balancekissen oder auf einem Medizinball oder Jumper stehend.

6.3 Das Barfußgehen

> *Wer einst fliegen lernen will, der muss erst stehen und gehen und laufen und klettern lernen – man erfliegt das Fliegen nicht.*
>
> *Friedrich Nietzsche*

Um den Fuß an die Belastungen des Laufens zu gewöhnen, ist es sinnvoll, mit einer Bewegung zu starten, die dem Laufen verwandt ist, unseren Körper aber weniger belastet. Gerade für die Füße ist es essenziell, dass Sie schonend auf die Erfordernisse des Laufens vorbereitet werden. Ein gesunder und funktioneller Fuß ist die Grundlage für ein beschwerdefreies Laufen.

Für die Gesundheit und Funktionalität des Fußes ist barfuß zu gehen essenziell. Ideal ist das Barfußgehen auf natürlichen Untergründen wie Wiesen und Waldböden, um den Fuß vielfältigen Reizen auszusetzen. Glatte, versiegelte Böden, wie sie häufig in Städten anzutreffen sind, sind einerseits zu hart und andererseits verlangen sie dem Fuß zu wenig Bewegung ab.

Weicher, unebener Boden verlangt vom Fuß, dass er sich nachgiebig an den Boden anpasst und die Zehen eine Greifbewegung (leichte Flexion über die Zehengrundgelenke) ausführen. Auf glatten Böden findet dies deutlich verringert statt. Der Aufprall auf naturbelassene Böden ist gedämpfter, da natürliche, unverdichtete Böden nachgiebiger sind als Asphalt.

Beim Barfußgehen und vor allem beim Barfußlaufen darf nicht vergessen werden, dass der Körper ein gut funktionierendes internes Dämpfungssystem aus Faszien und Muskeln besitzt, dieses aber für natürliche Böden ausgelegt ist. Für den harten Aufprall auf Asphalt ist es dauerhaft nicht geeignet.

Sie sollten unbedingt darauf achten, Ihre Barfußeinheiten auf natürlichen Untergründen auszuführen und später Ihre Laufeinheiten mit Schuhen, die ein Mindestmaß an Dämpfung haben. Wenn die Füße im Schuh genügend Raum für ihre natürliche Bewegung haben und die Sohle keine oder nur eine minimale Erhöhung im Fersenbereich aufweist, können Sie in Schuhen quasi barfuß laufen.

Ein weiterer wichtiger Grund, um regelmäßig barfuß zu gehen, sind die unzähligen Rezeptoren in der Fußsohle. Diese versorgen den Körper mit wichtigen Informationen zur Beschaffenheit des Bodens, zur Stellung des Fußes, zur Stärke des Aufpralls beim Gehen und Laufen und vieles mehr. Diese Informationen werden ausgewertet und führen zu entsprechenden Befehlen an den Bewegungsapparat. Je vielfältiger und differenzierter diese Informationen sind, desto besser können die Reaktionen des Körpers ausfallen.

Durch das ständige Tragen von Socken und Schuhen wird der Körper von diesen wichtigen Informationen abgeschnitten. Die Folge sind unzureichende muskuläre Antworten auf Bewegungsaufgaben.

Man nimmt an, dass viele unspezifische Rückenschmerzen, d. h., Rückenschmerzen ohne einen erkennbaren organischen Grund, auf eine ungenügende muskuläre Ansteuerung zurückgehen. Der Körper erhält schlicht zu wenige Informationen, um die Muskulatur des Rückens zu steuern und es kommt zu Überlastungsschmerzen. Genauso verhält es sich mit der Dämpfung von Kräften beim Gehen und Laufen. Muskeln und Faszien werden beim Aufprall des Fußes nicht ausreichend in Vorspannung gebracht und die Kräfte können die Gelenke schädigen.

Da dies in der Regel langsam geschieht und Knorpel keine Schmerzen verursacht, merken Sie dies erst, wenn es schon zu spät ist und der Gelenkknorpel so zerstört ist, dass der Knochen beschädigt ist.

Um die Propriozeption (Eigenwahrnehmung) über den Fuß zu verbessern und zu erhalten, bauen Sie kleine Barfußeinheiten auf einer Wiese (Fußballplatz mit Naturrasen geht auch) ein. Oder nehmen Sie sich an einem Tag der Woche vor, so viel wie möglich barfuß zu laufen. Je mehr Informationen Ihr Körper über die Füße aufnehmen kann, desto mehr Rezeptoren wird er auch zur Verfügung stellen, um diese aufzunehmen. Und umgekehrt! Use it or loose it!

6.3.1 Die Technik des Gehens

Um effizient und mit geringem Energieaufwand zu gehen, besitzt der Fuß drei funktionelle „Pendel", die es ermöglichen, das Moment der Gehbewegung zu erhalten, ohne ständig neue Energie in Form von Muskelarbeit in das System einzubringen.

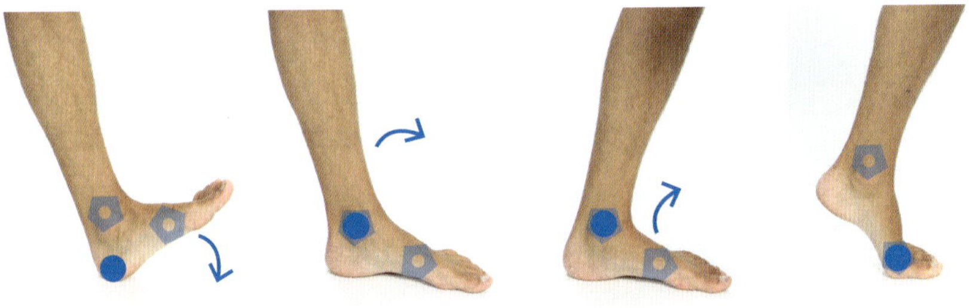

Wir bewegen uns beim Gehen über ein ausgeklügeltes Achsensystem. Zuerst berührt die Ferse den Boden und das Körpergewicht wird auf den Fuß übergeben. Die Ferse ist die erste Achse der Bewegung (Fersenpendel) und überträgt das Moment durch eine Pendelbewegung um den Fersenknochen, sodass der Vorderfuß auf den Boden rollt und der Fuß flach auf dem Boden steht.

Die zweite Achse der Bewegung ist das Fußgelenk. Solange der Fuß flach auf dem Boden steht, bewegt sich nun der Unterschenkel um das Fußgelenk nach vorne und bringt den Körperschwerpunkt Richtung Vorfuß (Fußgelenkpendel). Das Gewicht verlagert sich auf den Fußballen (genauer auf die Köpfchen der Mittelfußknochen) und je nach Mobilität des Fußgelenks hebt die Ferse vom Boden ab. Nun dreht der Fuß um die Achse des Vorfußes (Vorfußpendel).

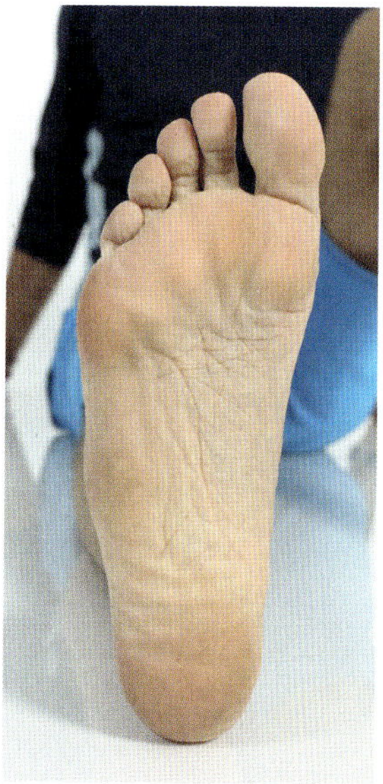

Für eine gesunde Drehbewegung um den Vorfuß ist es wichtig, dass die Zehen eine Anpressbewegung an den Boden ausführen und so den Ballen entlasten. Eine gute Beweglichkeit im Fußgelenk und Zehen, die eine funktionelle Greifbewegung ausführen, ist essenziell für eine gesunde Abrollbewegung über den Vorfuß. Jede Einschränkung führt zu einer Mehrbelastung der Mittelfußknochenköpfchen und des gesamten Vorfußes, die zu starken Schmerzen und eingeschränktem Gehen führen können.

Eine ideale Druckverteilung beim Gehen sollte vom Mittelpunkt der Ferse über die Außenkante des Fußes zum Ballen übertragen werden. Hat der Fuß die Möglichkeit, im Vorfußbereich auszuflachen, verteilt sich die Kraft im Bereich des Vorfußes (zweiter/dritter Zeh) und wird bei der Abrollbewegung über das Vorfußpendel auf den großen Zeh übertragen.

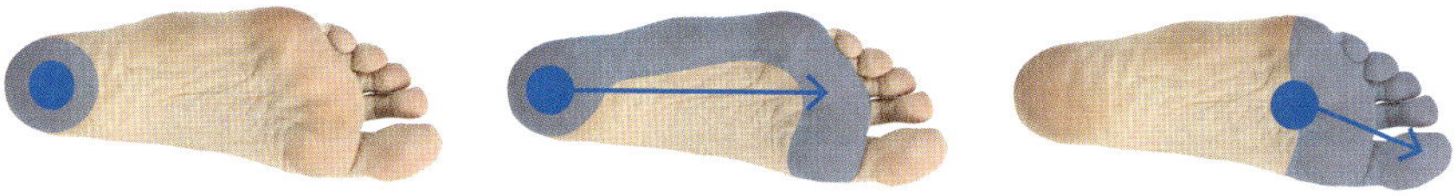

Gehen Sie mit leichten, leisen Schritten. Festes Auftreten oder ein „stampfender" Gang zeugt von zu großen Schritten und hoher Spannung im Kniegelenk beim Aufsetzen der Ferse. Machen Sie anfangs kleinere Schritte als gewöhnlich. Dies hilft Ihnen, die Technik des Gehens zu verinnerlichen und verringert die Aufpralllast auf den Körper.

Halten Sie sich aufrecht und den Blick horizontal. Sie können gern ab und zu einen Blick auf Ihre Füße werfen, um sicherzustellen, dass Ihr Gefühl und die Bewegung übereinstimmt, aber das ständige Hinabschauen lässt Sie Ihre aufrechte Haltung verlieren. Dies führt mit der Zeit zu Verspannungen im Nacken und Rücken. Halten Sie den Kopf leicht und schwebend, ähnlich einem Ballon auf Ihrer Wirbelsäule und führen Sie die Bewegung vom Rumpf aus.

Ungewohnte Schmerzen an den ISGs (Iliosakralgelenken) und den Hüften kommen durch eine zu betonte Aufrichtung des Beckens. Sie möchten auf der einen Seite zwar den unteren Rücken durch eine aktive Streckung entlasten, aber wenn Sie die Streckbewegung übertreiben, führt dies zu den oben beschriebenen Stressmustern.

Stellen Sie sich Ihr Becken wie eine Schüssel mit Suppe vor. Wenn Sie gehen, möchten Sie Ihre „Becken-Schüssel" so balancieren, dass Ihnen keine Suppe verloren geht. Dies funktioniert nur, indem Ihr Becken sich den Gehbewegungen anpassen darf und funktioniert nicht, wenn Sie es zu sehr festhalten.

Haben Sie hingegen das Gefühl, dass durch das Barfußgehen Ihre Knie- und Fußgelenke steif werden oder sogar schmerzen, ist dies ein Hinweis, dass Sie Ihre Füße zu stark über die Fußaußen- oder Fußinnenkante abrollen. Gehen Sie bewusst vom Mittelpunkt der Ferse über die Außenkante zum Ballen und heben Sie den Fuß über den großen Zeh.

TIPP

Seien Sie geduldig. Wenn Sie es nicht gewohnt sind, barfuß zu laufen, wird Ihr Körper jede noch so kleine Unebenheit als potenzielle Gefahr für die Gesundheit Ihrer Füße einstufen und Schmerzsignale aussenden. Mit der Zeit wird Ihr Schmerzempfinden sich normalisieren und das Barfußgehen zum Genuss werden.

6.3.2 Kriterien für gesunde Füße

Die Füße verbinden Sie mit Ihrer Umwelt, geben Ihnen eine Basis und tragen Sie durch den Alltag. Für diese Aufgaben ist der Fuß perfekt ausgestattet. 26 Knochen, 10 Sehnen, 107 Bänder und eine Vielzahl kleiner und großer Muskeln sorgen dafür, dass der Fuß seine Aufgaben optimal erfüllen kann. Wenn Sie folgende Kriterien beachten und beherzigen, können Sie Ihrem Fuß die Unterstützung geben, die er dafür braucht.

6.3.2.1 Parallele Füße

Die Ausrichtung der Fußachsen ist parallel. Für eine gesunde Geh- und Laufbewegung sind parallele Füße die Voraussetzung dafür, dass die Kräfte, die auf den Körper wirken, optimal aufgenommen und für die Fortbewegung genutzt werden können. Überprüfen Sie die Stellung Ihrer Füße im Alltag und beim Sport, wann immer Sie daran denken. Korrigieren Sie auch die kleinsten Abweichungen.

Sowohl nach innen wie auch nach außen gedrehte Füße stellen eine unnötige Belastung für Ihren Bewegungsapparat dar. Durch die bewusste Wahrnehmung und ständige Korrektur werden parallele Füße zu Ihrem neuen Standard, den Ihr Körper selbstständig wählen wird.

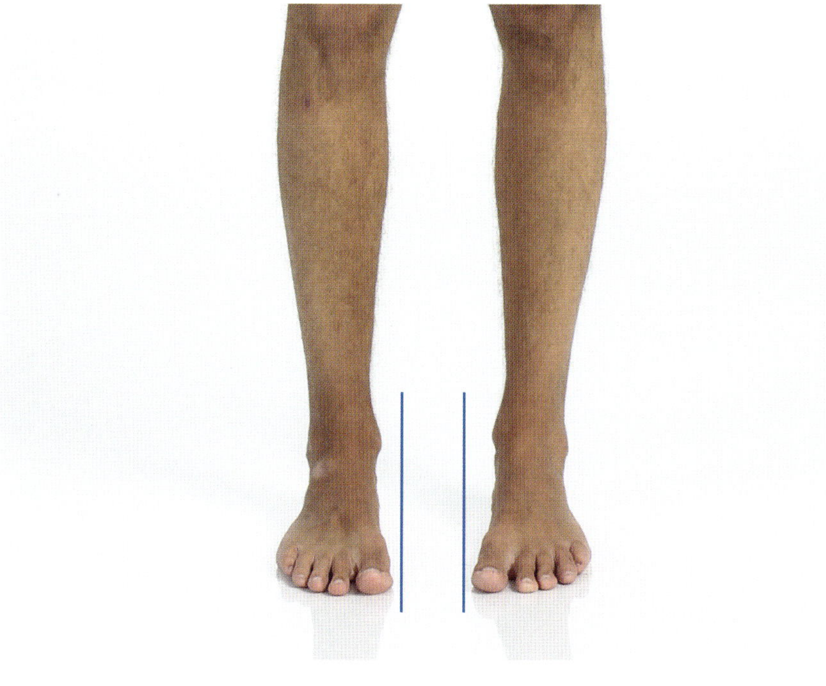

6.3.2.2 Drei-Punkt-Stand war gestern

Die Kraftverteilung erfolgt über die gesamte Bodenkontaktfläche einschließlich der Zehen. Dabei werden Ferse und Ballen gegeneinander verschraubt. Die Ferse steht lotrecht, mit einem Gefühl, zur Fußaußenkante gedreht zu sein (Supination). Der Ballen liegt horizontal, mit dem Gefühl, zur Fußinnenkante gedreht zu sein (Pronation). Der Mittelfuß wird so verschraubt und die Längsgewölbe des Fußes bilden sich aus.

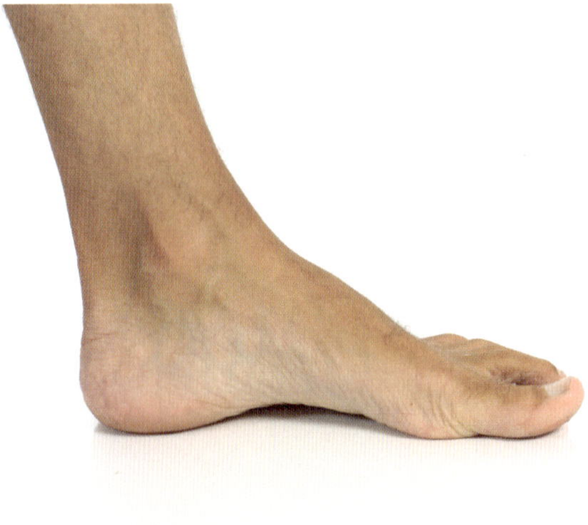

Übung: Stehen Sie mit hüftschmalen, parallelen Füßen. Spüren Sie Ihr Gewicht mittig unter der Ferse, der Fußaußenkante und dem gesamten Ballen bis hin zum großen Zeh. Alle Zehen berühren den Boden.

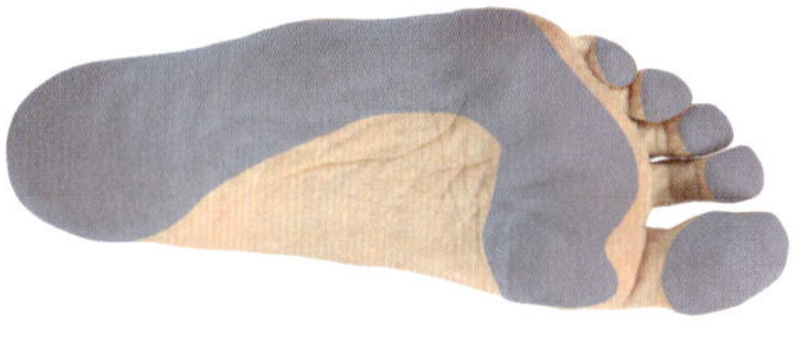

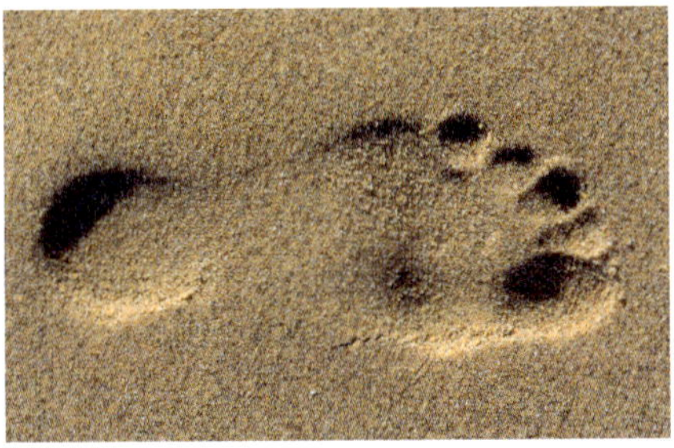

6.3.2.3 Lotrechte Ferse

Die vertikale Ausrichtung des Fersenbeins ist Grundlage für eine optimale Funktion des Fußes. Kräfte werden optimal übertragen und die Stabilität des Fußes beim Aufprall wird gesichert. Die Ferse sollte trotzdem beweglich sein. In Bewegung finden hier Inversion und Eversion statt.

Übung: Entwickeln Sie ein Gefühl für eine lotrechte Ferse. Stehen Sie hüftschmal und bewegen Sie die Fersen nach innen und außen. Nehmen Sie wahr, wie Ihr Fersenbein sich bewegt und entwickeln Sie ein Gefühl für die lotrechte Stellung. Üben Sie eventuell vor einem Spiegel oder mit einem Partner.

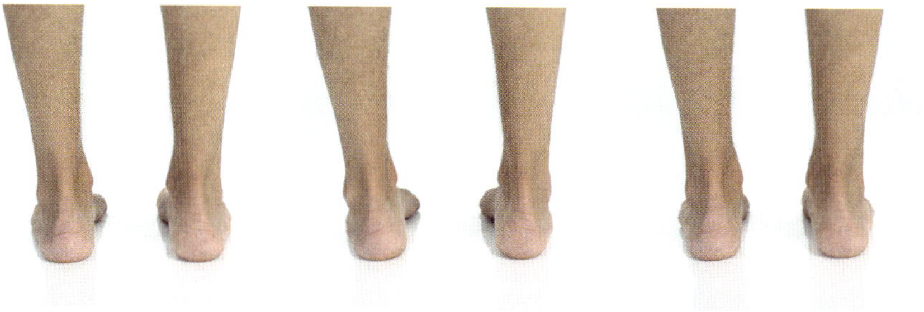

Übung: Umgreifen Sie nun im Sitzen mit einer Hand mit festem Griff Ihre Fußwurzel und mit der anderen Hand die Ferse. Sie sollte sich ähnlich einem Bootsruder oder Türknauf leicht bewegen.

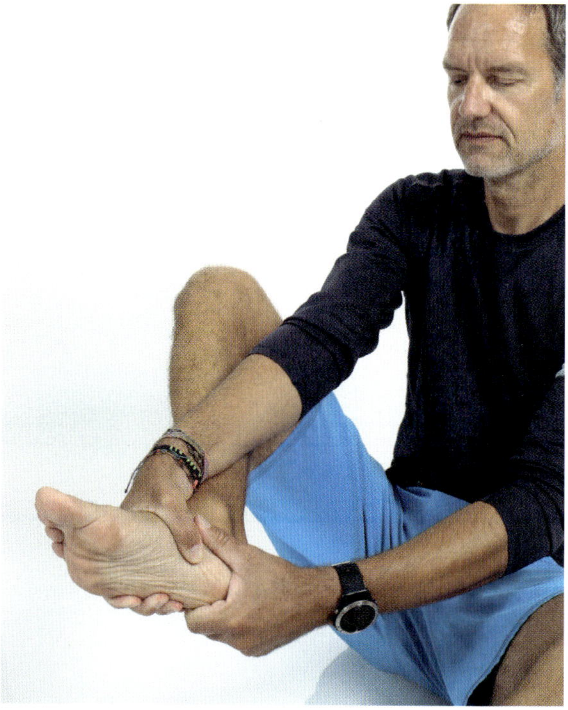

6.3.2.4 Torsion im Mittelfuß

Durch die Torsion im Mittelfuß wird die Supination und Pronation des Fußes gesteuert. Werden Ballen und Ferse stärker gegeneinander verschraubt, wird das Längsgewölbe stabilisiert (wichtig beim Vortrieb). Lässt die Verschraubung nach, kann das Längsgewölbe nachgeben (wichtig für Anpassung an den Untergrund).

Übung: Um ein Gefühl für die Torsion des Mittelfußes zu bekommen, stehen Sie mit geschlossenen und parallelen Füßen. Drehen Sie den Oberkörper nach rechts. Erlauben Sie dem Becken, mitzudrehen. Spüren Sie, wie Ihr linkes Fußgewölbe sich ausflacht, d. h., die Torsion geringer wird, während das rechte Fußgewölbe sich aufbaut, d. h., mehr Torsion entsteht. Wiederholen Sie die Bewegung auch zur anderen Seite. Nehmen Sie eventuell vorhandene Seitenunterschiede wahr.

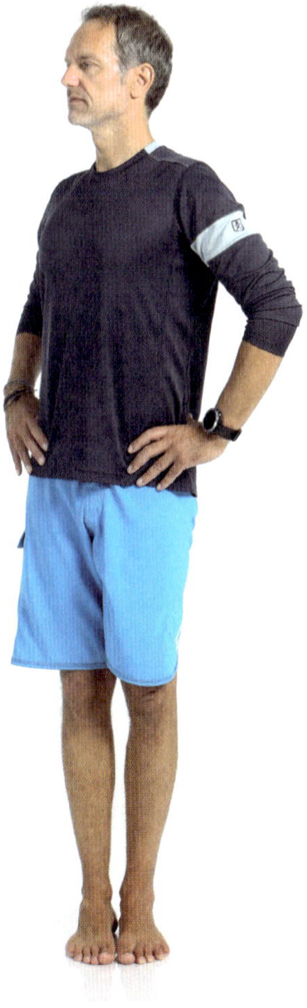

6.3.2.5 Pronation im Vorfuß

Durch die Pronation im Vorfuß entsteht im Bereich des Ballens ein flacher Bogen, das Quergewölbe des Fußes. Im Stehen ist dieses Gewölbe leicht ausgeflacht und die Zehen auf dem Boden sind aufgefächert. Die Zehen weisen eine leichte Beugestellung im Grundgelenk auf und haben Kontakt zum Boden. In der Gehbewegung wird diese Ausflachung des Quergewölbes und die Auffächerung der Zehen verstärkt, sodass ein guter Kontakt zum Boden und sicherer Stand gewährleistet wird.

Die Muskulatur und das Gewebe des Ballens wird exzentrisch (pliometrisch) belastet und dämpft den Aufprall des Fußes. Die hierbei entstehende Energie wird anschließend für den Vortrieb, bei der Abstoßbewegung des Fußes, genutzt. Dieses Prinzip der Energiespeicherung wird im folgenden Kap. 6.4 noch eingehend erläutert.

Übung: Stellen Sie im Stehen oder Sitzen einen Fuß auf eine Wärmflasche oder Ähnliches. Rollen Sie von der Ferse in Richtung Kleinzehballen und Großzehballen und nehmen Sie die Wölbung der Wärmflasche wahr. Machen Sie die Bewegung so kraftlos wie möglich und spüren Sie, wie das Quergewölbe sich ausbildet. Gehen Sie einige Schritte und nehmen Sie diese feine Aufwärtsbewegung des Quergewölbes in der Abdruckphase des Fußes wahr.

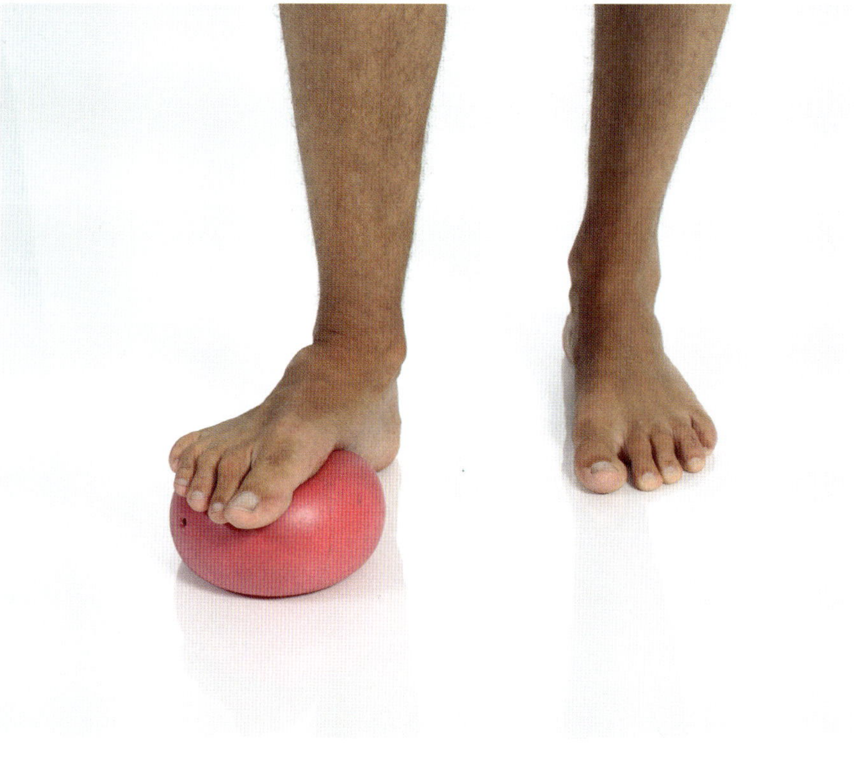

6.3.2.6 Bedeutung der Großzehe

Die Abrollbewegung des Fußes während des Gehens verläuft von der Ferse über den seitlichen Anteil des Mittelfußes zur Mitte des Vorderfußes und weiter über den großen Zeh. Die Abrollbewegung der Großzehe kann jedoch nur physiologisch stattfinden, wenn sowohl die volle Extension des Grundgelenks als auch eine stabile Achse in Verlängerung des ersten Mittelfußknochens gewährleistet ist. Folgende Übungen schaffen sowohl Mobilität als auch Stabilität für den ersten Zehenstrahl und die Großzehe.

Die Zehen aktiv bewegen

Übung: Stehen oder sitzen Sie mit flach aufgestellten Füßen. Beginnen Sie zunächst, bei einem Fuß den großen Zeh zu heben, während Sie die anderen vier Zehen sanft gegen den Boden pressen. Dann pressen Sie den großen Zeh sanft in den Boden, während Sie die anderen vier Zehen vom Boden heben. Nach einigen Wiederholungen wechseln Sie zum neuen Fuß.

Wenn Ihnen die Bewegungen anfangs schwerfallen, benutzen Sie Ihre Finger, um die Bewegung der Zehen zu imitieren oder berühren Sie die Zehen, um diese leichter ansteuern zu können.

Im nächsten Schritt können Sie die Bewegung gleichzeitig mit beiden Füßen ausführen oder als weitere Steigerung sogar gegengleich mit den Füßen arbeiten.

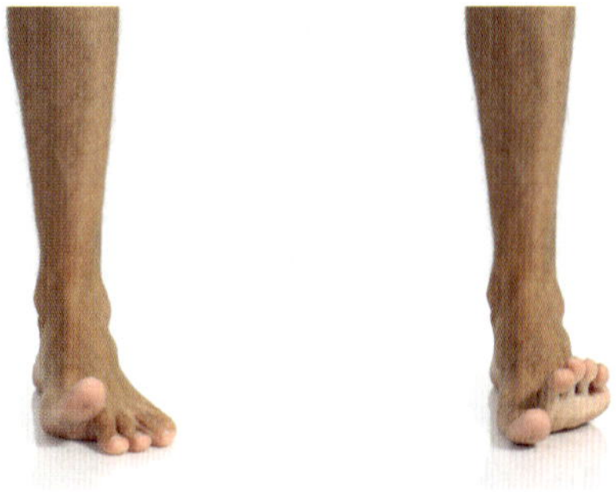

Sie können die Bewegung auch mit einem Gummiband um das Endgelenk der Großzehen ausführen, um die Abduktion der Großzehe zu fördern.

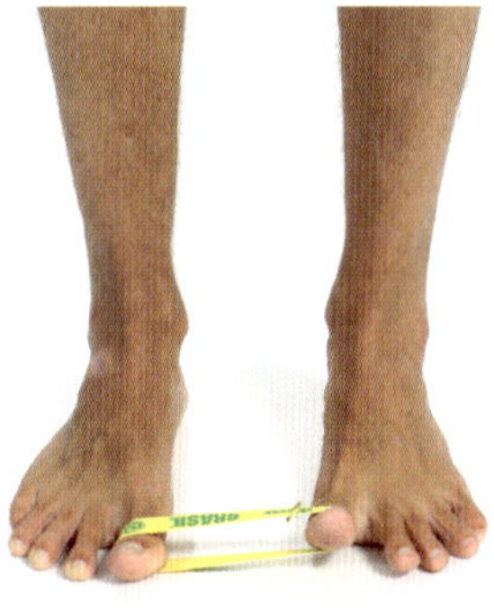

Die Zehen aktiv spreizen

Übung: Stehen oder sitzen Sie mit flach aufgestellten Füßen. Heben Sie nun alle Zehen gleichzeitig vom Boden ab und spreizen Sie sie so weit wie möglich. Dann legen Sie die weit aufgefächerten Zehen, mit der Kleinzehe beginnend, an den Boden zurück. Beginnen Sie zunächst mit einem Fuß und üben Sie später mit beiden Füßen gleichzeitig.

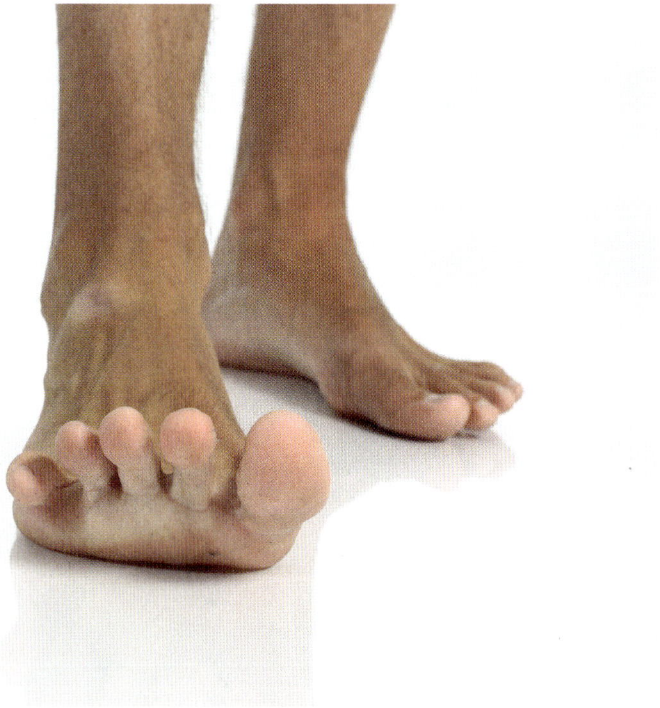

Sie können die Bewegung auch mit einem Gummiband um das Endgelenk der Großzehen ausführen, um die Abduktion der Großzehe zu fördern.

Die Zehen mobilisieren

Übung 1: Stehen oder sitzen Sie, sodass der Fuß, mit dem Sie üben wollen, kein Körpergewicht tragen muss. Heben Sie die Ferse und rollen Sie den Fuß bis auf die Großzehe. Dann rollen Sie über die Spitze der Großzehe auf den Rücken der Zehen und des Fußes. Bleiben Sie für einige Atemzüge in der Dehnung und kehren Sie anschließend die Bewegung um, bis Sie wieder auf dem flachen Fuß stehen. Einige Male wiederholen und dann zum anderen Fuß wechseln.

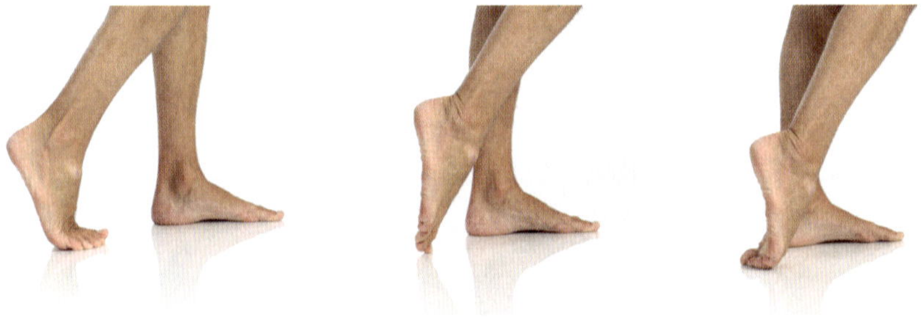

Übung 2: Stehen oder sitzen Sie, sodass der Fuß, mit dem Sie üben wollen, kein Körpergewicht tragen muss. Heben Sie die Ferse und rollen Sie den Fuß bis auf den Ballen. Machen Sie eine Extension im Grundgelenk der Großzehe und eine Flexion in den Grundgelenken der vier anderen Zehen. Dehnen Sie das Gewebe zwischen Großzehe und dem zweiten Zeh. Nach einigen Atemzügen machen Sie es umgekehrt. Das Grundgelenk der Großzehe ist in Flexion und die Grundgelenke der vier anderen Zehen sind in Extension.

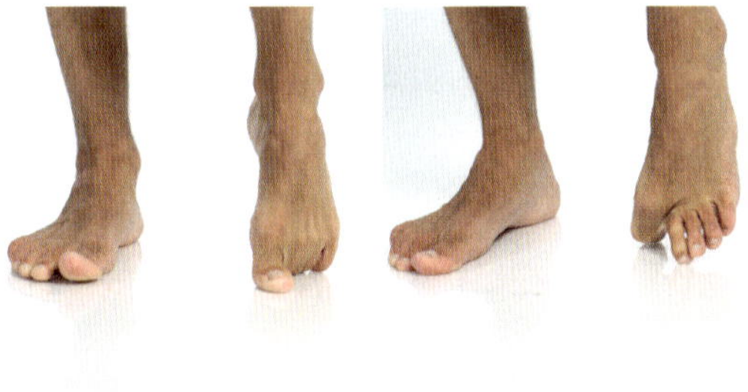

Ebenso können Sie die Übungen „Plantarfaszie lösen" und „Abfolge aus der Kosakenhocke" aus Kap. 6.1 verwenden, um Kraft und Mobilität der Zehen zu verbessern.

6.4 Richtiges Springen

Das Springen bereitet Sie final auf das Laufen vor. Laufen ist deutlich dynamischer als das Stehen, Hocken und Gehen. Obwohl beim Betrachten vieler Jogger der falsche Eindruck entstehen kann, ist Laufen kein schnelles Gehen. Im Gegensatz zum Gehen ist das Laufen eine Aneinanderreihung von Sprüngen und Flugphasen. Dies erfordert mehr Balance, Kraft und zusätzliche koordinative Fähigkeiten. Trotzdem ist es ab einer Geschwindigkeit von 6-8 km/h in Bezug auf den relativen muskulären Mehraufwand die effizientere Gangart.

Das Laufen steigert die Belastung auf den Körper beim Auftreffen des Fußes auf den Boden vom etwa 1,1-fachen des Körpergewichts beim Gehen auf das 2-3-fache beim Laufen (beim Sprinten wirken Lasten bis zum 20-fachen des Körpergewichts). Um diese Kräfte verletzungsfrei aufnehmen zu können, muss die Kinematik des Laufens anders aussehen als die des Gehens.

Würden Sie wie beim Gehen die Ferse zuerst aufsetzen, wäre dies ohne die künstliche Dämpfung eines Schuhs unangenehm und schmerzhaft. Auch bleibt beim Fersenaufsatz die körpereigene Dämpfung durch das myofasziale System weitestgehend ungenutzt. Die auftretenden Kräfte werden ungefiltert auf die Gelenke und Knochen übertragen und für den Vortrieb wird eine höhere Muskelarbeit erforderlich.

Beim Laufen entsteht im Gegensatz zur Pendelbewegung des Gehens eine elastische Sprungbewegung. Um hierbei die Elastizität des myofaszialen Gewebes für Dämpfung und Vortrieb optimal zu nutzen, brauchen Sie einen Laufrhythmus (Kadenz) von 170-180 Schritten pro Minute, den Aufsatz des Fußes so nah unter dem Körperschwerpunkt wie möglich und die richtige Technik des Fußaufsatzes.

Auch muss das Gewebe der Faszien und Muskeln resilient (widerstandsfähig) genug sein, um die auf es wirkenden Kräfte aufzunehmen und in Form einer elastischen Rückstoßbewegung für den Vortrieb zu nutzen. Dies alles kann durch Springen auf der Stelle vorbereitet werden. Üben Sie nach Möglichkeit barfuß, um Kraft, Beweglichkeit und Propriozeption des Fußes optimal zu fördern.

6.4.1 Der richtige Fußaufsatz

Übung 1

Federn Sie im Stand mit parallelen Füßen locker auf der Stelle. Halten Sie Ihren Körper aufrecht und die Arme locker. Finden Sie einen Rhythmus, der sich leicht und elastisch anfühlt. Wenn Sie Ihren Rhythmus gefunden haben, lösen Sie die Füße vom Boden und machen kleine Sprünge. Behalten Sie dabei unbedingt Ihren Rhythmus und die Leichtigkeit in der Bewegung. Das Auftreffen der Füße auf den Boden sollte keine Geräusche erzeugen.

Landen Sie großflächig auf dem Fußballen und bringen Sie die Ferse in leichten Bodenkontakt. Durch das Senken der Ferse nutzen Sie das volle Potenzial Ihrer Plantarfaszie und Achillessehne für die Rückstoßbewegung. Beginnen Sie mit 20-30 kleinen Sprüngen und steigern Sie auf bis zu zwei Minuten.

Übung 2

Machen Sie zwei Markierungen für Ihre Füße auf dem Boden. Dann führen Sie die Übung genauso wie in Übung 1 durch. Springen Sie 20-30-mal, ohne auf die Markierungen zu schauen. Dann kontrollieren Sie, ob Sie sich noch auf den Markierungen befinden.

Sollten Sie die Markierungen verfehlt haben, wiederholen Sie die Übung und achten genau auf Ihre Haltung. Sie können die Übung zur Kontrolle vor einem Spiegel durchführen oder sich dabei filmen. Bei guter Haltung sollten Ihre Füße immer wieder auf den Markierungen landen.

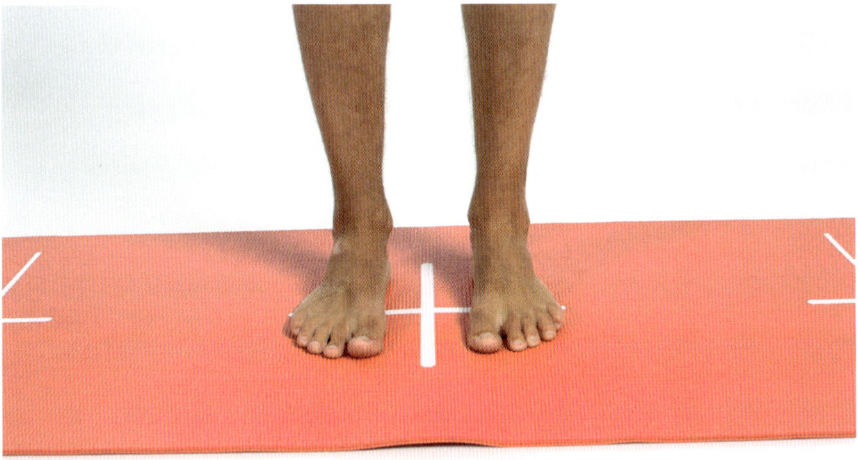

6.4.2 Der richtige Rhythmus

Übung 1

Ihr Ziel ist eine Kadenz zwischen 170 und 180 Schritten pro Minute. Führen Sie die Übung, wie oben beschrieben, aus. Nehmen Sie ein Metronom zu Hilfe und springen Sie im angestrebten Rhythmus.

Übung 2

Stellen Sie Ihr Metronom auf eine Kadenz von 120 Schlägen pro Minute ein. Springen Sie nun einbeinig. Kontrollieren Sie Ihre Haltung und bleiben Sie auf den Markierungen.

Sie sollten mit der Zeit in der Lage sein, die oben beschriebenen Übungen für einige Minuten ohne Pause und ohne Beschwerden durchzuführen. Dann sind Sie bereit für das Laufen.

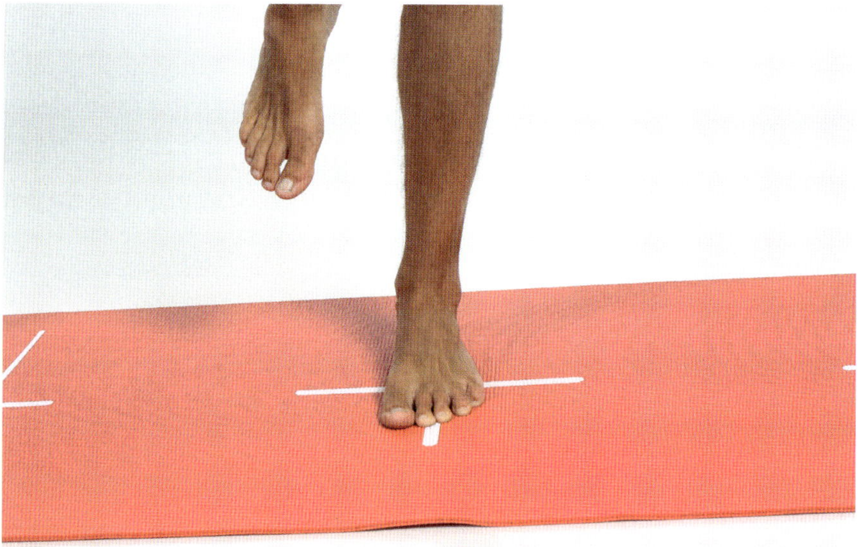

ELASTIZITÄT DER FASZIEN

Stay juicy.

Robert Schleip

Wussten Sie, dass sich theoretisch unser Energiebedarf beim Laufen nur um etwa 30-50 % gegenüber dem Gehen erhöht? Das Geheimnis liegt in unserem Bindegewebe oder Faszien. Durch seine hohe Elastizität und die Eigenschaft, kinetische Energie speichern zu können, unterstützt es in hohem Maße unsere Laufbewegung.

Haben Sie schon einmal Gazellen, Kängurus oder Frosche springen sehen? Ist Ihnen aufgefallen, dass ihre Sprungkraft eigentlich in keinem Verhältnis zu ihrer Beinmuskulatur steht? Diese Tiere nutzen das elastische Potenzial ihrer Faszien zum Springen und Vorwärtskommen.

Und genauso sind auch Sie in der Lage, die elastische Kapazität Ihrer Faszien für eine optimale Laufbewegung einzusetzen. Damit Ihre Faszien optimal arbeiten können, müssen sie resilient und gleitfähig sein.

Kräfte von außen müssen durch das Fasziensystem aufgenommen und für den eigenen Vortrieb umgesetzt werden. Einen resilienten Faszienkörper zu bekommen, braucht Zeit. Je nach Trainingszustand, Alter, Geschlecht und Ernährung braucht es 6-18 Monate, ehe Ihr Bindegewebe sich an die neuen Belastungen anpasst. Wohldosiertes Training mit genügend Regeneration und Massage sind der Grundstein für eine erfolgreiche Umstrukturierung.

Fügen Sie die oben beschriebenen Sprungübungen in Ihr Trainingsprogramm ein und wenn Sie nicht die Möglichkeit haben, sich regelmäßig massieren zu lassen, massieren Sie sich selbst mit einer Faszienrolle oder Ähnlichem.

6.5 Einfach besser laufen

Sie haben jetzt alle Grundlagen kennengelernt und begonnen zu entwickeln, die Ihren Laufstil verbessern. Sie müssen sie sich ab sofort nur jedes Mal vor Augen führen, wenn Sie Ihre Laufschuhe schnüren. Aber seien Sie jetzt nicht eingeschüchtert, Laufen besteht eigentlich nur aus drei wesentlichen Komponenten:

- Haltung,
- Rhythmus und
- Entspannung.

6.5.1 Haltung

Achten Sie auf eine aufrechte Haltung. Wenn Sie den Oberkörper in Vorlage bringen, beschleunigen Sie. Da Sie auf diese Weise früher oder später über Ihre eigenen Füße stolpern würden, müssen Sie Gegenmaßnahmen ergreifen, um mit der gewünschten gleichmäßigen Geschwindigkeit zu laufen.

Eine Möglichkeit ist, bei vorgeneigtem Oberkörper die Spannung im Fuß und in der Wade zu erhöhen, was früher oder später zu Überlastungen z. B. von Fuß, Wade oder Achillessehne führt. Eine zweite Methode, den Körper zu bremsen, ist die Vergrößerung der Schrittlänge nach vorn (vor den Körperschwerpunkt). Dies macht Sie zum Fersenläufer und erhöht die Belastung Ihrer Gelenke von Fuß bis Kopf.

Halten Sie lieber die Schritte vor dem Körper kurz, landen Sie auf dem Mittelfuß oder dem Vorfuß (bringen Sie auch beim Vorfußlaufen die Ferse in leichten Bodenkontakt) und federn Sie in Ihr gebeugtes Knie beim Landen (genauso, wie Sie es beim Springen geübt haben). Je lotrechter dabei Ihr Unterschenkel steht, desto besser.

So können Sie sämtliche Dämpfungssysteme des Körpers optimal nutzen und die Stoßlasten des Aufpralls auffangen. Darüber hinaus erfordert die Vorlage eine höhere Aktivität der dorsalen Muskeln, damit Ihr Körper nicht auf die Beine klappt.

Verspannungen im Nacken, Rücken, den Oberschenkelrückseiten sowie in der Wade und Fußsohle sind vorprogrammiert. All dies lässt sich durch eine gute aufrechte Haltung vermeiden. Halten Sie Becken, Brustkorb, Schultergürtel und Kopf gut übereinander ausgerichtet und achten Sie auf eine ausreichende Beckenaufrichtung.

Kippt Ihnen das Becken während des Laufens nach vorn, geraten Sie in eine Hohlkreuzstellung. Dies verursacht hohe Spannungen im unteren Rücken oder Verspannungen der Bauchmuskeln, da Sie die gesamte Zeit muskulär dagegenhalten müssen.

6.5.2 Rhythmus

Laufen Sie mit einem Rhythmus (Kadenz) von 170-180 Schritten pro Minute. Der hohe Rhythmus führt automatisch zu kleineren Schritten und verhindert das Overstriking (lange Schritte vor dem Körperschwerpunkt – siehe Haltung). Auch werden die Schritte flacher und somit wird die Aufprallhöhe reduziert, was zu einer gelenkschonenderen Laufweise führt. Und zu guter Letzt laufen Sie aufrechter und Sie unterstützen durch den hohen Rhythmus eine gute Körperhaltung.

6.5.3 Entspannung

Sie können auf vielfältige Weise während des Laufens entspannen. Grundsätzlich wird Ihre Fähigkeit loszulassen und locker zu laufen durch das regelmäßige Üben mit der Pilates-Methode geschult.

Unnötige Anspannung, zum Beispiel durch hochgezogene Schultern, wird schneller wahrgenommen und kann bewusst losgelassen werden. Aber auch während Ihrer Laufeinheit können Sie einiges für ein lockeres Lauferlebnis tun und sollten die folgenden Punkte beachten:

Laufen Sie niemals gestresst los. Gehen Sie lieber die ersten 300, 400 m und atmen Sie tief und ruhig, um körperlich und geistig loszulassen.

Verlangen Sie nicht zu viel. Wenn Sie merken, dass es mal nicht so läuft, erzwingen Sie nichts. Wenn Sie merken, dass Sie aus Ihrem angestrebten Belastungsbereich laufen, gehen Sie eine Zeit lang, bis Ihr Körper sich erholt hat. Auch Profisportler machen das so!

Achten Sie auf eine gute Haltung und eine ökonomische Laufbewegung. Laufen Sie aufrecht mit dem Blick horizontal nach vorn gerichtet. So entlasten Sie die dorsale Kette (Muskeln von Nacken, Rücken, Beinrückseiten, Füße).

Setzen Sie die Füße parallel und schmal auf und vermeiden Sie Rotationen im Oberkörper. Sie müssen beides durch Ausgleichsbewegungen der Arme kompensieren. Sie verschwenden unnötig Energie, die Ihnen für das Laufen fehlt.

FAZIT

Zusammenfassend sollten Sie für einen effizienten Laufstil auf Folgendes achten:

- aufrechte Körperhaltung;
- Kadenz 170-180;
- kurze Schrittlänge – Fußaufsatz nah am Körperschwerpunkt;
- flacher Vorfuß- bzw. Mittelfußlaufstil;
- Kniebeugung beim Aufsetzen des Fußes;
- lotrechter Unterschenkel bei Fußaufsatz;
- kurze Bodenkontaktzeit;
- keine überflüssige Muskelarbeit (Entspannung).

6.6 Spezielle Übungsfolgen

Die folgenden Sequenzen ergänzen die Abfolgen aus Kap. 5. Sie dienen nicht nur einer allgemeinen Verbesserung Ihrer körperlichen Fitness, sondern widmen sich speziellen Themen und Erfordernissen rund um das Laufen.

Je nach Ihren persönlichen Bedürfnissen können Sie diese Abfolgen zusätzlich zu den Programmen aus Kap. 5 durchführen. Sie können ein Programm zusätzlich zu den drei Pilates-Einheiten aus Kap. 5 durchführen oder pro Woche eine Einheit ersetzen.

6.6.1 Warm-up einmal anders

Dieses Warm-up dauert maximal 10 Minuten und bereitet Ihre Beine und den übrigen Körper wunderbar auf das Laufen vor.

Springen Sie für zwei Minuten locker auf der Stelle und lockern Sie dabei Ihren Körper. Springen Sie auf beiden Beinen, auf einem Bein, drehen Sie die Füße, springen Sie diagonal, seitlich und was Ihnen noch alles einfällt. Dabei bewegen Sie Arme und Körper, als wollten Sie Trägheit und Müdigkeit abschütteln.

Nehmen Sie sich einen Stab oder Besenstiel und halten Sie ihn mit einer Hand vor sich aufgestellt. Lassen Sie ihn los und fangen Sie ihn mit der gleichen Hand so knapp wie möglich über dem Boden auf. Gehen Sie dabei tief in die Hocke, machen Sie Ausfallschritte, bewegen Sie sich vielfältig und ohne langes Überlegen. Reagieren Sie auf den Stab. Nach zwei Minuten wechseln Sie die Hand und üben für weitere zwei Minuten mit der anderen Hand.

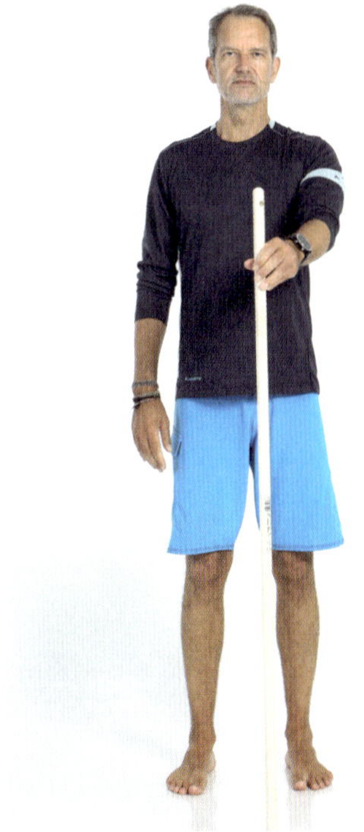

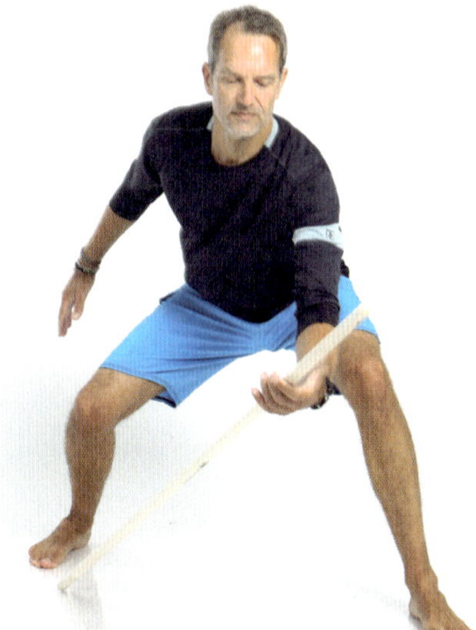

Dieses Warm-up eignet sich auch wunderbar als Partnerübung. Ein Partner lässt den Stab los, der andere fängt ihn auf. Wechseln Sie sich ab oder benutzen Sie zwei Stäbe – viel Spaß.

6.6.2 Mobile und kraftvolle Füße

Diese Sequenz trainiert besonders die Kraft und Mobilität Ihrer Füße und verbessert die Propriozeption über Ihre Fußsohlen. Um den vollen Nutzen aus dieser Folge zu ziehen, sollten Sie die Abfolge barfuß ausführen. Schuhe und Socken blockieren die Bewegungsmöglichkeiten der Füße und wirken wie eine Isolierschicht für die Rezeptoren der Fußsohle.

1. **Arches in Arches out**
   Stehen Sie mit parallelen Füßen. Beginnen Sie, die Füße auf die Innenkanten zu rollen. Heben und spreizen Sie dabei die Zehen. Dann rollen Sie die Füße auf die Außenkanten und greifen mit den Zehen. 10-15-mal wiederholen.

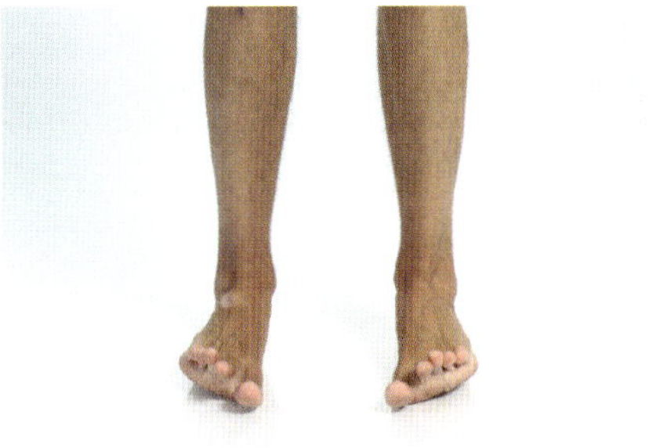

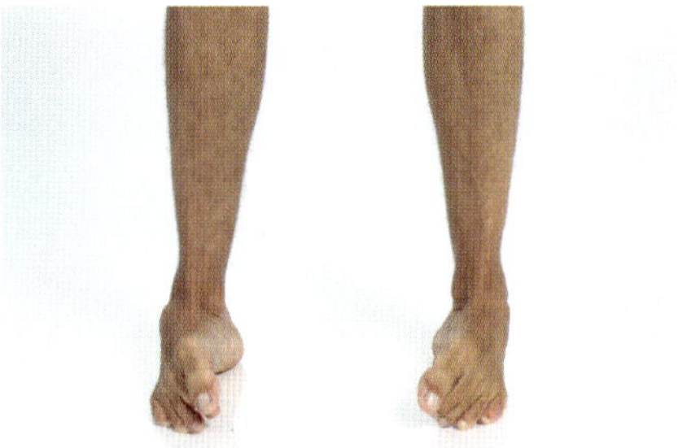

2. **Fußzelt (Foot Dome)**
   Stehen Sie in Schrittstellung mit dem rechten Fuß eine Fußlänge vor dem linken Fuß. Verlagern Sie das Gewicht etwas auf den rechten Fuß. Beginnen Sie, mit dem rechten Fuß die Ferse in Richtung Fußballen zu ziehen. Spüren Sie, wie das Fußgewölbe an der Innenseite Ihres rechten Fußes sich aufbaut. Dann lassen Sie wieder los. Die Zehen liegen dabei entspannt am Boden. 5-10-mal wiederholen, dann die Seite wechseln.

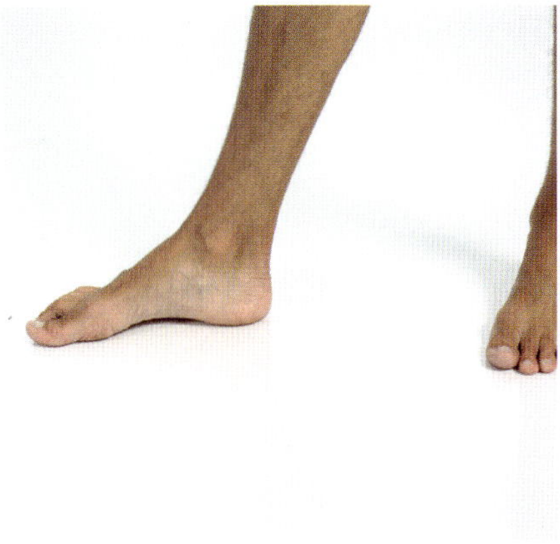

3. **Fußraupe (Inch Worm)**
Stehen Sie wie in der Vorübung in leichter Schrittstellung mit dem rechten Fuß vorn. Beginnen Sie, die rechte Ferse zum Ballen zu ziehen, dann machen Sie eine Greifbewegung mit den Zehen und ziehen den Fuß ähnlich einer Raupe nach vorne. Machen Sie das fünfmal vorwärts und rückwärts für zwei Runden und wechseln Sie dann auf die neue Seite.

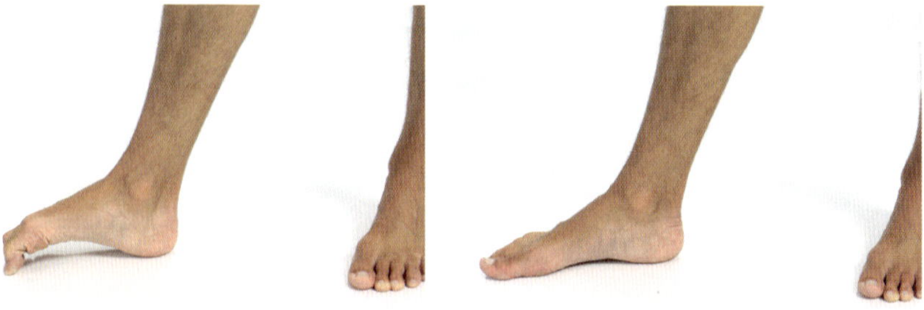

4. **Dehnung der Zehen (Toe Stretch)**
Stehen Sie wie in der Vorübung in leichter Schrittstellung mit dem rechten Fuß vorn. Strecken Sie die linke Großzehe nach vorne und beugen Sie die anderen vier Zehen zurück. Bringen Sie etwas Gewicht auf den Fuß, sodass Sie eine Dehnung zwischen der Großzehe und den vier anderen Zehen spüren. Halten Sie die Dehnung für 10 Sekunden. Dann beugen Sie die Großzehe zurück und strecken die anderen vier Zehen nach vorn. Geben Sie wieder so viel Gewicht auf den linken Fuß, dass Sie eine Dehnung spüren. Halten Sie die Dehnung für weitere 10 Sekunden. Danach wiederholen Sie alles mit dem anderen Fuß.

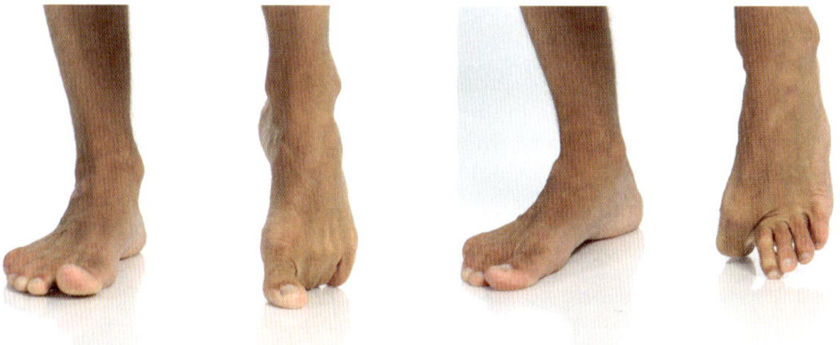

5. **Fußfaust mit Ball**
   Stehen Sie wie in der Vorübung in leichter Schrittstellung mit dem rechten Fuß vorn. Stellen Sie den linken Fuß auf einen Tennisball oder von der Größe Ähnliches, sodass Ihre Ferse auf dem Boden stehen kann. Nun greifen Sie mit den Zehen um den Ball. Die Zehen bleiben dabei möglichst lang (nicht so stark beugen, als wollten Sie einen Strohhalm fassen!). Dabei sollten Sie die Zehenknöchel genauso sehen können, als würden Sie mit der Hand eine Faust machen. Halten Sie die Fußfaust für einen ruhigen Atemzug und lassen Sie wieder los. Wiederholen Sie dies fünfmal und wechseln Sie dann zur neuen Seite.

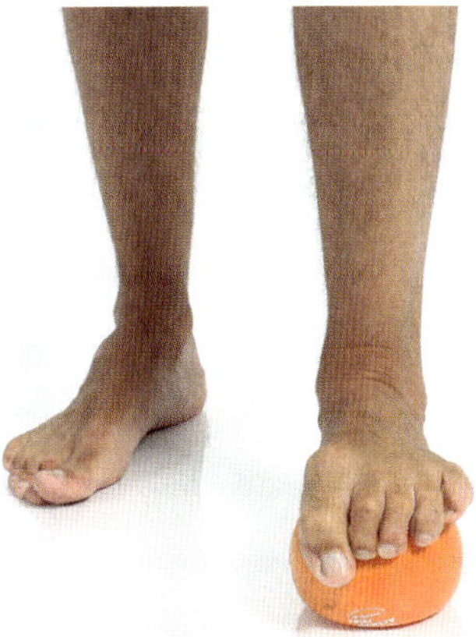

6. **Die Plantarfaszie lösen mit Ball und Rolle**
   Stehen Sie wie in der Vorübung in leichter Schrittstellung mit dem rechten Fuß vorn. Legen Sie eine kleine Massagerolle oder einen Ball unter den rechten Fuß. Der Ball ist hierbei ein wenig punktueller als die Rolle. Beginnen Sie, mit sanftem Druck den Fuß vom Fußballen bis zur Ferse auszustreichen. Gleiten Sie ohne Druck zum Fußballen zurück. Erforschen Sie Ihre Fußsohle. Spüren Sie, wo Sie empfindlicher sind. Machen Sie dies etwa eine Minute. Zum Abschluss können Sie noch für 20 Sekunden auf einem empfindlichen Punkt bleiben und langsam die Zehen strecken und beugen. Hierbei sollte die Empfindlichkeit abnehmen. Wiederholen Sie die Bewegung mit dem anderen Fuß.

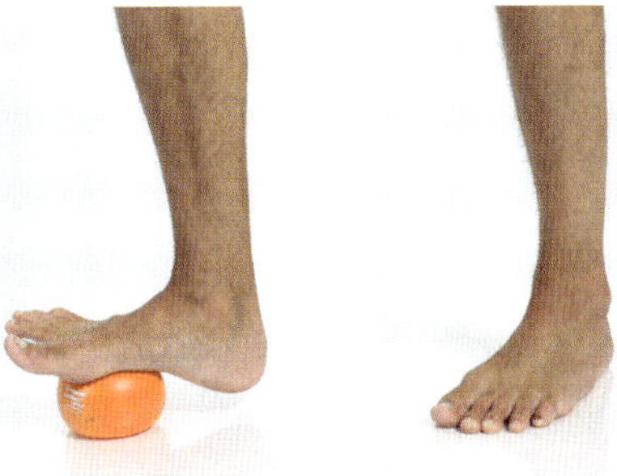

7. **Japanischer Sitz mit gestrecktem Fuß und Zehen in Flexion**
Sitzen Sie für 30 Sekunden oder länger.

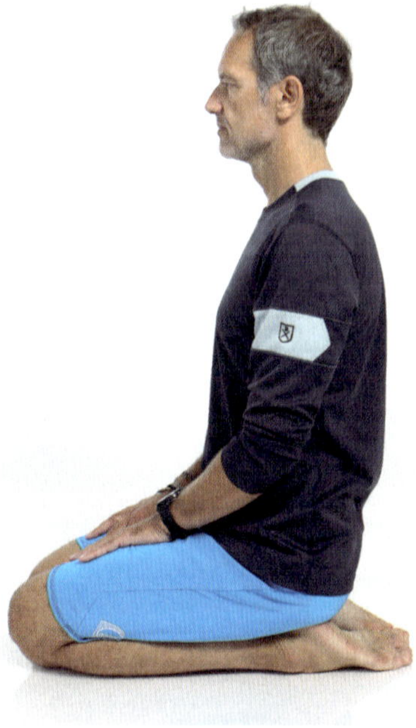

8. **Japanischer Sitz mit Zehen in Extension**
Sitzen Sie für 30 Sekunden oder länger.

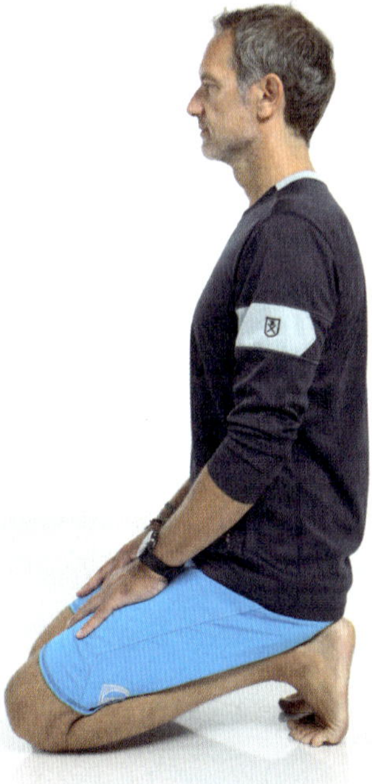

9. Tiefe Hocke auf den Ballen

Sitzen Sie in tiefer Hocke auf Ihren Fersen. Die Fersen sind gehoben und Ihr Oberkörper ist so aufgerichtet wie möglich. Senken Sie langsam Ihre Fersen in Richtung Boden und lehnen Sie Ihren Oberkörper etwas nach vorn. Wenn Ihre Beweglichkeit im Fußgelenk noch nicht ausreicht, um die Ferse ganz zu senken, halten Sie sich an etwas fest oder nehmen Sie die Hände auf den Boden. Dann heben Sie die Fersen wieder an und richten den Oberkörper auf. Im nächsten Schritt senken Sie die Knie kontrolliert in Richtung Boden. Lehnen Sie dabei den Oberkörper ein wenig zurück oder setzen Sie zur Unterstützung die Hände auf den Boden. Dann kehren Sie wieder in die Ausgangsstellung zurück. Machen Sie 5-10 Wiederholungen.

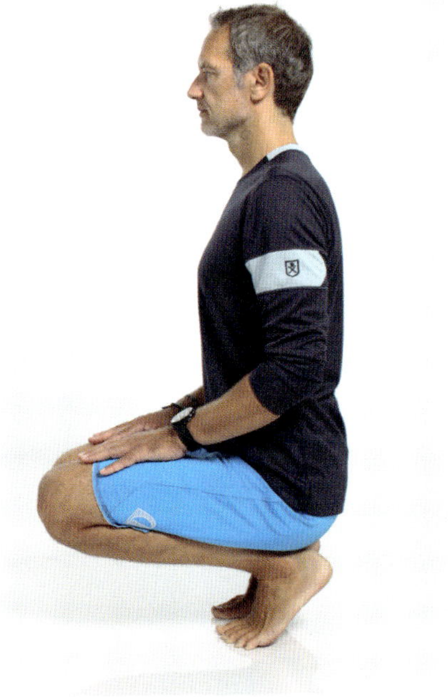

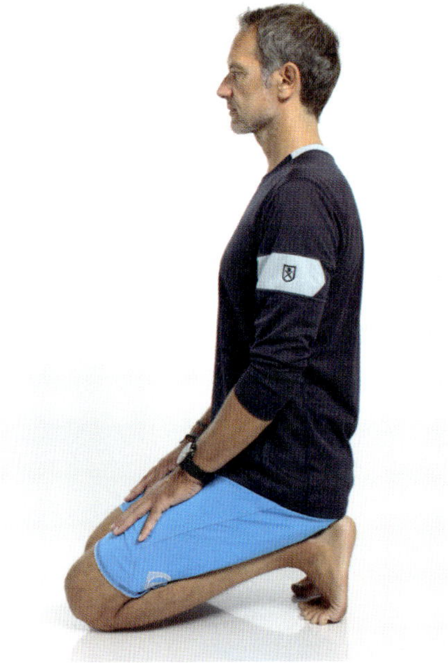

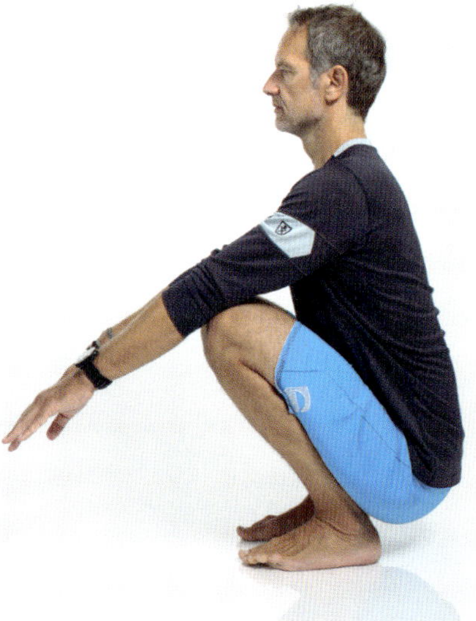

10. **Propriozepzion mit Igelball oder Aero-Step® XL**

Massieren Sie zum Abschluss Ihre Fußsohle noch einmal mit einem Igelball oder gehen Sie auf der Stelle auf einem Aero-Step® XL, um die Rezeptoren Ihrer Füße zu erwecken. Sie können alternativ auch noch einige Minuten barfuß über einen Rasen, einen Kiesweg, durch den Sand oder einen ähnlichen natürlichen Untergrund gehen, wenn Sie die Möglichkeit haben.

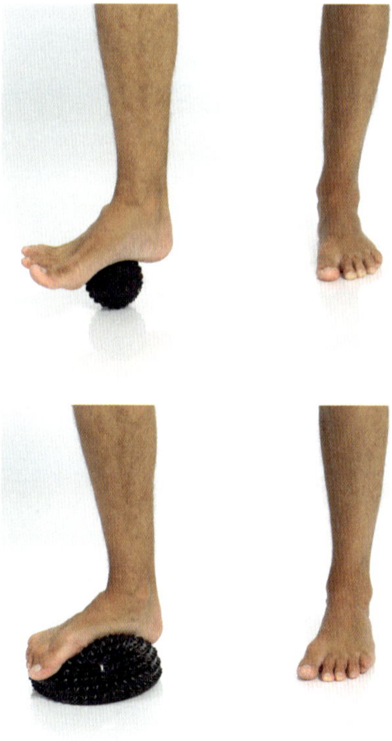

6.6.3 Bewegliche Hüften

Diese Abfolge wird Ihnen helfen, beweglicher in den Hüftgelenken zu werden. Durch tägliches, stundenlanges Sitzen und in der Regel sehr einseitiges Bewegen verlieren unsere Hüftgelenke mit den Jahren ihre Mobilität.

Diese fehlende Mobilität führt zu kompensatorischen Bewegungen an anderen Stellen, z. B. im unteren Rücken oder zu unvollständigen Bewegungsabläufen wie der Abrollbewegung des Fußes beim Gehen. Beides führt früher oder später zu Beschwerden z. B. im Rücken, den Fußgelenken oder Knien, weil diese ständig zu viel oder fehlbelastet werden.

1. Sitzen Sie mit aufgestellten Füßen und stützen Sie mit den Händen hinter dem Becken. Drehen Sie Ihre Beine von Seite zu Seite. Wenn Sie die Beine zur Seite drehen, strecken Sie den Rücken, wenn die Beine zur Mitte drehen, runden Sie den Rücken kontrolliert, wie Sie es vom Curl-down her kennen. Sie können als Steigerung die Arme auch in die Luft nehmen und freihändig üben. Hierbei bewegen Sie die Arme nach links, wenn Sie die Beine nach rechts drehen und umgekehrt. Machen Sie die Bewegung für 30 Sekunden oder länger.

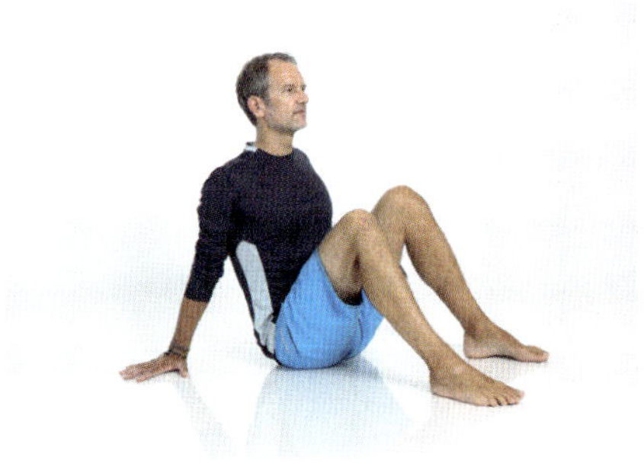

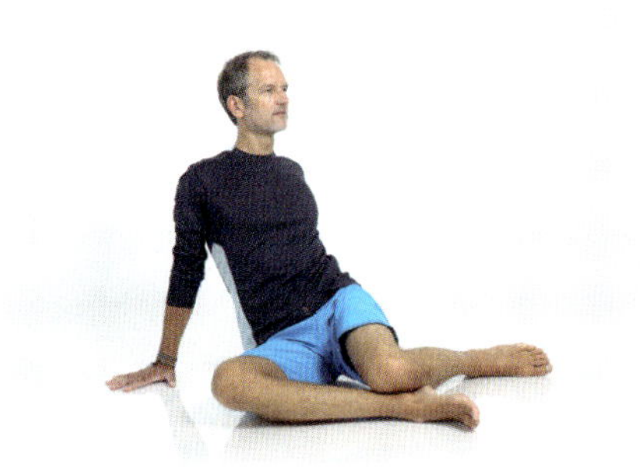

2. Sitzen Sie im Z-Sitz mit dem linken Fuß am Gesäß. Stützen Sie mit dem rechten Arm neben dem Becken. Nehmen Sie die linke Hand an den linken Oberschenkel und drehen Sie den Oberschenkel im Hüftgelenk ausatmend vor und einatmend zurück. Erlauben Sie es Ihrem Becken, die Bewegung mitzumachen. Machen Sie 3-5 Wiederholungen.

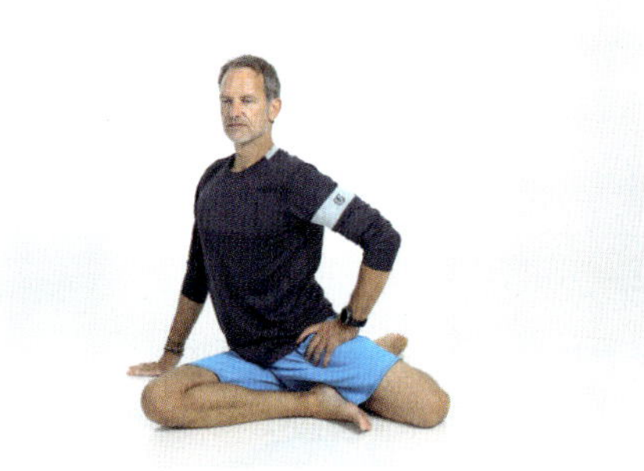

Im nächsten Schritt erweitern Sie die Bewegung, indem Sie vom Becken die gesamte Wirbelsäule einschließlich des Kopfs drehen, sodass Sie am Ende der Ausatmung über Ihre rechte Schulter schauen. Drehen Sie mit der Einatmung in die Ausgangsstellung zurück. Machen Sie 3-5 Wiederholungen und beginnen Sie die Übung von Anfang an auf der neuen Seite.

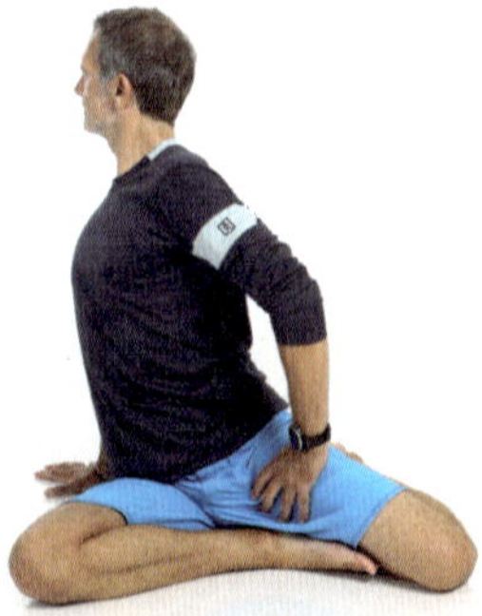

3. Sitzen Sie im Z-Sitz mit dem linken Fuß am Gesäß und legen Sie Ihren Oberkörper über das rechte Bein. Sie können mit den Händen stützen oder, wenn es Ihre Beweglichkeit zulässt, die Hände als Kissen unter die Stirn nehmen. Durch die Position des Oberkörpers möchten Sie Ihr Becken am Boden fixieren.

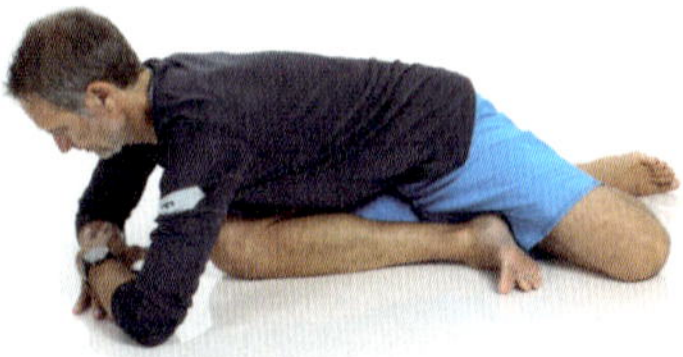

Drehen Sie nun mit der Ausatmung das linke Bein in die Innenrotation. Das linke Knie schiebt in den Boden und der Unterschenkel und Fuß heben vom Boden ab. Drehen Sie, so weit es Ihnen möglich ist, ohne das Becken zu bewegen. Mit der Einatmung drehen Sie das Bein in die Ausgangsstellung zurück. Machen Sie fünf Wiederholungen, dann drehen Sie ausatmend das linke Bein in die Außenrotation. Hierbei schiebt der Fuß in den Boden und das Knie hebt von der Matte ab. Einatmend drehen Sie das Bein wieder zurück. Machen Sie weitere fünf Wiederholungen und wechseln Sie danach zur neuen Seite.

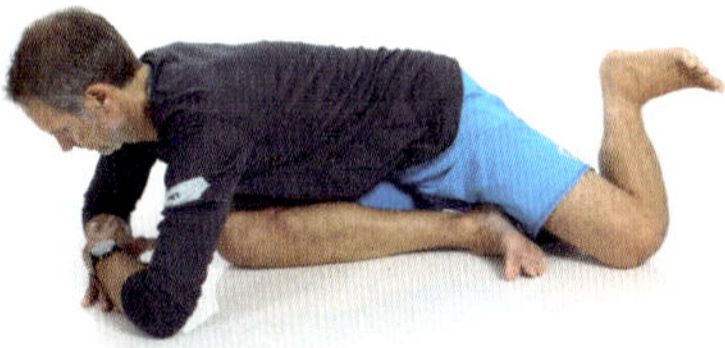

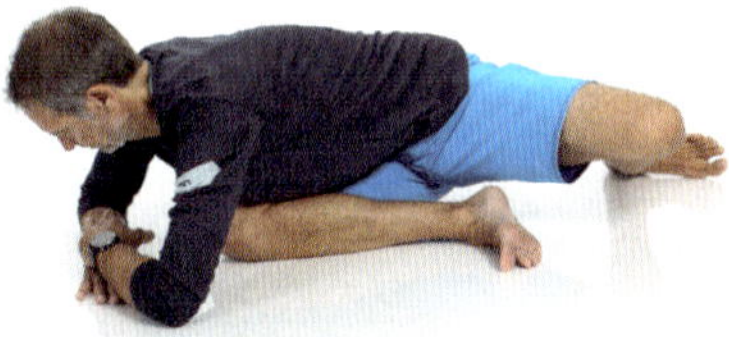

4. Kommen Sie in eine tiefe Hocke. Wenn Ihre Fersen noch nicht den Boden berühren, können Sie diese unterlagern (die Matte etwas aufrollen, ein dünnes Buch unterlegen oder Ähnliches). Lassen Sie Ihr Becken sinken und halten Sie den Oberkörper so aufrecht wie möglich.

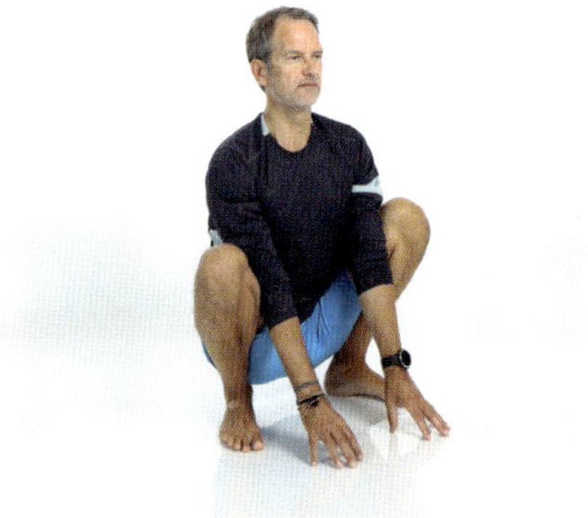

Machen Sie kleine Bewegungen mit den Beinen und verlagern Sie Ihr Gewicht. Bewegen Sie sich nach Ihren Möglichkeiten durch die Beine. Nehmen Sie eine Hand zum gleichseitigen Knie und schieben Sie das Bein sanft nach außen. Machen Sie die Bewegung bis zu 10-mal auf beiden Seiten. Halten Sie den Schub nach außen für jeweils 10 Sekunden für beide Seiten.

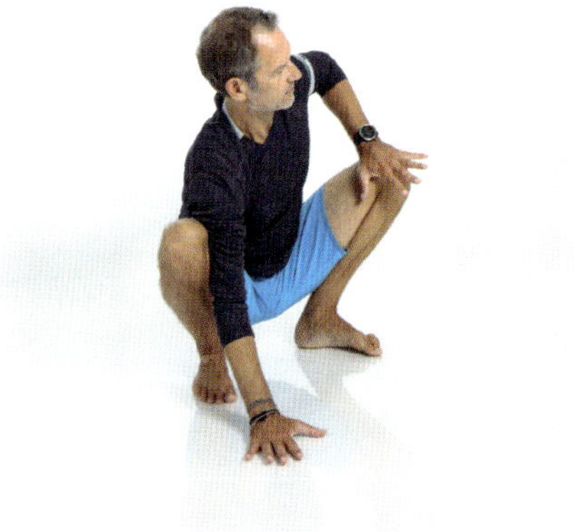

Dann nehmen Sie die Hände vor Ihnen auf den Boden und beginnen Sie langsam, aber dynamisch, sich vorzubeugen und aufzurichten. Dann nehmen Sie beide Arme so weit nach vorn, wie es Ihnen möglich ist, und räkeln sich ein wenig.

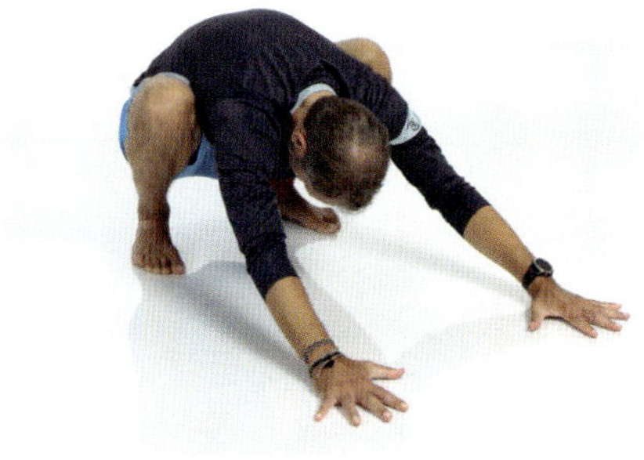

Nach etwa 20 Sekunden richten Sie sich wieder auf, greifen mit der linken Hand das rechte Fußgelenk. Drehen Sie dynamisch dreimal ausatmend die rechte Schulter zur Decke, dann den rechten Ellbogen und zum Schluss, wenn möglich, den gestreckten Arm. Machen Sie die Bewegung auch zur anderen Seite.

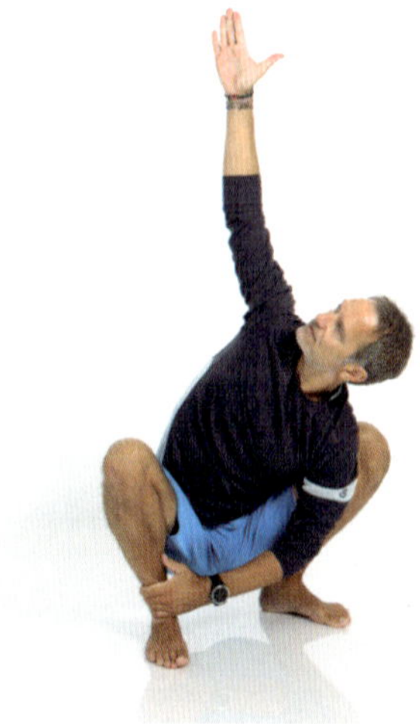

Zum Abschluss nehmen Sie die Hände in Gebetshaltung und die Ellbogen an die Innenseiten der Oberschenkel. Schieben Sie noch fünfmal sanft beide Beine nach außen und halten Sie die letzte Wiederholung für 10 Sekunden.

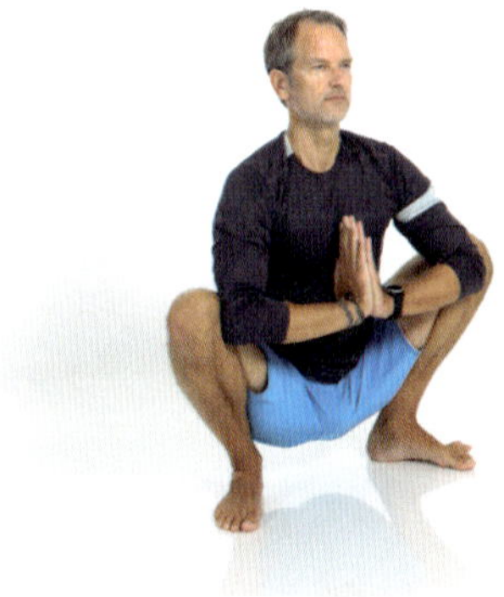

5. Drücken Sie sich aus der tiefen Hocke in den Stand und lockern Sie die Beine.

6.6.4 Elastische und kraftvolle Beine

Diese Übungsfolge verbessert die Mobilität und Kraft Ihrer gesamten Beinachse und schafft die Voraussetzung für eine funktionelle Geh- und Laufbewegung. Neben den Hüftgelenken werden auch die Zehen-, Fuß- und Kniegelenke mobilisiert. Dies geschieht immer aktiv aus einer geführten Bewegung heraus und nicht passiv durch bloßes Einnehmen einer Dehnhaltung. Durch die aktive Muskelbeteiligung vergrößern Sie Ihren willentlich einnehmbaren Bewegungsraum und laufen nicht Gefahr, durch zu intensives Dehnen instabil in den Gelenken zu werden.

1. Stehen Sie in aufrechter Haltung mit parallelen, etwa hüftschmal geöffneten Füßen.

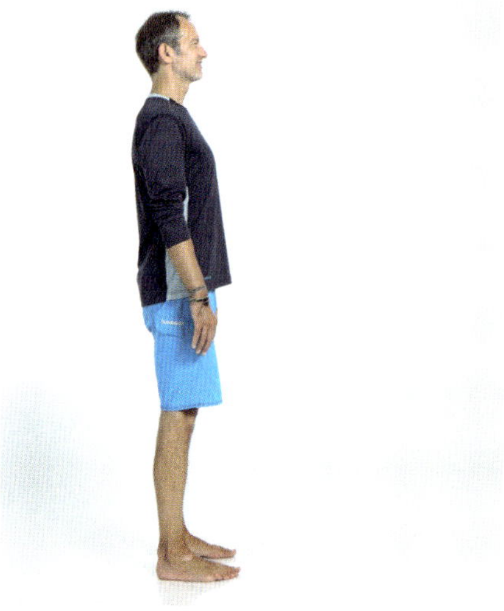

2. **Tiefe Hocke**
   Beugen Sie die Beine und kommen Sie in eine tiefe Hocke mit gehobenen Fersen. Wenn möglich, sitzen Sie auf Ihren Fersen und halten den Oberkörper aufrecht.

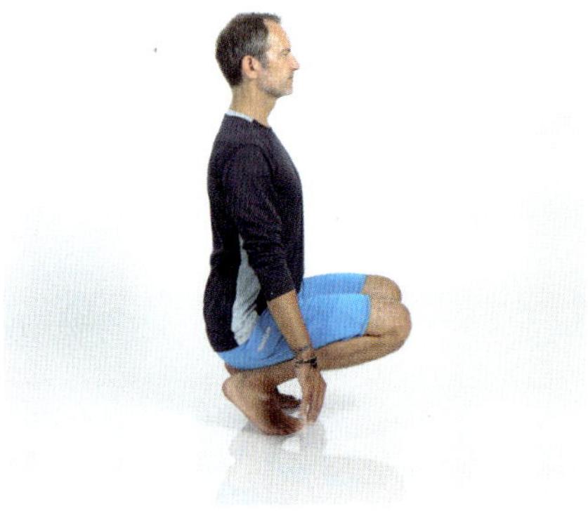

3. **Die Fersen absenken**
Senken Sie aus der tiefen Hocke die Fersen auf die Matte und lehnen Sie den Oberkörper nach vorne. Dann heben Sie die Fersen wieder an und kommen in die tiefe Hocke zurück. Machen Sie 5-10 Wiederholungen.

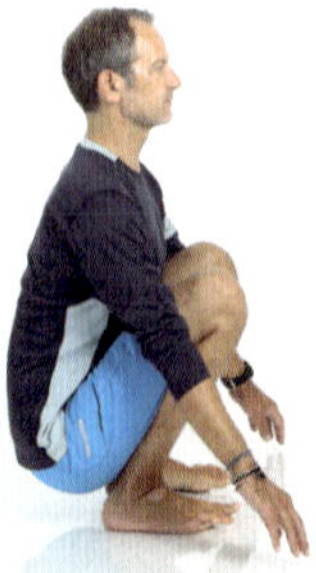

4. **Die Knie absenken**
Senken Sie nun aus der tiefen Hocke die Knie auf den Boden. Lassen Sie die Knie nicht plumpsen. Nehmen Sie am Anfang die Hände auf den Boden, um die Bewegung kontrolliert auszuführen. Dann kommen Sie zurück in die tiefe Hocke. Machen Sie 5-10 Wiederholungen.

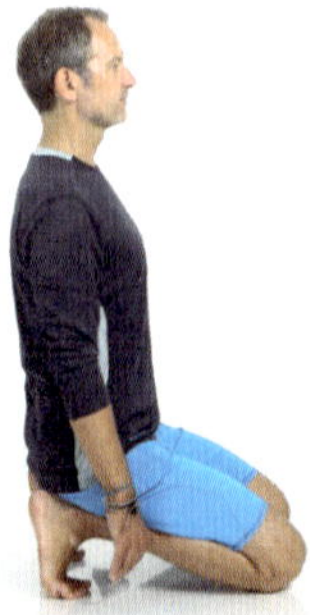

5. **Hinge Back/Thigh Stretch**
Lassen Sie mit der letzten Wiederholung die Knie auf der Matte und kommen Sie in einen hohen Kniestand. Der Oberkörper ist aufrecht, die Hüften sind gestreckt, Bauch- und Gesäßmuskeln werden aktiviert und die Zehen sind aufgestellt. Heben Sie die Arme auf Schulterhöhe nach vorne. Lehnen Sie sich zurück, indem Sie die Knie beugen. Nur die Knie bewegen sich! Spüren Sie die Dehnung auf der Oberschenkelvorderseite. Dann strecken Sie die Knie wieder und richten sich wieder auf. Machen Sie 5-10 Wiederholungen. Probieren Sie die Übung auch mit gestreckten Zehen.

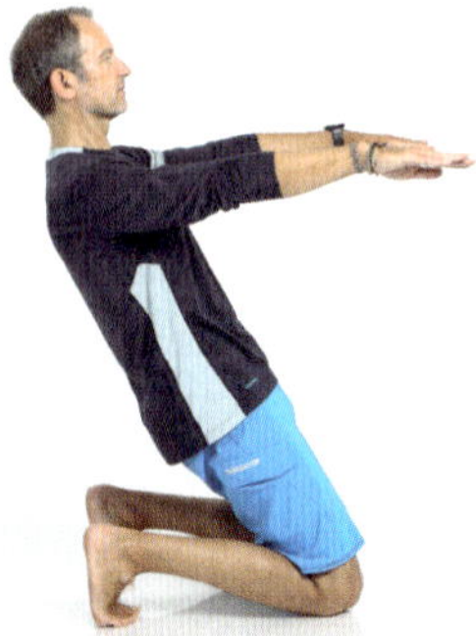

6. **Seitsitz**
Setzen Sie sich aus dem hohen Kniestand auf die eine Seite neben die Fersen. Dann kommen Sie in den hohen Kniestand und setzen sich wieder zurück. Wiederholen Sie die Bewegung bis zu fünfmal zu jeder Seite.

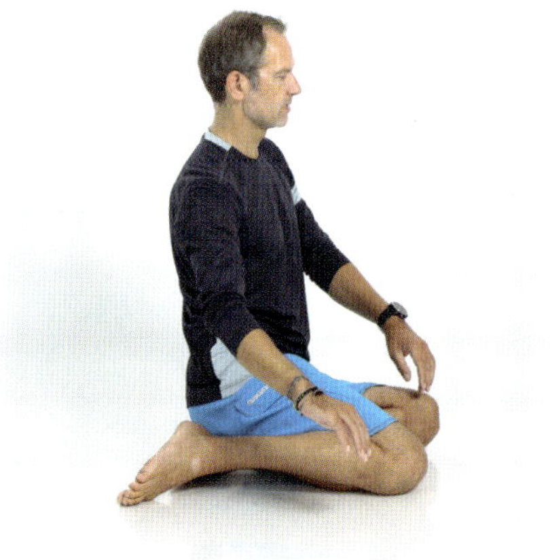

7. **Z-Sitz im Wechsel**
Sie sitzen neben den Fersen auf dem Boden und bringen die Beine in einen Z-Sitz. Stützen Sie mit den Händen hinter dem Becken und drehen Sie die Beine in den Hüften von Seite zu Seite. Drehen Sie die Beine fünfmal zu jeder Seite. Probieren Sie die Bewegung auch ohne die Hilfe der Hände.

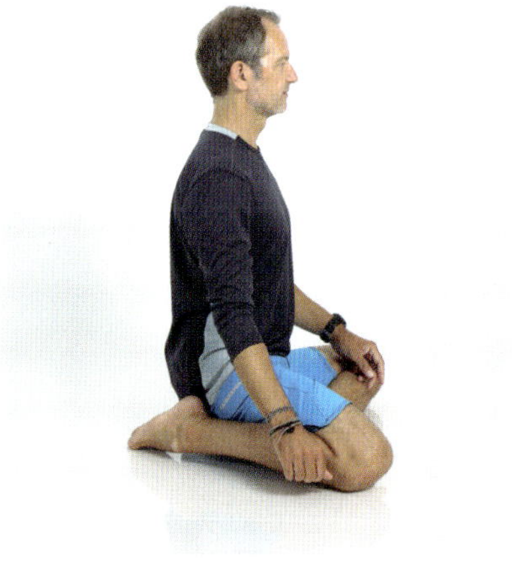

8. **Aus dem Z-Sitz aufstehen**
Zum Abschluss der Sequenz setzen Sie aus dem Z-Sitz nach links heraus den an das Gesäß geklappten rechten Fuß diagonal nach vorne. Kommen Sie dann mit oder ohne Hilfe der Hände in den Kniestand, drehen Sie den linken Unterschenkel parallel, setzen Sie die Zehen des linken Fußes auf und kommen Sie in den Stand.

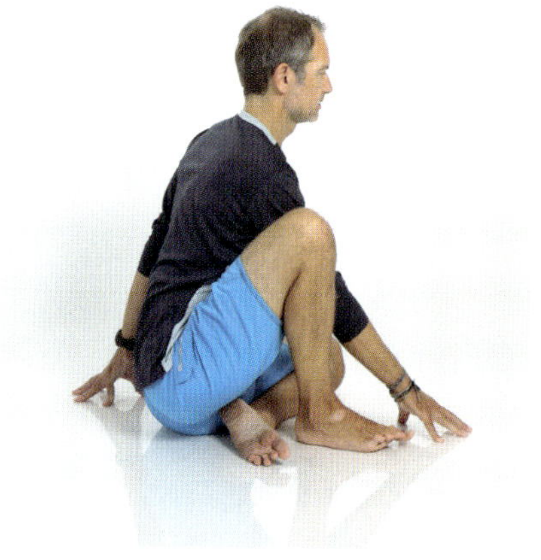

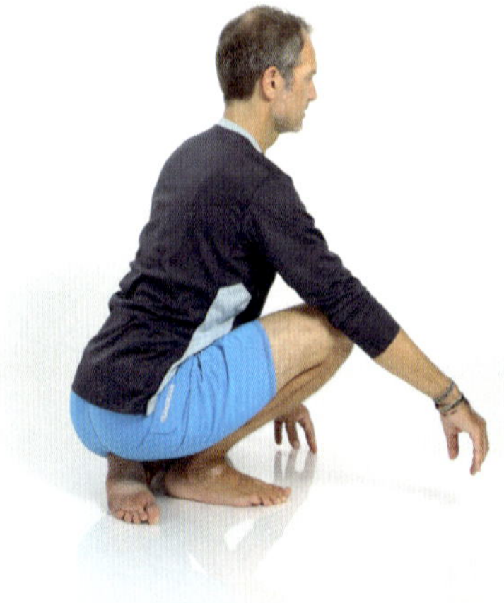

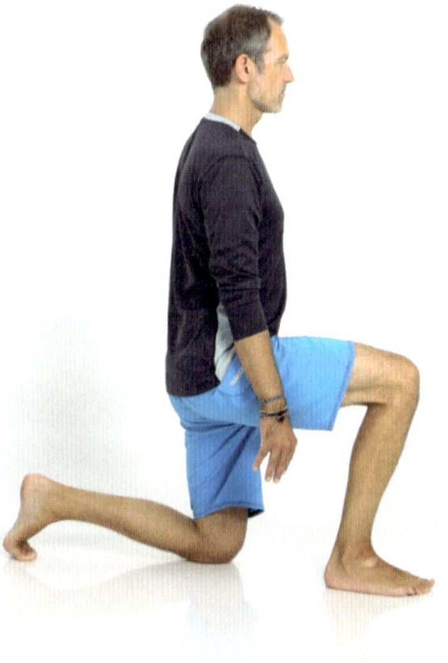

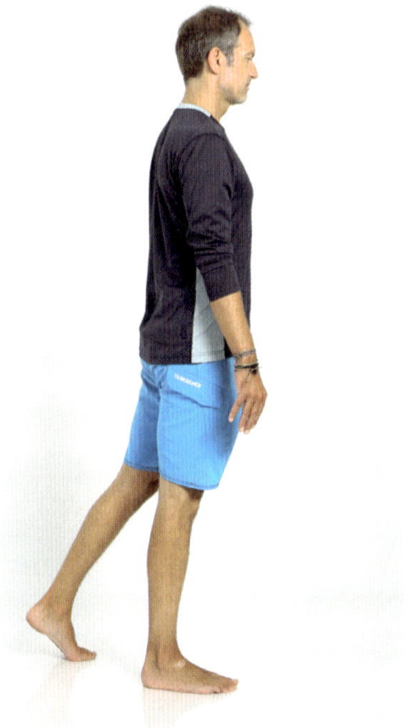

9. Nachdem Sie alle Anteile der Übungsfolge einzeln geübt haben, können Sie auch mit der Zeit die gesamte Sequenz mit jeweils einer Wiederholung pro Übung mehrere Male (3-10-mal) hintereinander ausführen.

6.6.5 Balance und Koordination

Mit dieser Sequenz verbessern Sie Ihre Stabilität in Beinen und Becken und erhöhen Ihre Balancefähigkeit sowie Koordination. Das sichere Stehen und Bewegen auf einem Bein ist für eine gesunde Laufbewegung unabdingbar, da Sie während des Laufens von Einbeinstand zu Einbeinstand springen. Je stabiler und koordinierter Ihr Einbeinstand ist, desto gesünder und effizienter ist Ihr Laufen.

Üben Sie nach Möglichkeit barfuß für ein besseres Feedback durch die Rezeptoren der Fußsohle und eine freiere Beweglichkeit Ihrer Füße.

1. Nehmen Sie einen Tennisball oder Ähnliches. Stellen Sie einen Fuß auf den Ball und reiben Sie Ihre Fußsohle über den Ball. Wecken Sie die Rezeptoren Ihrer Fußsohle und verbessern Sie Ihre Propriozeption. Machen Sie die Übung 20-30 Sekunden pro Fuß. Lassen Sie den Atem ruhig und gleichmäßig fließen.

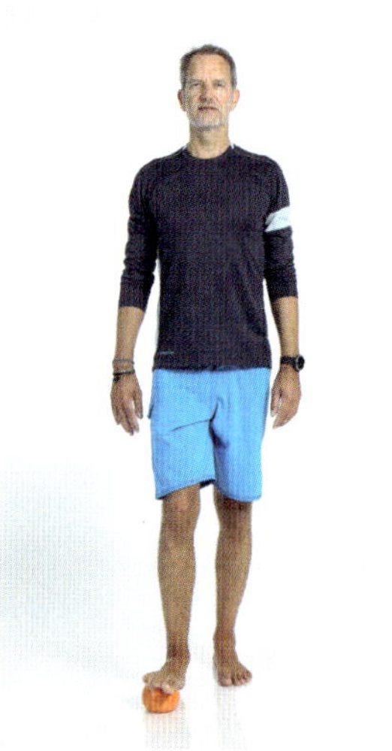

2. Sie stehen im aufrechten Stand. Heben Sie einatmend die Fersen und schwingen Sie die Arme zur Decke. Bringen Sie ausatmend die Fersen wieder an den Boden und gehen Sie in eine Kniebeuge. Dabei schwingen Sie die Arme nach hinten. Machen Sie 10 Wiederholungen.

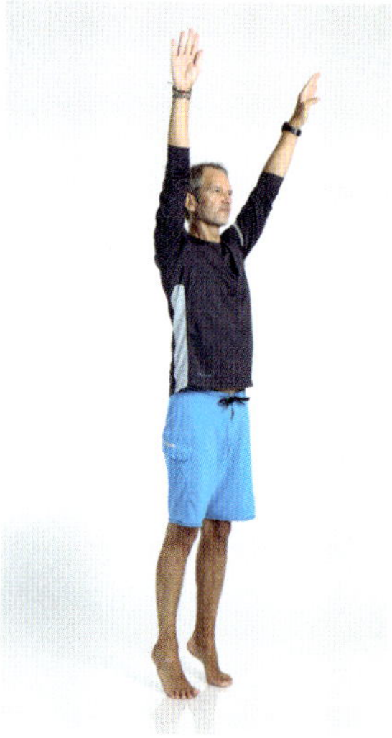

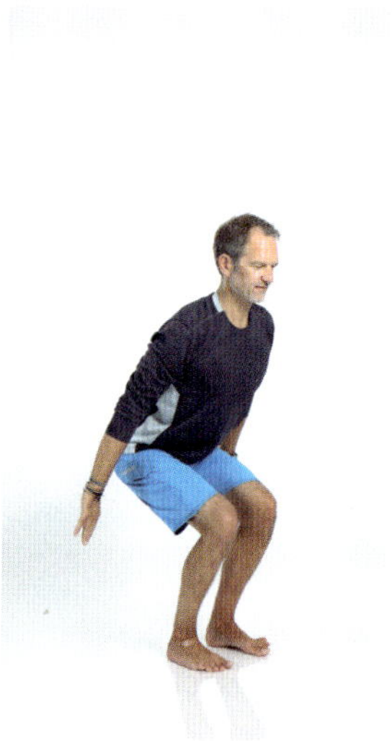

3. Nehmen Sie den linken Fuß etwa 1,5 Fußlängen nach vorn. Verlagern Sie im Ausfallschritt Ihr Gewicht von Fuß zu Fuß, indem Sie Ihr Becken vor- und zurückschieben. So aktivieren Sie die Muskeln, die an Ihrem Becken für seitliche Stabilität sorgen. Atmen Sie ein, wenn Sie Ihr Gewicht nach vorne schieben und aus, wenn Sie zurückgehen. Nehmen Sie nach fünf Wiederholungen den rechten Fuß nach vorn.

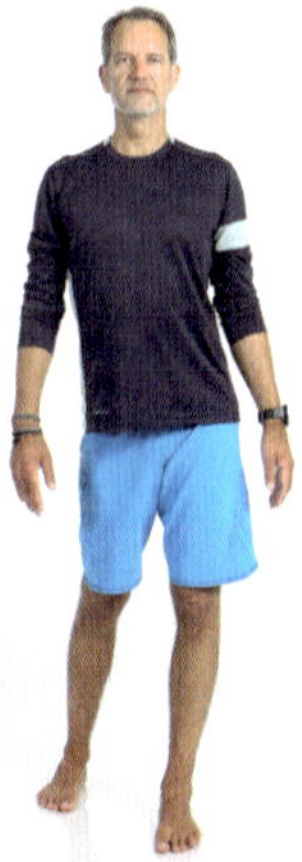

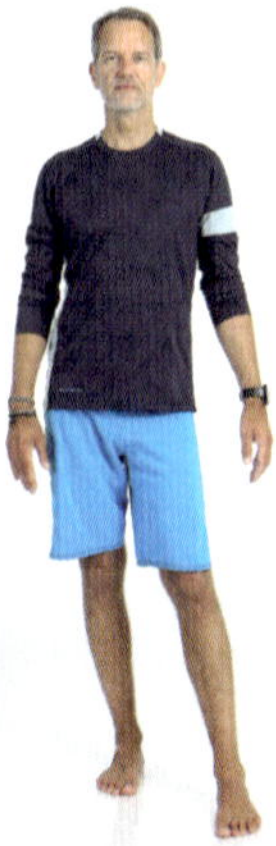

4. Stehen Sie, wie unter Punkt 3 beschrieben, im Ausfallschritt mit dem rechten Fuß vorn. Schieben Sie die linke Ferse in den Boden, als wollten Sie sich abdrücken und drehen Sie einatmend Ihren Kopf und Rumpf nach rechts. Strecken Sie sich dabei durch den ganzen Körper. Dann kehren Sie ausatmend wieder in die Ausgangsstellung zurück.

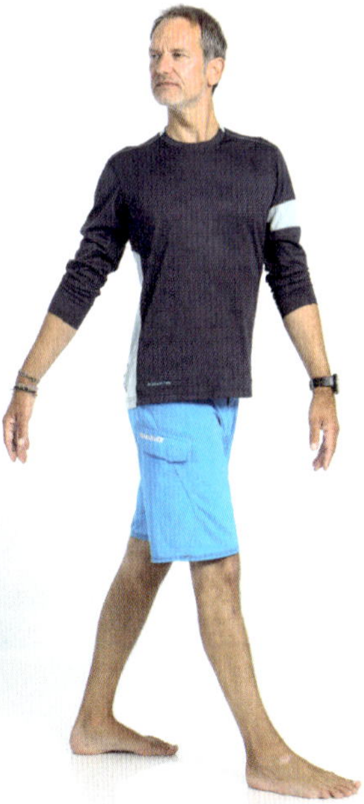

5. Stehen Sie mit dem rechten Fuß vorn und dem linken Fuß im 90°-Winkel dazu. Mit der Einatmung bringen Sie den linken Fuß in einer Kreisbewegung nach vorne. Dabei bleibt das rechte Bein ruhig stehen und Sie drehen Ihr Becken auf dem stabilen rechten Bein. Ausatmend kommen Sie in die Ausgangsstellung zurück. Nach fünf Wiederholungen wechseln Sie den linken Fuß nach vorn.

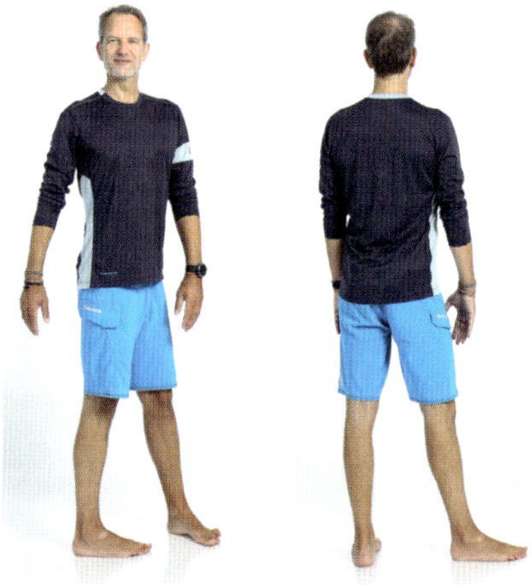

6. Stehen Sie auf dem rechten Bein und halten Sie das linke Knie in der Luft. Halten Sie für 30 Sekunden. Zur Steigerung können Sie das rechte Bein minimal (5-10°) beugen und wieder strecken oder die Augen schließen. Wiederholen Sie die Übung auf dem linken Bein.

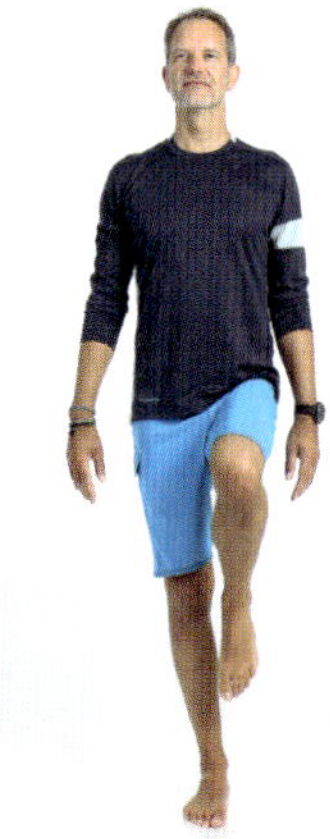

7. Springen Sie 60 Sekunden ähnlich einem Skater von Bein zu Bein und halten Sie jeweils für einen kurzen Moment den Einbeinstand. Bewegen Sie sich dabei mit den Sprüngen variantenreich durch den Raum.

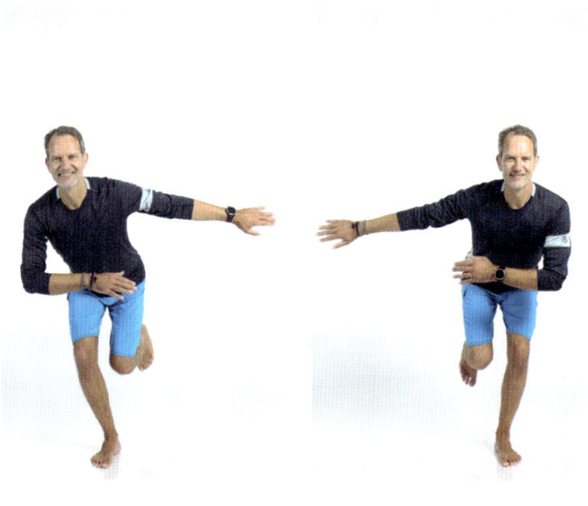

8. **Tiefer Lunge (bulgarischer Lunge)**
Sie stehen in Ausfallschrittstellung, sodass in der tiefen Position das vordere Knie direkt über dem Fußgelenk steht und das hintere Knie sich lotrecht unter der Hüfte befindet. Machen Sie 10 tiefe Kniebeugen auf jeder Seite. Als Progression legen Sie den hinteren Fuß mit dem Fußrücken auf einen Kasten oder einen Stuhl.

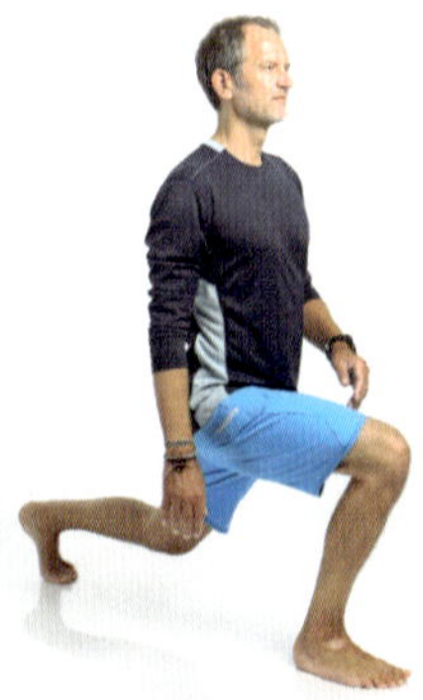

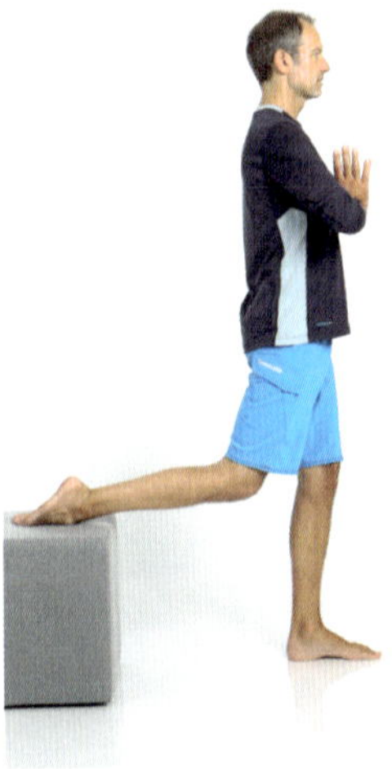

9. **Back Lunge**
Sie stehen Sie mit geschlossenen Füßen. Machen Sie abwechselnd Ausfallschritte rückwärts. Halten Sie das vordere Knie über dem Fußgelenk und bei beiden Beinen das Knie und die Zehen in einer Richtung. Machen Sie 5-10 Wiederholungen auf jeder Seite.

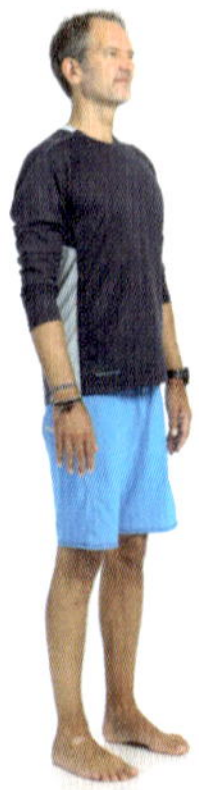

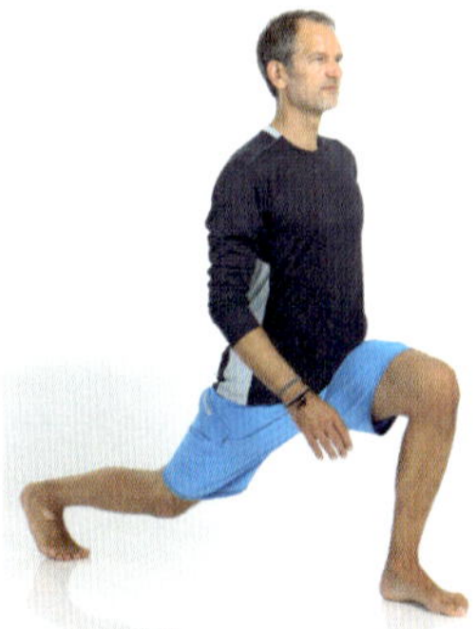

10. Front Lunge

Sie stehen mit geschlossenen Füßen. Machen Sie abwechselnd Ausfallschritte vorwärts. Halten Sie das vordere Knie über dem Fußgelenk und bei beiden Beinen das Knie und die Zehen in einer Richtung. Machen Sie 5-10 Wiederholungen auf jeder Seite.

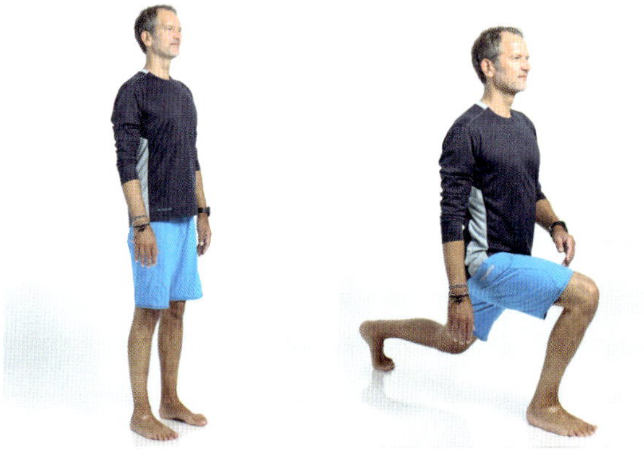

11. Side Lunge

Sie stehen mit geschlossenen Füßen. Machen Sie abwechselnd Ausfallschritte zur Seite. Halten Sie das Standbein gestreckt und den Fuß nach vorn ausgerichtet. Drehen Sie das Spielbein leicht nach außen, halten Sie das Knie hinter den Zehen und Knie und Zehen in einer Richtung. Machen Sie 5-10 Wiederholungen auf jeder Seite.

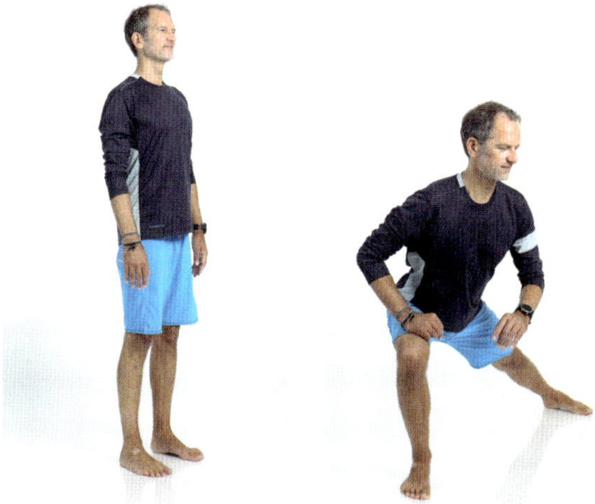

12. Crossed Back Lunge (Dragon Squat)

Sie stehen mit geschlossenen Füßen. Machen Sie abwechselnd Ausfallschritte rückwärts gekreuzt. Beugen Sie das Standbein und halten Sie das Knie über dem Fußgelenk. Beugen Sie auch das Spielbein und behalten Sie Knie und die Zehen in einer Richtung. Machen Sie 5-10 Wiederholungen auf jeder Seite.

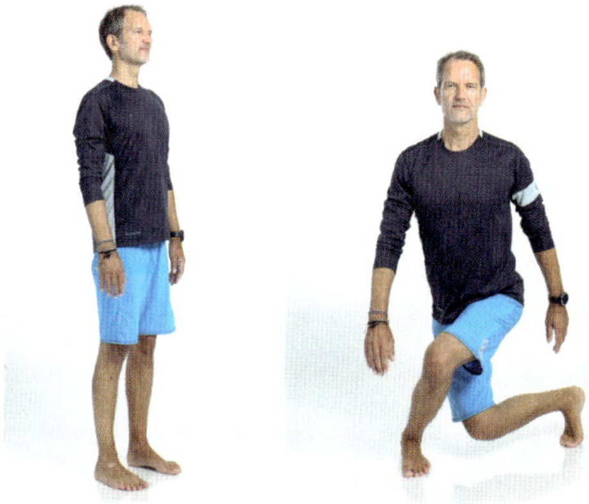

13. **Knee up in die Standwaage**
Sie stehen auf dem linken Bein und halten das rechte Knie mit den Händen nah zum Körper gezogen. Beugen Sie das Standbein ein wenig und lehnen Sie den Oberkörper nach vorn. Lösen Sie die Hände vom rechten Knie und strecken Sie das Bein weit nach hinten. Gleichzeitig strecken Sie auch das linke Bein wieder und kommen in die Standwaage. Die Arme können Sie zur Balance zu den Seiten führen oder zu den Füßen (leichter) oder zum Kopf (schwerer) strecken. Dann beugen Sie beide Beine wieder und kommen in die Ausgangsstellung zurück. Machen Sie die Übung 1-3-mal für jedes Bein.

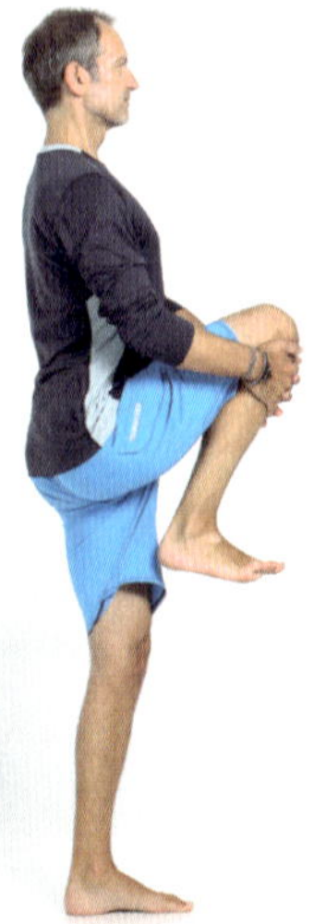

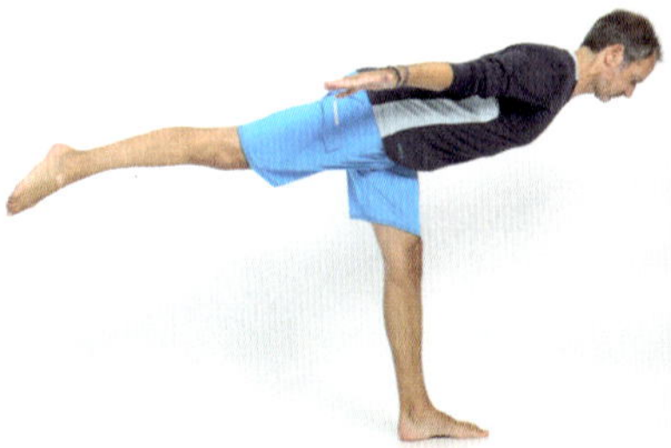

14. Schütteln Sie die Beine zum Abschluss ein wenig aus. Fertig.

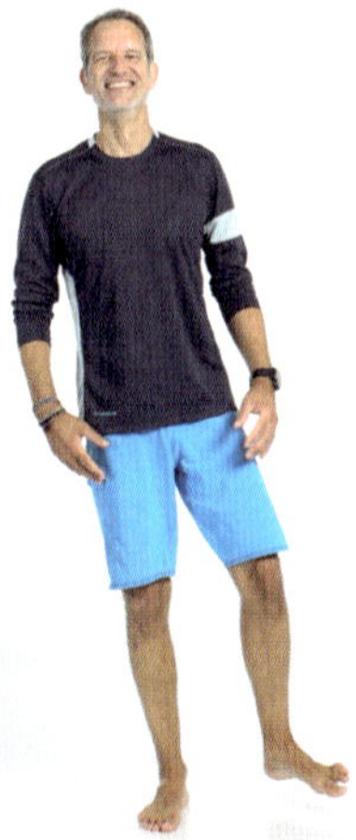

6.6.6 Bewegt und kraftvoll von Kopf bis Fuß

Eine kraftvolle Übungsfolge, die Sie wunderbar als Vorbereitung oder Nachbereitung Ihrer Laufeinheit oder als Start in den Tag separat verwenden können. Machen Sie nach Kraft und Lust 3-5 Durchgänge und mobilisieren Sie kraftvoll Ihren gesamten Körper von Kopf bis Fuß.

1. Starten Sie in aufrechter, guter Haltung mit parallelen, hüftschmalen Füßen.

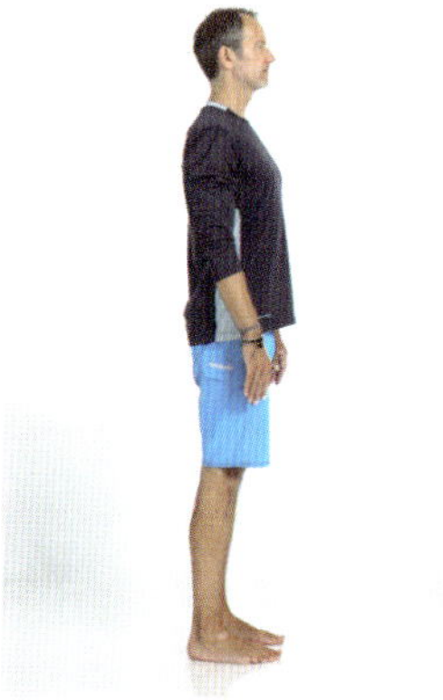

2. Standing Roll-down: Rollen Sie ausatmend in einem gleichmäßigen Bogen nach vorne. Beugen Sie bei Bedarf die Knie, um mit den Händen an den Boden zu kommen.

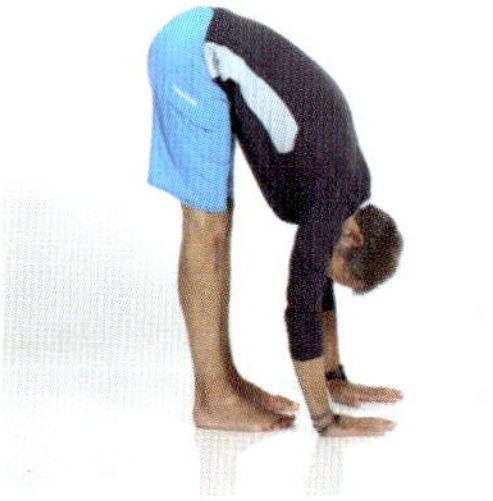

3. Laufen Sie mit den Händen nach vorne in eine Planke und schieben Sie das Becken nach hinten und oben in den Up-Stretch.

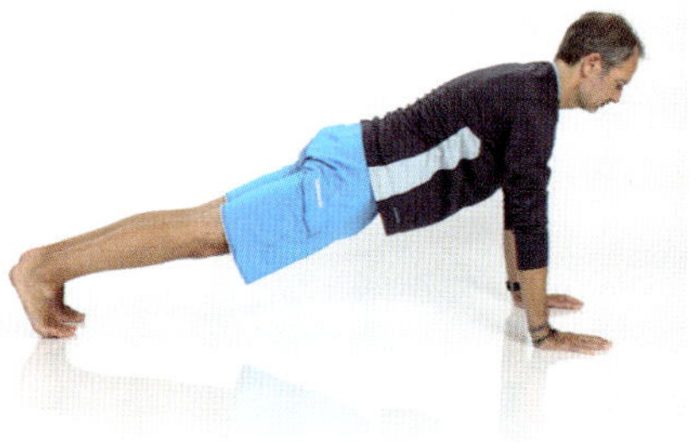

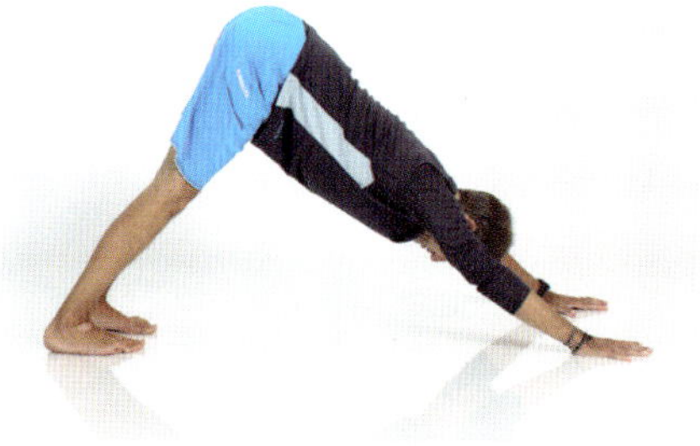

4. Walking im Up-Stretch: Gehen Sie 6-10 Schritte auf der Stelle im Up-Stretch und räkeln Sie sich dabei.

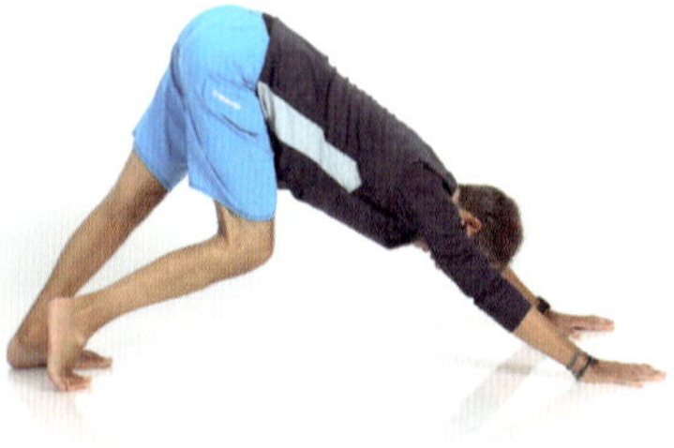

5. Halten Sie den Up-Stretch, achten Sie auf einen geraden Rücken und beugen und strecken Sie die Knie 3-5-mal.

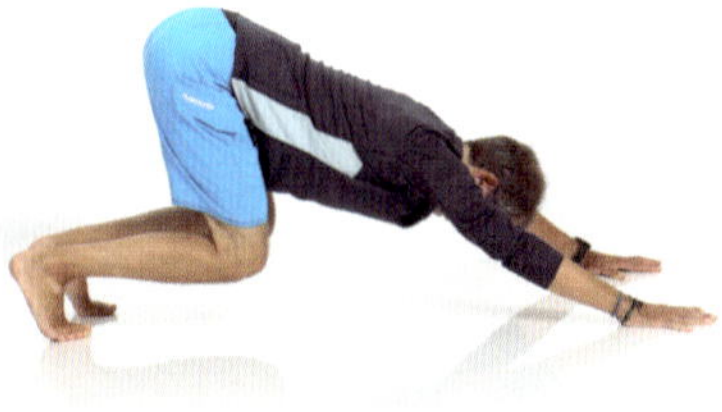

6. Gehen Sie aus dem Up-Stretch mit den Füßen rechts und links neben die Hände und kommen Sie in eine tiefe Hocke.

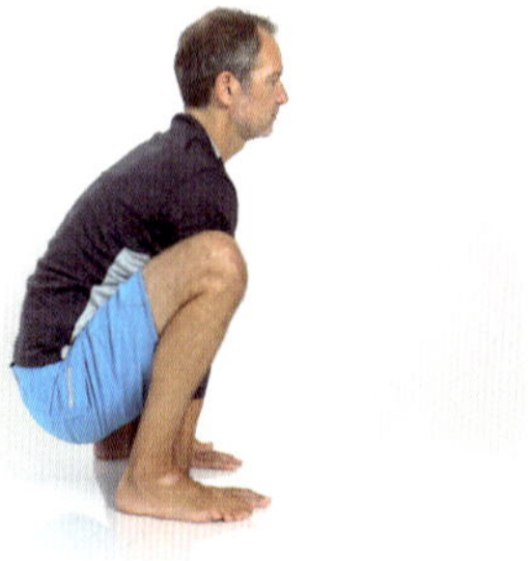

7. Setzen Sie von hier den rechten Fuß zurück in den Ausfallschritt. Strecken und beugen Sie dreimal das linke vordere Bein.

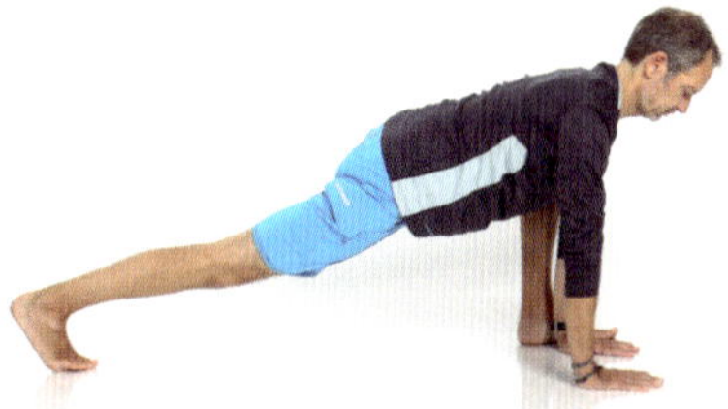

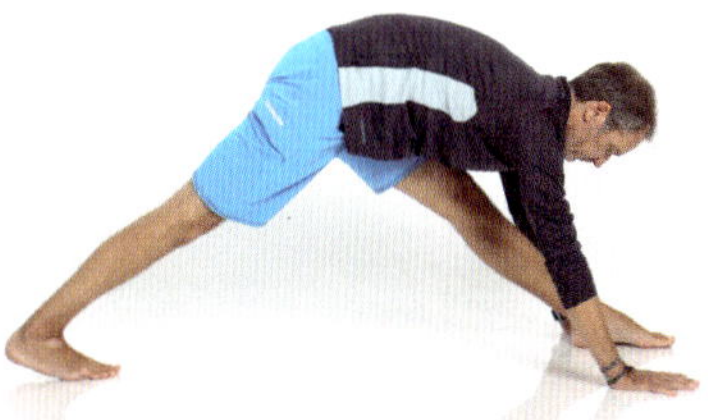

8. Nehmen Sie den rechten Fuß wieder nach vorne und kommen Sie in die tiefe Hocke.

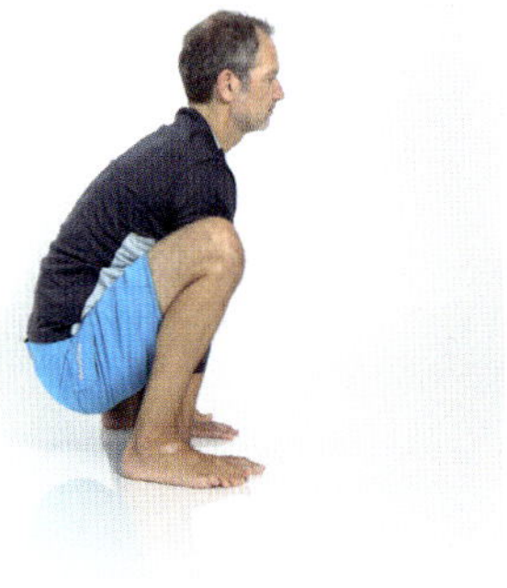

9. Setzen Sie von hier den linken Fuß zurück in den Ausfallschritt. Strecken und beugen Sie dreimal das rechte vordere Bein.

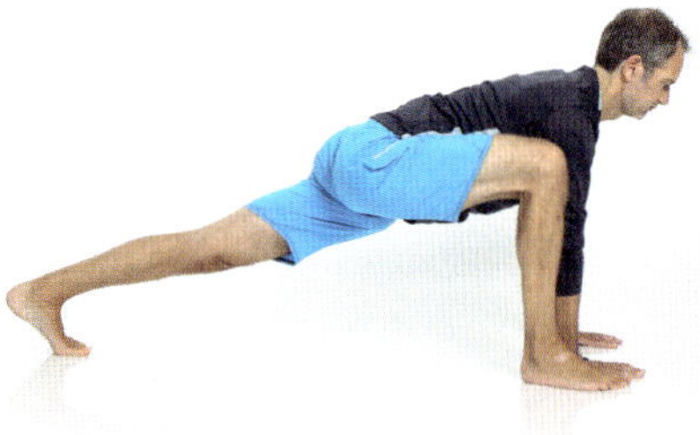

10. Nehmen Sie den linken Fuß wieder nach vorne und kommen Sie in die tiefe Hocke. Halten Sie mit der linken Hand das rechte Fußgelenk und strecken Sie den rechten Arm zur Decke. Wiederholen Sie die Bewegung zur anderen Seite. Halten Sie jeweils die Rotation für drei Atemzüge.

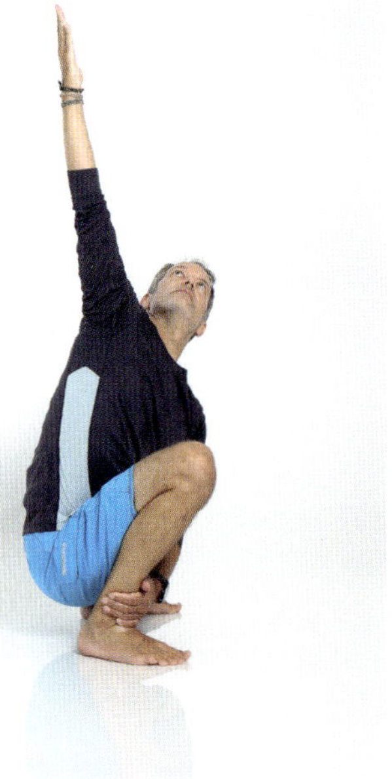

11. Kommen Sie aus der tiefen Hocke in den Sitz mit aufgestellten Füßen. Setzen Sie die Hände, mit den Fingern zu den Seiten zeigend, hinter dem Becken auf und drücken Sie sich in eine Tischhaltung. Bleiben Sie für 3-5 Atemzüge in der Position und kehren Sie in die tiefe Hocke zurück.

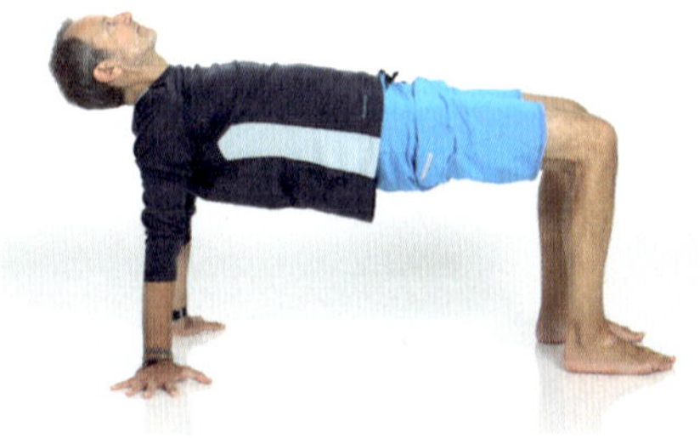

12. Vorwärtsbeuge: Setzen Sie die Hände vor den Füßen auf den Boden und strecken Sie die Beine.

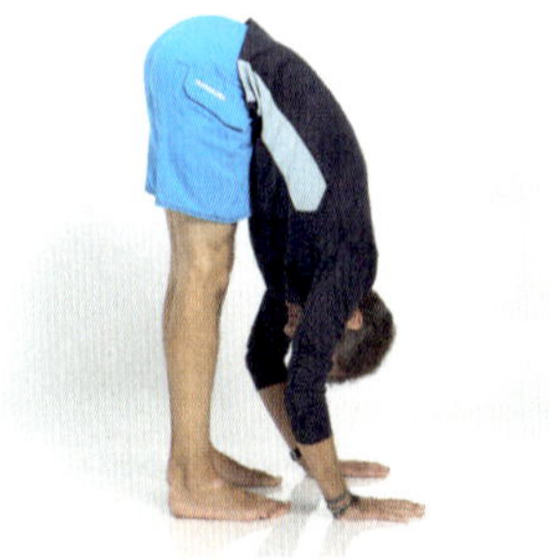

13. Beugen Sie die Beine auf etwa 90° und verschränken Sie die Hände hinter dem Kopf. Kommen Sie mit langem Rücken in den Stand und von dort in eine stehende Rückwärtsbeuge.

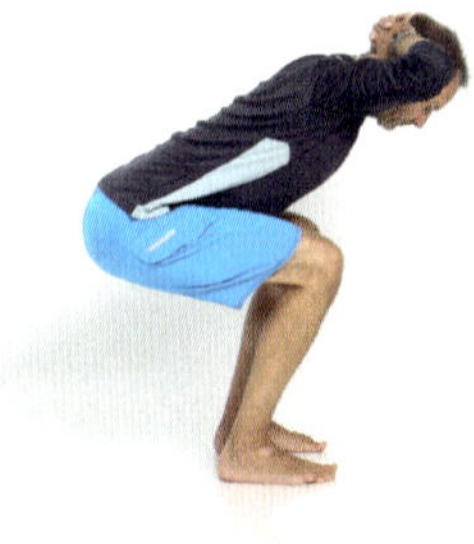

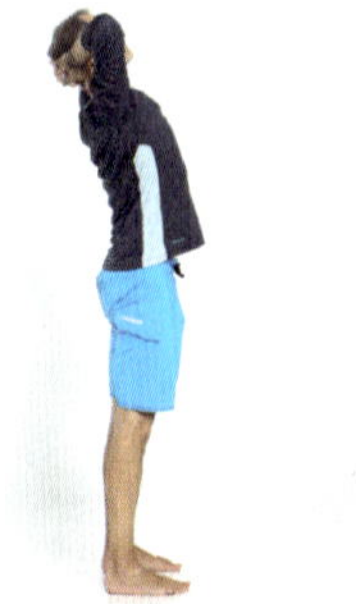

14. Stehen Sie wie am Anfang der Sequenz in aufrechter Haltung.

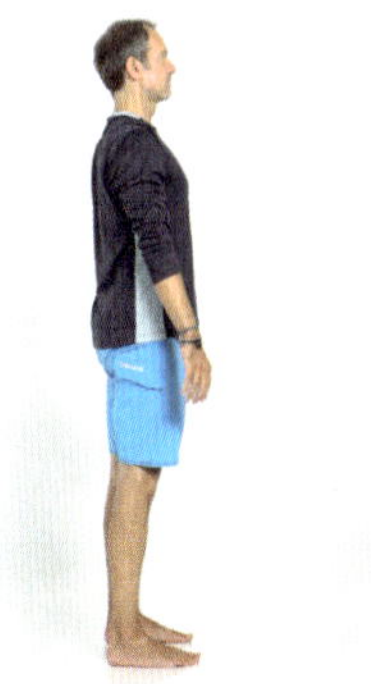

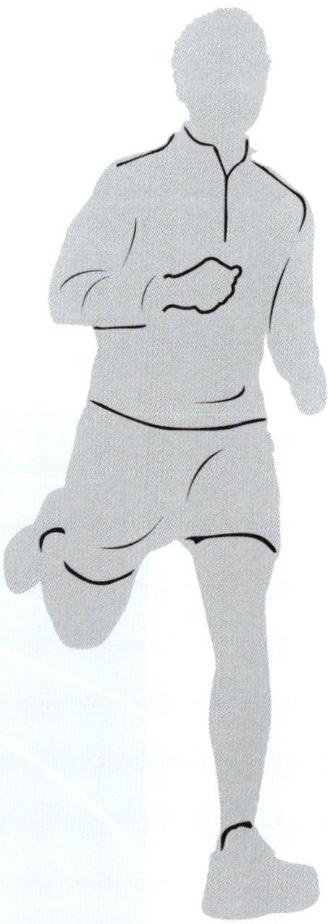

KAPITEL 7

TEST DER GRUNDFÄHIGKEITEN

Folgende Grundfähigkeiten sollten Sie für ein effizientes Laufen entwickeln:

- bewegliche Fußgelenke;
- Extension in den Hüften;
- Flexion in den Hüften;
- Extension des Brustkorbs;
- Stabilität und Alignment der Beinachsen;
- Stabilität des Rumpfs in allen Ebenen (sagittal, frontal, horizontal);
- elastische Faszien.

7.1 Test der Mobilität

Der Zielwinkel gibt die Norm an, die für eine natürliche Laufbewegung nötig ist. Kleinere Werte bedeuten, dass die Mobilität gesteigert werden sollte. Größere Werte zeigen eine Hypermobilität an, die aktiv stabilisiert werden muss!

7.1.1 Fußgelenk

M. soleus

Ausgangsstellung: Bauchlage mit neutralem Becken und LWS (Lendenwirbelsäule); ein Bein ist auf der Liege ausgestreckt; das andere Bein ist 90° im Knie gebeugt und 90° im Fußgelenk gebeugt.

Bewegung: Passive Dorsalextension im Fußgelenk.

Ziel: 20-30° zur Horizontalen.

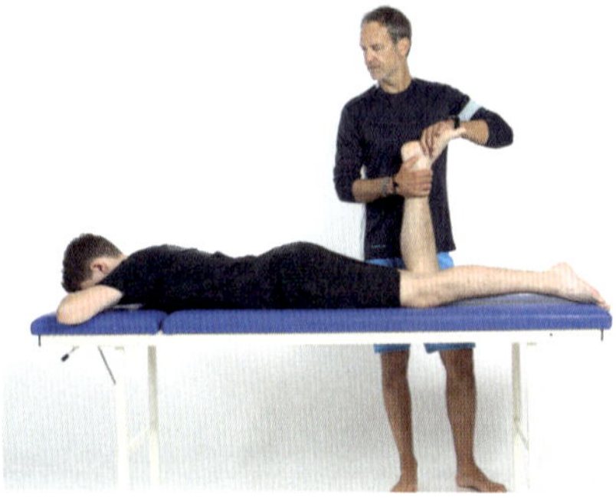

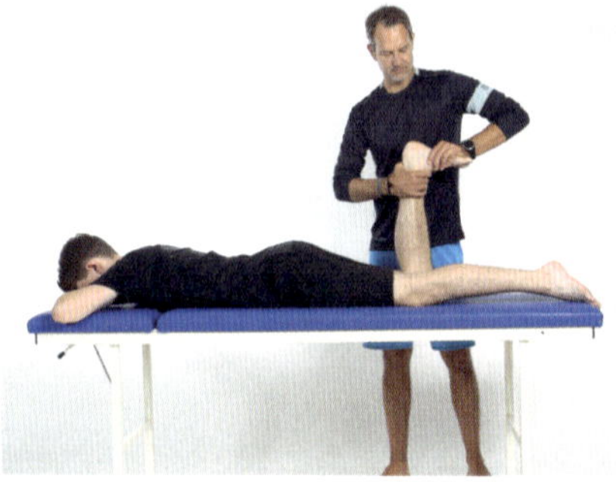

M. gastrocnemius

Ausgangsstellung: Rückenlage mit neutralem Becken und LWS; beide Beine sind auf der Liege ausgestreckt.

Bewegung: Passive Dorsalextension im Fußgelenk.

Ziel: 10-15° zur Vertikalen (bei gestrecktem Knie!).

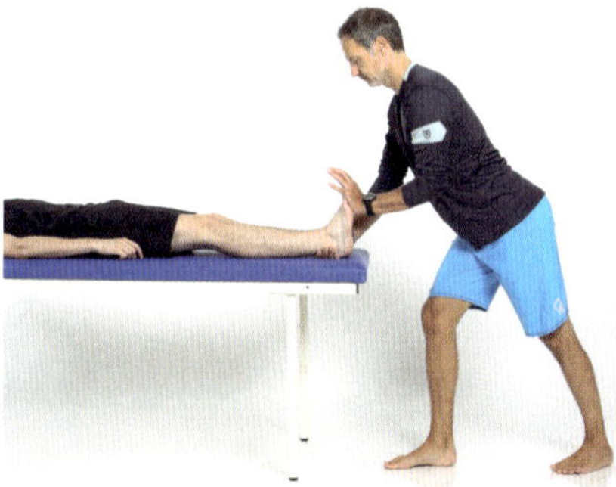

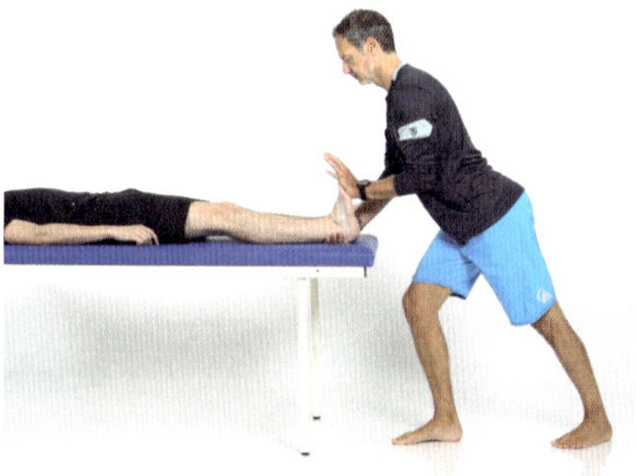

M. soleus und M. gastrocnemius

Ausgangsstellung: Neutraler Stand, hüftschmal mit parallelen Füßen.

Bewegung: Tiefe Hocke.

Ziel: Volle Bewegung ohne Abweichungen in der Beinachse oder der Stellung des Fußes.

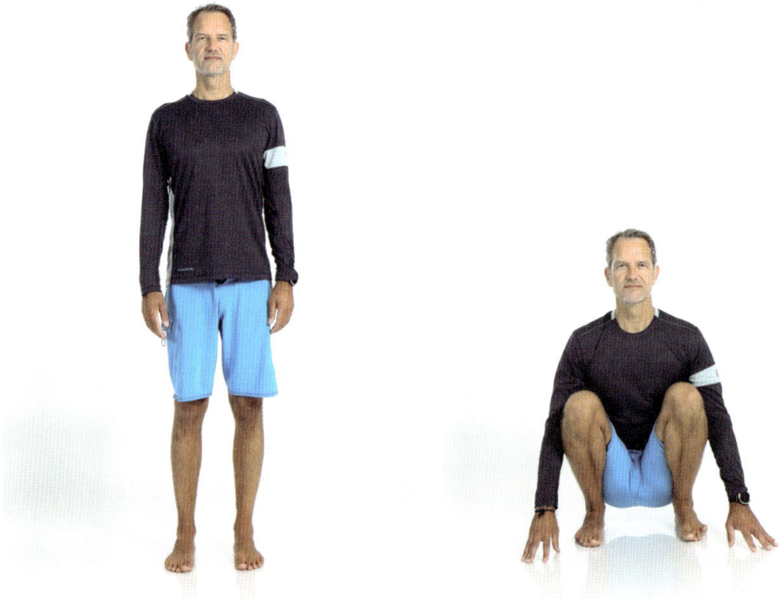

7.1.2 Hüfte

M. rectus femoris

Ausgangsstellung: Rückenlage mit neutralem Becken und LWS; einen Oberschenkel mit den Händen halten, das Knie ist gebeugt; das andere Bein ist in der Hüfte gestreckt, der Unterschenkel hängt über die Liege.

Bewegung: Das Knie wird passiv gebeugt.

Ziel: 90°.

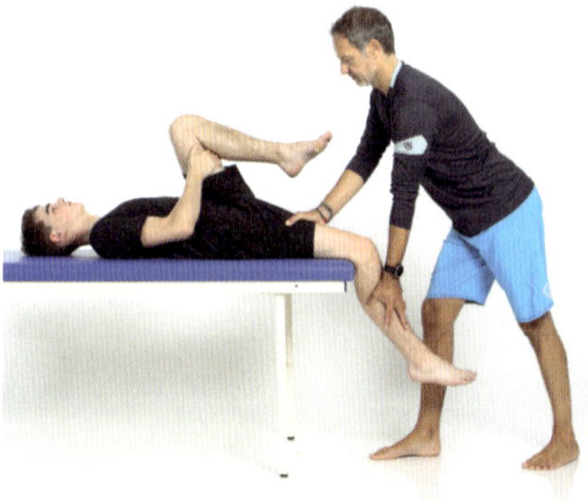

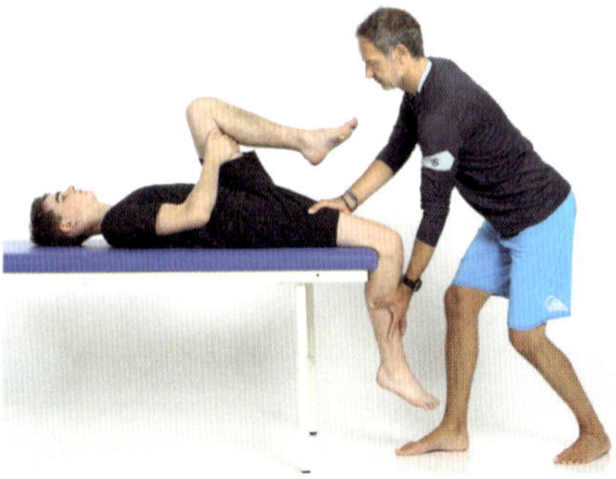

M. iliopsoas

Ausgangsstellung: Rückenlage mit neutralem Becken und LWS; ein Oberschenkel wird mit den Händen gehalten, das Knie ist gebeugt; das andere Bein hängt gebeugt über die Liege.

Bewegung: Die Hüfte wird passiv gestreckt.

Ziel: 0-10° Streckung.

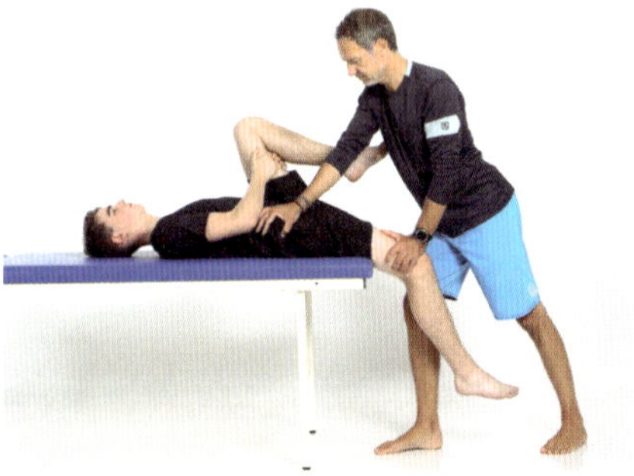

Mm. ischiocrurales

Ausgangsstellung: Rückenlage mit neutralem Becken und LWS; ein Bein wird lang auf der Liege ausgestreckt; das andere Bein wird gestreckt gehoben.

Bewegung: Das gestreckte Bein wird passiv zur Decke geführt.

Ziel: 70-90°.

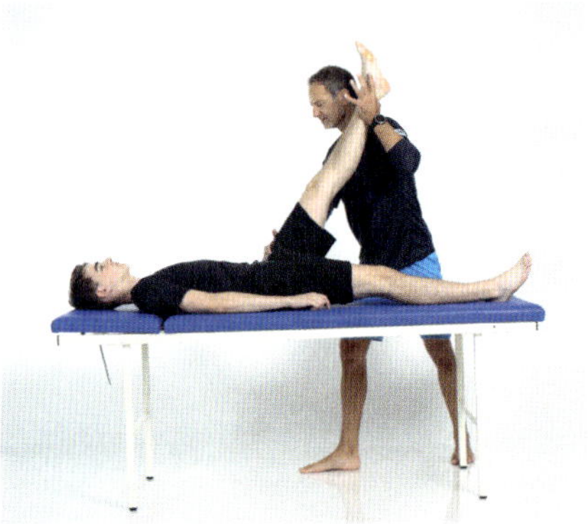

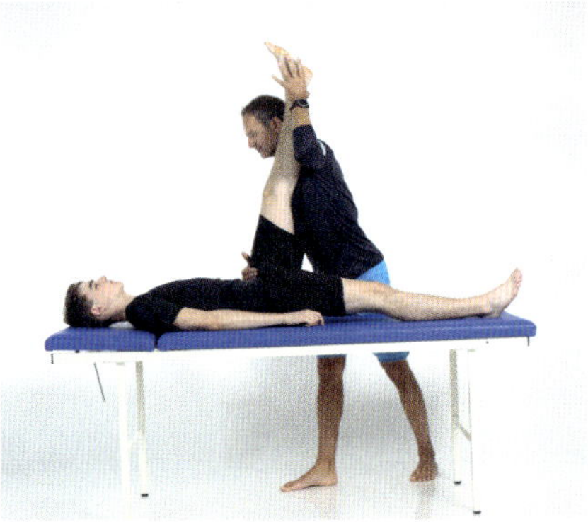

Mm. adductores

Ausgangsstellung: Rückenlage mit neutralem Becken und LWS; beide Beine sind gebeugt auf der Liege aufgestellt.

Bewegung: Ein Bein gebeugt nach außen fallen lassen.

Ziel: 45°.

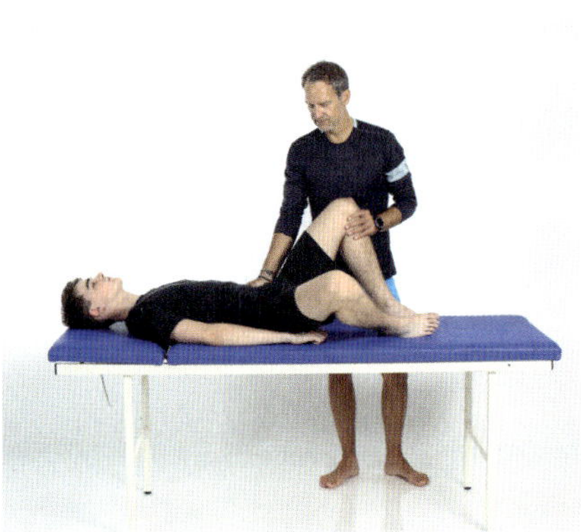

Roll-down aus dem Stand – Vorbeuge

Ausgangsstellung: Neutraler Stand.

Bewegung: Abrollen aus dem Stand.

Ziel: Die Hände berühren den Boden, die Beine sind gestreckt, die Wirbelsäule bildet einen gleichmäßigen Bogen.

Bewertung: Flexibilität der Hüftstrecker und Beinbeuger; Beweglichkeit der gesamten dorsalen Kette; Wahrnehmung und Kontrolle für gleichmäßiges Beugen der dorsalen Kette.

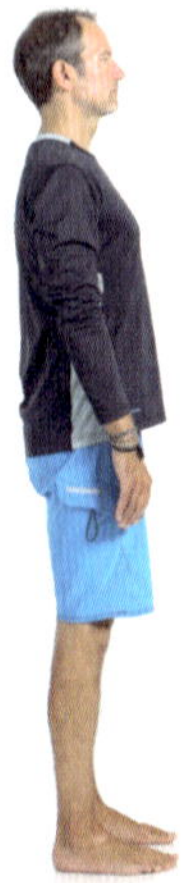

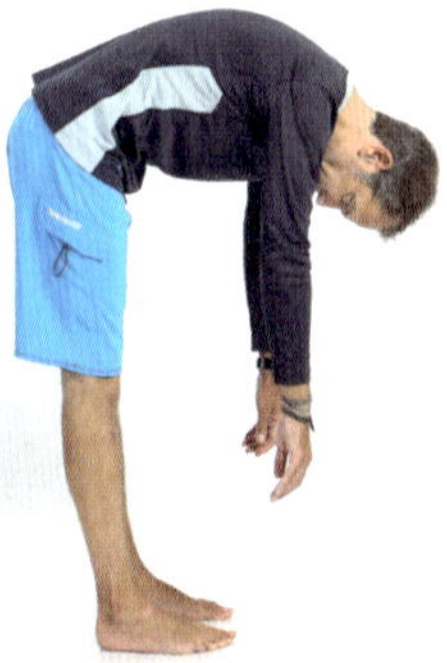

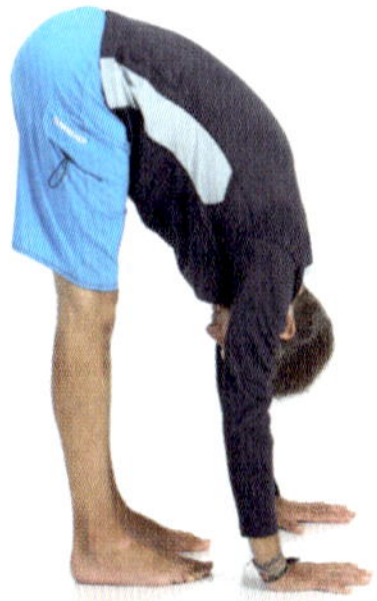

Anfersen in Bauchlage

Ausgangsstellung: Bauchlage mit neutralem Becken und LWS; ein Bein ist gestreckt, das andere Bein ist 90° gebeugt; die Hände liegen unter der Stirn.

Bewegung: Das gebeugte Bein von der Unterlage heben; danach den Oberschenkel wieder ablegen und die Ferse zum Gesäß ziehen.

Ziel: Extension der Hüfte 0-10°; Kontrolle der Beckenposition und der Rückenlordose beim Anfersen.

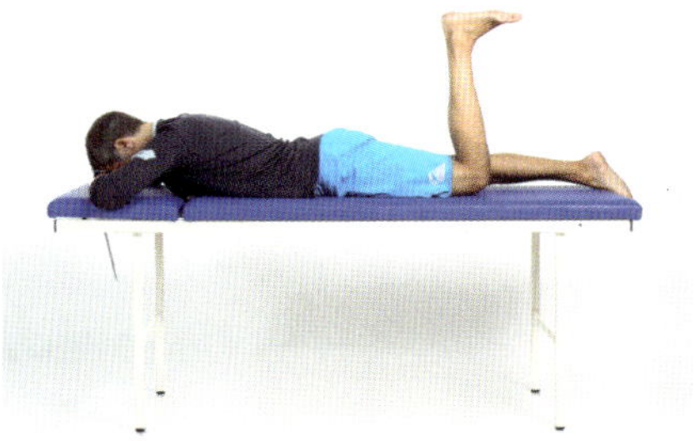

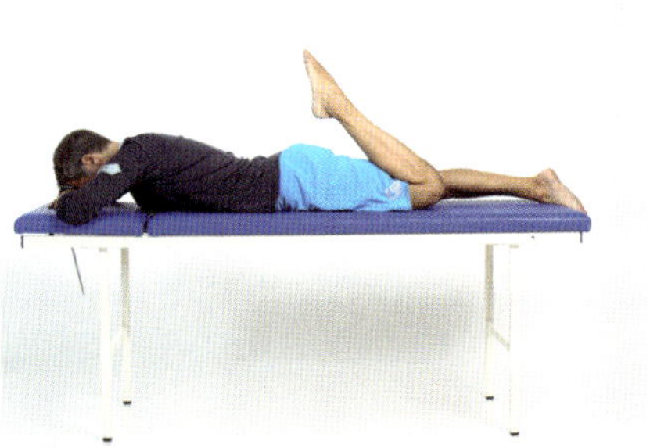

Beinheben aus der Bauchlage

Ausgangsstellung: Bauchlage mit neutralem Becken und LWS; die Beine sind gestreckt; die Hände liegen unter der Stirn.

Bewegung: Das gestreckte Bein im Wechsel heben.

Ziel: Isolierte Bewegung in die Hüftextension; gleichmäßiger Einsatz der unteren dorsalen Kette aus Po- und Oberschenkelmuskeln.

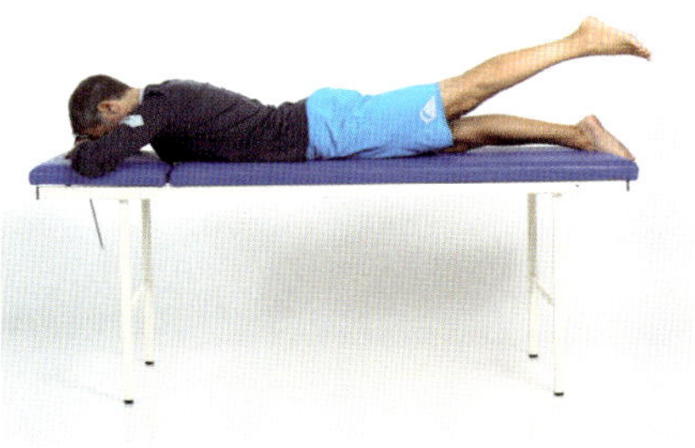

7.1.3 Thorax – BWS

Baby Swan

Ausgangsstellung: Bauchlage mit neutralem Becken und LWS; die Beine sind gestreckt; die Hände sind seitlich neben dem Brustkorb aufgestellt.

Bewegung: Aktive Extension der Brustwirbelsäule.

Ziel: Isolierte Bewegung der BWS möglich; Kontrolle der Extension in HWS, LWS und Hüfte; Aktivierung der Bauchmuskeln in Extension; Beckenkontrolle in Bauchlage.

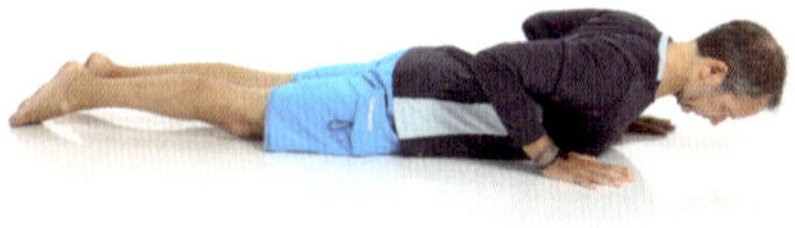

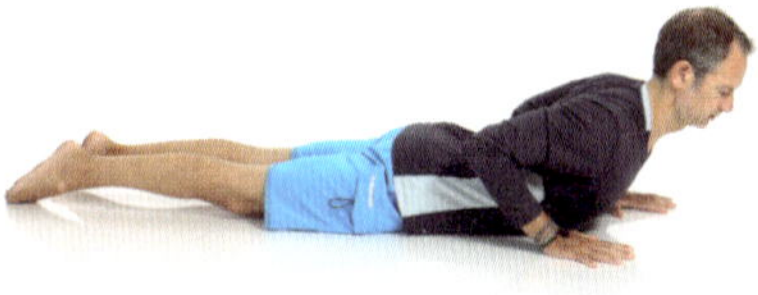

Stern in Bauchlage

Ausgangsstellung: Bauchlage mit neutralem Becken und LWS; die Beine sind gestreckt; die Arme sind nach vorn gestreckt.

Bewegung: Mit gehobenem Oberkörper die gestreckten Arme und Beine im Wechsel diagonal heben.

Ziel: Volle Flexionsfähigkeit der Schultern; kontrollierte Aufrichtung des Brustkorbs; Aktivierung der Bauchmuskeln in Bauchlage; Rumpfkontrolle.

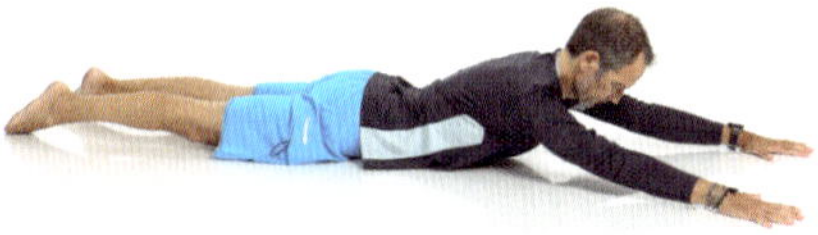

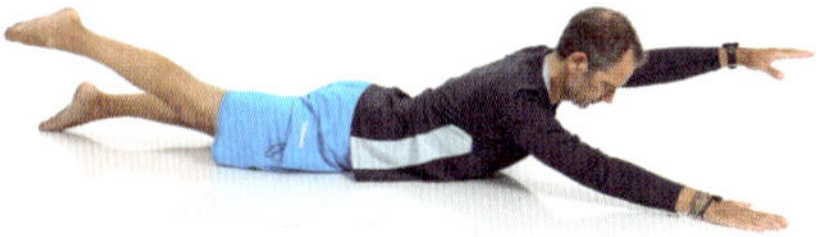

7.2 Test der Stabilität (Kraft und Koordination)

Getestet wird, ob die vorgegebene Übung in der angestrebten Wiederholungszahl in vollem Bewegungsausmaß ohne Abweichungen in den Gelenken ausgeführt werden kann. Werden zwei oder alle Kriterien (Wiederholungszahl, Bewegungsausmaß, Alignment während der Ausführung) verfehlt, beginnen Sie mit den Übungen für Einsteiger, wird nur ein Kriterium verfehlt, üben Sie die Varianten für Fortgeschrittene, werden alle Kriterien erfüllt, machen Sie die Übungen für Profis.

Wichtigstes Ziel ist eine korrekte Ausführung mit guter Haltung. Dann sollten Sie das volle Bewegungsausmaß erreichen. Im letzten Schritt arbeiten Sie an der geforderten Wiederholungszahl.

7.2.1 Stabilität und Alignment der Beinachsen

Die tiefe Kniebeuge

Ausgangsstellung: Neutraler Stand mit hüftschmalen oder etwas weiter gestellten Füßen; die Füße sind parallel.

Bewegung: Tiefe Kniebeuge.

Ziel: Volle Beugung der Knie – 10 Wiederholungen.

Bewertung: Ausrichtung der Füße und Dorsalextension der Fußgelenke; Alignment der Beinachse; Beweglichkeit der Hüftgelenke; Aufrichtung der Wirbelsäule; Stabilität des unteren Rückens; Extension des Brustkorbs; Beinkraft; Schmerzfreiheit.

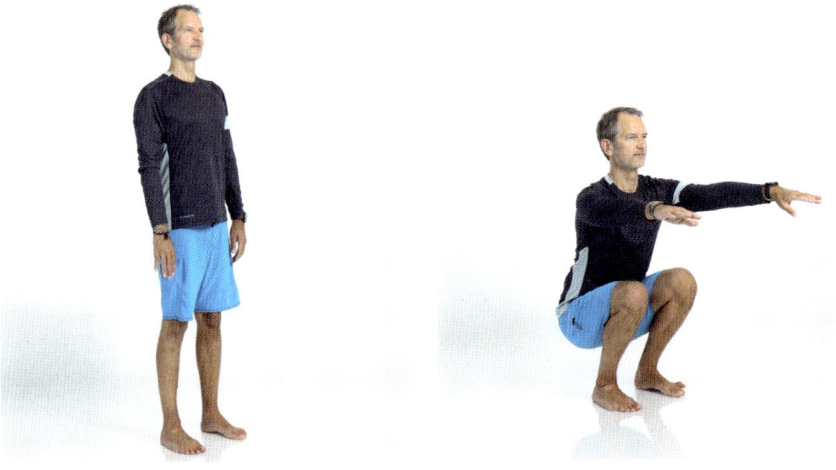

Einbeinstand, statisch

Ausgangsstellung: Einbeinstand.

Bewegung: Den Einbeinstand halten.

Ziel: Mindestens 30 Sekunden ohne Absinken des Beckens oder Verlust des Gleichgewichts.

Bewertung: Statische Stabilität in der Frontallinie (Hüfte); Balance.

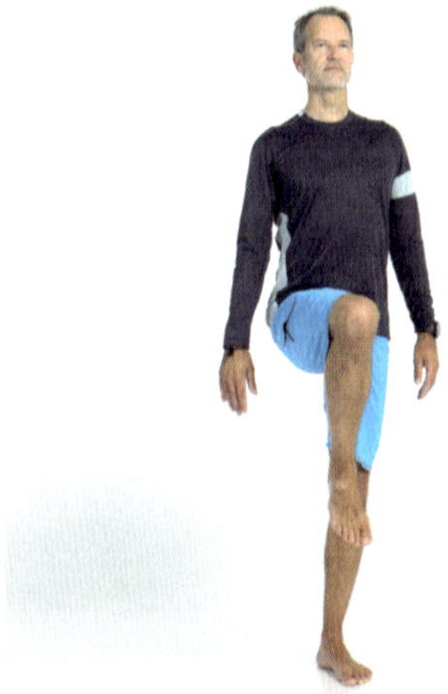

Einbeinstand, dynamisch

Ausgangsstellung: Einbeinstand.

Bewegung: Das Becken auf der Spielbeinseite senken und heben.

Ziel: Mindestens 30 Wiederholungen ohne Verlust des Gleichgewichts.

Bewertung: Dynamische Stabilität in der Frontallinie (Hüfte); Balance.

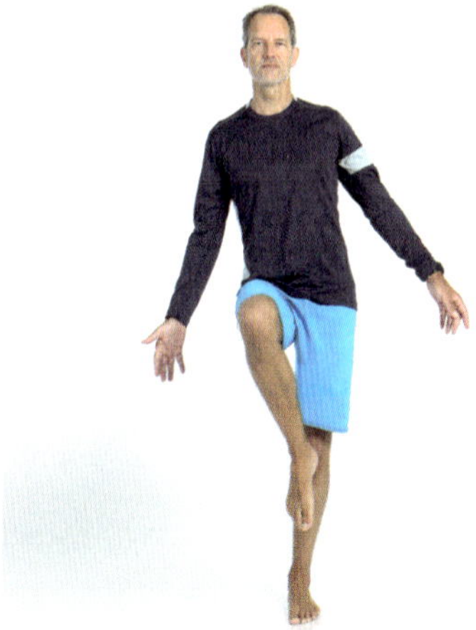

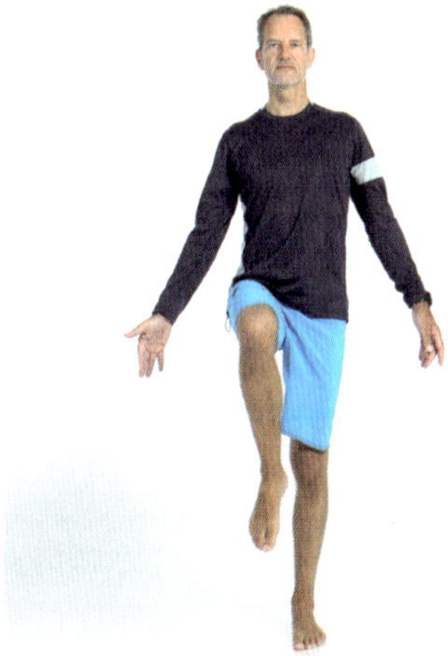

Kleine, einbeinige Kniebeugen in leichter Vorlage

Ausgangsstellung: Einbeinstand.

Bewegung: Kleine Kniebeugen; die Zehenspitzen sind noch sichtbar.

Ziel: Kontrolle der Beinachse; Schmerzfreiheit; 5-10 Wiederholungen.

Bewertung: Hüftstabilität in der Frontalebene; Balance; Einsatz der dorsalen Kette.

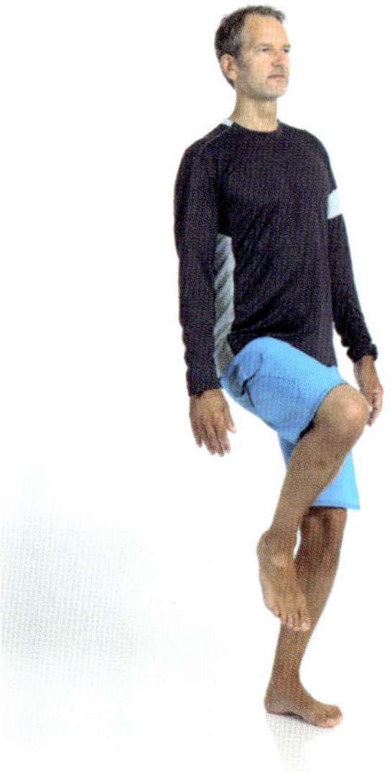

7.2.2 Rumpfstabilität in allen Ebenen

Liegestütz 1

Ausgangsstellung: Liegestütz mit neutralem Becken und WS.

Bewegung: Nur halten. Die Arme bis 90° beugen und strecken – die Arme sind eng am Körper.

Ziel: 30-60 Sekunden halten; 10 Wiederholungen mit guter Ausführung.

Bewertung: Stabilität der sagittalen Ebene; Schultergürtel – Organisation und Kraft.

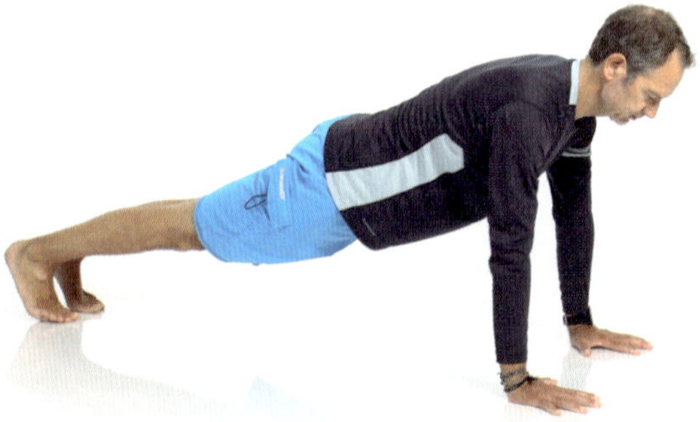

Liegestütz 2

Ausgangsstellung: Liegestütz mit neutralem Becken und WS.

Bewegung: Die Füße im Wechsel vom Boden heben – das Tempo langsam steigern.

Ziel: Keine Rotation des Beckens.

Bewertung: Stabilität der horizontalen Ebene (Rotationskontrolle).

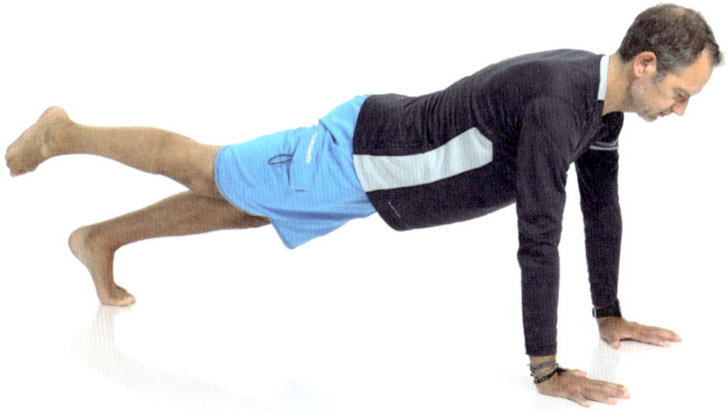

Seitstütz

Ausgangsstellung: Seitstütz auf dem Unterarm mit gestreckten Beinen; die Füße stehen aufeinander; Füße in 90° zum Unterschenkel.

Bewegung: Die Position halten.

Ziel: 30 Sekunden halten.

Bewertung: Stabilität der gesamten frontalen Ebene oder Laterallinie; Stabilität der Schultern und des Sprunggelenks.

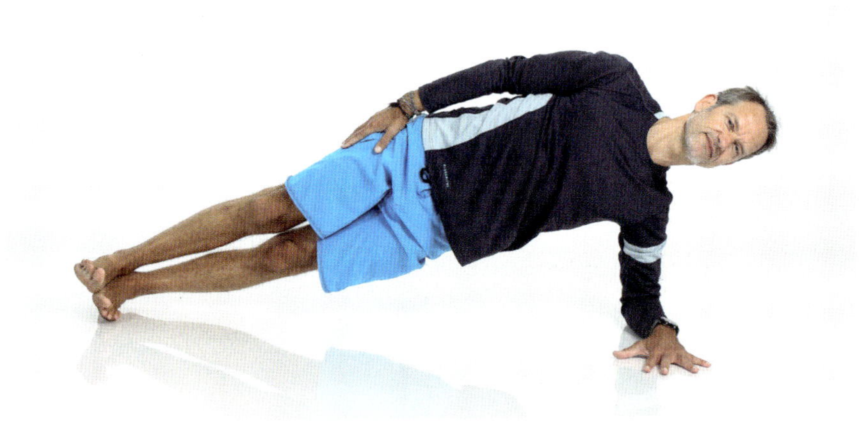

7.3 Test der Elastizität und des Rhythmus

Bouncen im Stand – elastische Faszien

Ausgangsstellung: Neutraler Stand mit hüftschmalen, parallelen Füßen.

Bewegung: Beidbeiniges Federn und kleine Sprünge.

Ziel: Kadenz von 180.

Bewertung: Kommt die Ferse auf den Boden? Lockerheit – kein unnötiger Muskeleinsatz; gleichmäßig elastisch federnd; aufrechte Haltung; Kadenz von 180 möglich.

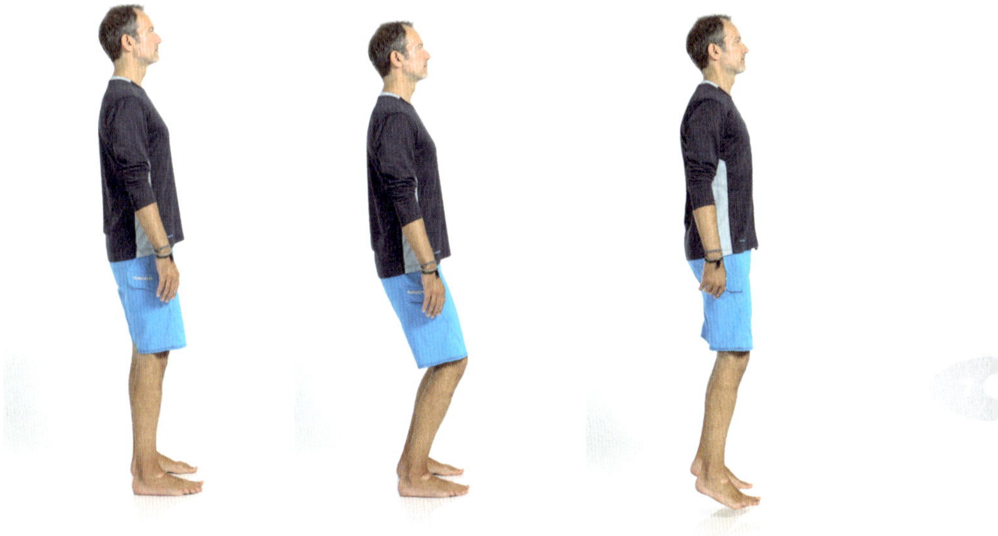

Bouncen im Stand – elastische Faszien

Ausgangsstellung: Neutraler Stand mit hüftschmalen, parallelen Füßen.

Bewegung: Einbeiniges Federn und kleine Sprünge.

Ziel: Kadenz von 120.

Bewertung: Kommt die Ferse auf den Boden? Lockerheit – kein unnötiger Muskeleinsatz; gleichmäßig elastisch federnd; aufrechte Haltung; Kadenz von 120 möglich.

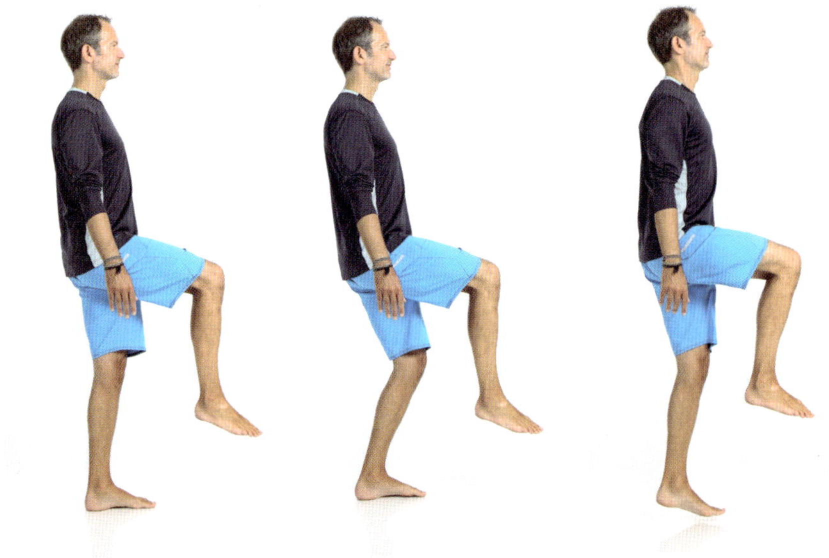

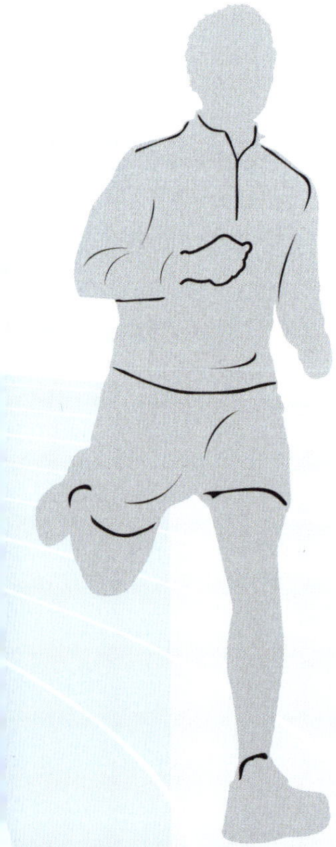

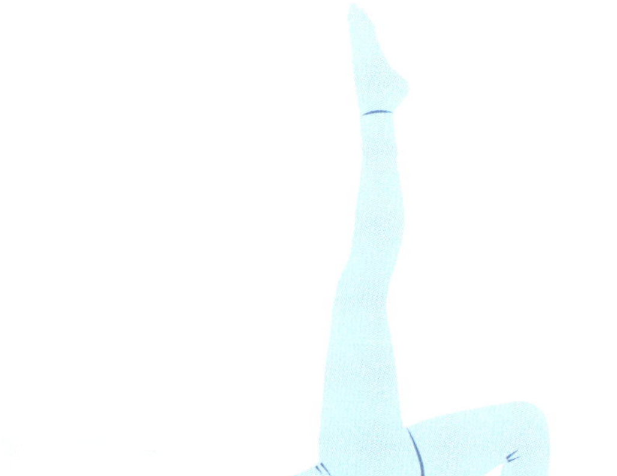

KAPITEL 8

PILATES ALS HEILMITTEL

Typische Laufbeschwerden und wie Sie damit umgehen

Kennen Sie das auch? Die Erkältung, die einfach nicht abklingen will, Schlaf, der keine wirkliche Erholung bringt, häufige Erschöpfung, ausbleibender Trainingserfolg, das kleine Zwicken in der Wade, der lästige Schmerz am Schienbein, dieses unangenehm reibende Gefühl an der Achillessehne, das Stechen hinter der Kniescheibe? Damit sind Sie nicht allein.

Solche oder ähnliche Beschwerden erleben bis zu 80 % aller Läufer im Zeitraum eines Jahres. Sie alle sind Zeichen von zu hartem Training und zu geringer Regeneration. Dies geht sogar so weit, dass jedes Jahr bis zu 50 % aller Läufer dazu gezwungen sind, eine Zeit lang mit dem Laufen zu pausieren oder wegen ständiger Probleme im Bewegungsapparat auf eine andere Sportart wie Radfahren oder Schwimmen umzusteigen.

8.1 Sympathikus im Angriffsmodus

Zu viel Ehrgeiz, ein eiserner Wille, durchzuhalten und geradezu obsessives Trainieren sind dabei genauso schädlich wie Überschätzung der eigenen Leistungsfähigkeit, anatomische Fehlbelastungen und unzureichend entwickelte Grundfähigkeiten. Die Überbelastung äußert sich zum einen durch eine Dysbalance zwischen dem sympathischen (Angriff, Flucht, Abbau) und dem parasympathischen (Ruhe, Erholung, Aufbau) System, zum anderen in Form von Beschwerden und Verletzungen des Bewegungsapparats.

Typische Anzeichen einer Dysbalance zugunsten des sympathischen Systems sind u. a.:

- Leistungsplateau oder Leistungsabfall trotz intensiven Trainings;
- Erschöpfung;
- Anfälligkeit für Erkältungen;
- schlechter Schlaf;
- erhöhter Ruhepuls;

- Stimmungsschwankungen;
- Konzentrationsmängel;
- Heißhunger auf Schokolade oder Ähnliches sowie
- Appetitlosigkeit.

Regelmäßige Pilates-Einheiten können hier Abhilfe schaffen. Durch die ruhige und konzentrierte Ausführung der Übungen in Einheit mit einer vollen und tiefen Atmung wird bevorzugt das parasympathische System angesteuert. Durch sanftes, trotzdem kraftvolles Bewegen kann Ihr Immunsystem sich erholen, aufbauende Prozesse im Körper werden angeregt und Ihre physischen und psychischen Batterien werden wieder aufgeladen. Darüber hinaus versetzt Sie das bewusste Ausführen der Bewegungen mit der Zeit in die Lage, selbst kleine Veränderungen Ihrer Psyche und Physis wahrzunehmen und Überlastungen entgegenzuwirken.

8.2 Zu viel ist zu viel

Bis zu 80 % aller Läufer verletzen sich jedes Jahr. Daran konnte bislang auch die ständige Entwicklung neuer und besserer Laufschuhe und Laufbekleidung nichts ändern.

Denn die Ursache für viele Verletzungen liegt nicht einfach an unzureichender Kleidung, Ausstattung und Schuhwerk. Sie lässt sich nicht mit der Kreditkarte ausmerzen, indem ein neues Paar Schuhe, Bandagen, Kompressionsstrümpfe oder anderes gekauft werden.

Die häufigste Ursache für Beschwerden und Verletzungen ist ein Ungleichgewicht von Belastung und Belastbarkeit des eigenen Bewegungsapparats. Auf gut Deutsch: Es wird zu hart trainiert und die eigene Belastbarkeit überschätzt. Hinzu kommen anatomische Fehlbelastungen durch fehlende oder noch nicht ausreichend entwickelte körperliche Kraft und Beweglichkeit.

> *Der menschliche Körper ist eine erstaunliche, anpassungsfähige, nahezu unaufhaltbare Überlebensmaschine, dazu gemacht, den Verschleiß millionenfacher Belastungszyklen auszuhalten.*
>
> *Starrett & Murphy (2014)*

Solche Fehleinschätzungen der eigenen Belastbarkeit führen dazu, dass viele, anfangs hoch motivierte Einsteiger aufgrund von wiederkehrenden Beschwerden den Laufsport wieder aufgeben. Aber Beschwerden und Verletzungen betreffen nicht nur unerfahrene Einsteiger, sondern auch erfahrene Läufer und Profis. Die Art der Verletzung ändert sich, aber nicht die Häufigkeit ihres Auftretens (statistisch gesehen, sind erfahrene Hobbyläufer am seltensten verletzt).

Im Folgenden möchte ich Ihnen einige Risikofaktoren vorstellen, um Ihre Wahrnehmung zu schärfen und Sie vor typischen Laufverletzungen zu schützen. Sollten Sie den einen oder anderen Punkt erfüllen, achten Sie auf Vorzeichen, üben Sie regelmäßig die Grundlagen (Laufform) und planen Sie genügend Zeit für Regeneration und Erholung ein.

Sollten Sie sich trotz aller Vorkehrungen doch einmal verletzen, unterstützt leichte Bewegung des entsprechenden Bereichs den Heilungsprozess besser als Ruhigstellung. Ist der Schmerz jedoch zu groß, sollten Sie einen Arzt konsultieren.

Sind es nur kleinere Beschwerden, mit denen Sie zuweilen kämpfen, nehmen Sie diese als Hinweis Ihres Körpers, woran Sie noch arbeiten müssen. Beschwerden sind wie Blockaden Ihres Bewegungspotenzials. Wenn Sie es schaffen, diese Blockaden zu lösen, werden Sie nicht nur mit Beschwerdefreiheit belohnt, sondern auch mit einer verbesserten Laufleistung und gesteigerter Freude an Ihrem Lieblingssport.

Diese Faktoren können Ihr Verletzungsrisiko steigern:

- Unerfahrenheit – Läufer mit Lauferfahrung von drei und mehr Jahren haben ein deutlich geringeres Verletzungsrisiko;
- hohe Laufumfänge von über 30 km die Woche;
- zu große, plötzliche Veränderungen im Trainingsplan;
- fehlendes Auf- und Abwärmen;
- Untergrund: weicher Boden (z. B. Laufen am Strand) belastet das myofasziale System, harter Boden (Asphalt) belastet Knochen und Gelenke;
- unterentwickelte Grundlagen (Laufform) und anatomische „Fehlhaltungen";
- muskuläre Defizite und Dysbalancen;
- Tragen von Flip-Flops und fehlendes regelmäßiges Barfußlaufen;
- hohes Körpergewicht;
- große Schritte nach vorne und Aufprall mit der Ferse bei nahezu gestrecktem Knie;
- frühere Verletzungen;
- fehlender Ausgleich und Regeneration sowie
- eiserner Wille.

Im Gegensatz dazu spielen folgende Faktoren in der Regel keine Rolle:

- Laufgeschwindigkeit,
- Geschlecht sowie
- Wetter und Jahreszeit.

8.3 Typische Laufverletzungen

8.3.1 Entzündung der Fußsohle (Plantarfaszie) und Fersensporn

Wie fühlt es sich an? – Symptome

- Schmerzen unter der Ferse, die morgens stärker sind und im Laufe des Tages geringer werden.
- Während des Laufens werden die Beschwerden besser oder verschwinden sogar, kommen danach aber wieder zurück.
- Ohne Behandlung kommt es aufgrund der Beschwerden zur Veränderung des Gangbildes.

Wo kommt es her? – Ursache

- Reizung der Fußsohle, zu feste Plantarfaszie durch z. B. fehlende Regeneration, hohe Trainingsumfänge, zu plötzliche Umstellung des Trainingsumfangs, falsches Schuhwerk, langes Stehen mit einhergehender Entzündung der Plantarfaszie und des umgebenden Gewebes.
- Zu viel Spannung auf der Achillessehne und der Wade, die den Fuß belastet.
- Überpronation.

Was kann ich tun? – Behandlung

- Mobilisieren Sie die Fußsohle vorsichtig mit einem Ball oder einer kleinen Rolle.
- Kühlen Sie die Fußsohle für einige Minuten, aber bringen Sie das Eis nicht in direkten Kontakt mit der Haut, um diese nicht zu schädigen.
- Um die Schmerzen zu reduzieren, können Gelkissen Linderung verschaffen.
- Gehen Sie zu einem Lauf- und/oder Pilates-Trainer Ihres Vertrauens und machen Sie eine Analyse Ihres Gangs und Ihrer Laufform.
- Überprüfen Sie Ihre Schuhe.
- Schonen Sie den Fuß.

Wie kann ich vorbeugen? – Prävention

- Verbessern Sie die Kraft und Mobilität Ihres Fußes (s. Barfußgehen).
- Mobilisieren Sie regelmäßig die Wade, Achillessehne und Fußsohle.

8.3.2 Entzündung der Achillessehne

Wie fühlt es sich an? – Symptome

- Schmerzen oder Brennen an der Achillessehne.
- Steifigkeit und Schmerz am Morgen mit einhergehender Einschränkung der Beweglichkeit des Fußgelenks.
- Reibendes Gefühl in der Achillessehne.
- Wärmebildung.
- Schwellung.

Wo kommt es her? – Ursache

- Feste Wadenmuskulatur.
- Abgeschwächte Wadenmuskulatur.
- Fehlstellung des Fußes.
- Zu schnelle Umstellung des Trainings und des Umfangs.
- Überpronation.
- Übertraining und zu geringe Regeneration.

Was kann ich tun? – Behandlung

- Sanftes Mobilisieren, wenn möglich.
- Kühlen Sie die Achillessehne in regelmäßigen Abständen für einige Minuten, aber bringen Sie das Eis nicht in direkten Kontakt mit der Haut, um diese nicht zu schädigen (akut).
- Sanfte Massage und Stretching der Wade und Fußsohle, um die Spannung auf die Achillessehne zu reduzieren.

Wie kann ich vorbeugen? – Prävention

- Verbessern Sie die Kraft und Mobilität von Fuß, Wade und Hamstrings (ischiokrurale Muskulatur, Muskeln der Oberschenkelrückseite).
- Mobilisieren Sie regelmäßig die Fußsohle.

8.3.3 Verstauchtes Fußgelenk

Wie fühlt es sich an? – Symptome

- Schwellung des Fußgelenks.
- Verfärbung von Fußgelenk und Fuß.
- Schmerzen und Bewegungseinschränkung des Fußgelenks.
- Gewichtsübernahme durch den Fuß schmerzhaft oder nicht möglich.
- Instabilität des Fußgelenks.

Wo kommt es her? – Ursache

- Umknicken.
- Ungewohntes Laufen auf unebenem oder weichem Untergrund.

Was kann ich tun? – Behandlung

- In der akuten Phase kühlen (s. oben) und, wenn möglich, sanft bewegen.
- Keine Bewegung, wenn sich hierdurch der Schmerz verstärkt.

Wie kann ich vorbeugen? – Prävention

- Die Stabilität des Fußgelenks verbessern.
- Balanceübungen auf einem Bein oder labilen Flächen, wie z. B. dem Aero-Step®, in das Training einbauen.
- Die Haltung verbessern.

8.3.4 Shin Splints (Schienbeinkantensyndrom)

Wie fühlt es sich an? – Symptome

- Brennen, Pochen oder Schmerzen an den Kanten der Schienbeine.
- Häufig stärker bei „kaltem Zustand", verbessert sich während des Gehens/Laufens – wird aber wieder stärker nach Beendigung der Bewegung.

Wo kommt es her? – Ursache

- Fersenlauf.
- Überpronation.
- Zu große Schrittlänge vor dem Körper.
- Zu hartes Aufsetzen des Fußes.
- Übertraining.
- Zu hohe Trainingsumfänge.
- Laufen auf ungewohntem Untergrund.
- Schwache oder feste Fuß- und Wadenmuskeln.

Was kann ich tun? – Behandlung

- In der akuten Phase kühlen (s. oben) und, wenn möglich, sanft bewegen.

Wie kann ich vorbeugen? – Prävention

- Die Kraft und Mobilität des Fußes und der Wade verbessern.
- Kadenz, Schrittlänge und allgemein die Laufform verbessern.
- Bewusstes Aufwärmen durch Gehen und kleine Übungen.
- Die Regeneration beachten.
- Sich mit kleinen Laufumfängen an ungewohnte Untergründe gewöhnen.

8.3.5 Kompartmentsyndrom der Wade

Wie fühlt es sich an? – Symptome

- Festigkeit oder Schmerzen in der Wade.
- Feste Stellen und kleine Schwellungen in der Wade.
- Aufgrund von Schmerzen muss der Lauf abgebrochen werden.

Wo kommt es her? – Ursache

- Unzureichendes Aufwärmen.
- Überbelastung.
- Fehlende Regeneration.

Was kann ich tun? – Behandlung

- Ruhe bzw. sanftes Bewegen.
- Eventuell Kühlung (Schwellung/Überwärmung) oder Wärme (Festigkeit/Krämpfe).
- Massage im nicht akuten Zustand.

Wie kann ich vorbeugen? – Prävention

- Kräftigung und Mobilisation der Wade.
- Die Laufform verbessern.
- Auf eine ausreichende Aufwärmphase achten.

8.3.6 Runner's Knee – Chondromalacia patellae

Wie fühlt es sich an? – Symptome

- Schmerzen beim Beugen der Knie (Hocke).
- Unangenehme oder schmerzhafte Knie beim Treppab- oder allgemein Abwärtsgehen.
- Allgemein Schmerzen oder ein unangenehmes Gefühl unter der Kniescheibe und um sie herum.

Wo kommt es her? – Ursache

- Fehlhaltung der Beinachse.
- Fehlstellung in Fuß oder Hüfte.
- Muskuläre Dysbalancen oder Bewegungseinschränkungen in der Fuß- und Beinbewegung.
- Fester Quadrizeps, Hamstrings, Glutäen oder iliotibiales Band.

Was kann ich tun? – Behandlung

- Sanftes Dehnen von Quadrizeps, Hamstrings, Glutäen und iliotibialem Band.
- Myofasziales Lösen mit der Faszienrolle.

Wie kann ich vorbeugen? – Prävention

- Kräftigung und Mobilisation der Glutäen und Hamstrings.
- Mobilisation des iliotibalen Bands und des Quadrizeps.
- Die tiefe Hocke üben.
- Die Laufform mit Fokus auf die Beinachsen üben bzw. verbessern.
- Verbesserung von Haltung und Rumpfstabilisation.

8.3.7 Runner's Knee – iliobitales Bandsyndrom

Wie fühlt es sich an? – Symptome

- Knieschmerzen an der Außenseite des Knies.
- Knieschmerzen während des Laufens, vor allem bergab.
- Die Schmerzen lassen nach, wenn Sie aufhören zu laufen.
- Knieschmerzen sowohl beim Beugen als auch beim Strecken möglich.

Wo kommt es her? – Ursache

- Unzureichende Stabilisation des Beckens.
- Überbeanspruchung.
- Laufen auf ungewohntem Terrain mit hoher Beanspruchung an die Stabilisation.

Was kann ich tun? – Behandlung

- Sämtliche Beinmuskeln sanft massieren und dehnen.
- Iliotibiales Band mit der Faszienrolle ausrollen.
- Iliotibiales Band „dehnen".

Wie kann ich vorbeugen? – Prävention

- Die Stabilisation des Beckens verbessern.
- Die Haltung verbessern.
- Regelmäßig das iliotibiale Band ausrollen.

8.3.8 ISG-Syndrom

Wie fühlt es sich an? – Symptome

- Schmerzen im Bereich des Kreuzbeins.
- Schmerzen im unteren Rücken, die in eine Gesäßhälfte ausstrahlen.
- Die Schmerzen strahlen in einigen Fällen in ein Bein aus.

Wo kommt es her? – Ursache

- Fehlende Stabilität des ISG (Iliosakralgelenk) – Hypermobilität.
- Allgemein fehlende Beweglichkeit – Hypomobilität.
- Unzureichende Haltung und Laufform.
- Fester M. piriformis (birnenförmiger Muskel).
- Beckentiefstand oder -verwringung.

Was kann ich tun? – Behandlung

- Wärmeanwendung.
- Dehnen des M. piriformis.
- Sanfte Bewegung.
- In hartnäckigen Fällen Behandlung durch Manualtherapeuten.
- Bei Verdacht auf Fehlstellung des Beckens das Becken durch Manualtherapeuten kontrollieren lassen.

Wie kann ich vorbeugen? – Prävention

- Die Haltung und die Laufform verbessern.
- Die Gesäßmuskeln kräftigen und Stabilitätstraining bei Hypermobilität.
- Die Hüfte mobilisieren und muskuläre Dysbalancen ausgleichen.
- Regelmäßig mobilisieren und dehnen bei Hypomobilität.

8.3.9 Leistenschmerz (Adduktoren)

Wie fühlt es sich an? – Symptome

- Schmerzen im Bereich der Leiste.
- Schmerzen am Schambein.

Wo kommt es her? – Ursache

- Fehlende Stabilität der Hüftgelenke.
- Unzureichende Haltung und Laufform.
- Feste Adduktoren.
- Überlastung der Adduktoren.

Was kann ich tun? – Behandlung

- Pause von 7-14 Tagen.
- Sanftes Dehnen der Adduktoren.
- Wärmeanwendung.
- Bestrahlung.
- Behandlung durch Manualtherapeuten.
- In hartnäckigen Fällen Injektion durch Arzt.

Wie kann ich vorbeugen? – Prävention

- Die Haltung und die Laufform verbessern.
- Stabilitätstraining der Hüftgelenke.
- Die Hüfte mobilisieren und muskuläre Dysbalancen ausgleichen.
- Regelmäßiges Dehnen der Adduktoren.

8.3.10 Piriformissyndrom

Wie fühlt es sich an? – Symptome

- Schmerzen tief im Gesäß.
- Die Schmerzen strahlen manchmal in die Beinrückseite oder in den Fuß aus (wenn der Ischiasnerv kompromittiert wird).
- Die Schmerzen werden im Stehen, beim Treppensteigen oder Sitzen schlimmer.

Wo kommt es her? – Ursache

- Schwache Gesäßmuskeln.
- Feste Adduktoren.
- Unzureichende Haltung und Laufform.
- Überbeanspruchung.

Was kann ich tun? – Behandlung

- Pause bzw. sanfte Bewegung.
- Dehnung des M. piriformis.
- Massage.
- Selbstmassage mit dem Massageball.

Wie kann ich vorbeugen? – Prävention

- Die Haltung und die Laufform verbessern.
- Die Gesäßmuskeln kräftigen.
- Die Hüfte mobilisieren und muskuläre Dysbalancen ausgleichen.

8.3.11 LWS-Syndrom

Wie fühlt es sich an? – Symptome

- Diffuse Schmerzen im Bereich des unteren Rückens.
- Teilweise ausstrahlende Schmerzen in Gesäß und Beine.

Wo kommt es her? – Ursache

- Schwache Rumpfmuskeln.
- Unzureichende Haltung und Laufform.
- Überbeanspruchung.

Was kann ich tun? – Behandlung

- Wärmeanwendungen.
- Massage der umgebenden Muskulatur.
- Stützende Bandagen.
- In hartnäckigen und schlimmen Fällen hilft nur der Weg zum Arzt.

Wie kann ich vorbeugen? – Prävention

- Die Haltung und die Laufform verbessern.
- Die Rumpfmuskeln kräftigen.
- Den Rücken mobilisieren und dehnen.

DER RICHTIGE LAUFSCHUH?!

With High Tech Shoes you get Low Tech Feet.

Ido Portal

Über den richtigen Laufschuh wurde und wird viel diskutiert.

- Wie sinnvoll ist die Erhöhung der Ferse im Vergleich zum Vorfuß (Sprengung)?
- Brauchen wir umfangreiche Dämpfungssysteme?
- Wie sinnvoll sind eingebaute Orthesen, die den Fuß passiv unterstützen?
- Müssen Laufschuhe etwa alle 800 Laufkilometer ersetzt werden?

Es gibt sicherlich Gründe, warum in besonderen Fällen nur ein ausgeklügelter Schuh die Lösung für ein beschwerdefreies Laufen darstellt. Aber sind Laufschuhe die magische Zutat für ein gesundes Laufen?

Im Jahr 2019 wurden allein in Deutschland Sportschuhe im Wert von 2.587 Millionen Euro verkauft (in den USA als größten Sportschuhmarkt sogar 14.748 Millionen Euro).

Die Industrie hat also ein großes Interesse daran, den Mythos „Laufschuh" aufrechtzuerhalten. Dabei gibt es keine wissenschaftliche Studie, die belegt, dass Laufschuhe mit orthopädischen Stützen und Polsterung Laufverletzungen verhindern können!

Das größte Versprechen der Sportindustrie, dass ein guter Laufschuh (High-Tech-Polsterung und Unterstützung des Fußes) das A und O für ein gesundes und beschwerdefreies Laufen darstellt, ist wissenschaftlich nicht belegt.

Verschiedene Studien der letzten Jahre gehen eher davon aus, dass gesundes Laufen in erster Linie eine Frage der Lauftechnik (gut entwickelte Laufform und gute Trainingsplanung) ist und aufwendige Laufschuhe eher ein Hindernis für das Erlernen einer guten Technik darstellen. Sie schwächen den Fuß bzw. verhindern, dass er seine Kraft und Beweglichkeit entwickelt. Sie behindern eine volle Beweglichkeit des Sprunggelenks und verführen dazu, mit Fersenaufsatz zu laufen, was die körpereigene Dämpfung drastisch reduziert.

Ist erst einmal der Fuß geschwächt, wandert die Schwächung über die Achillessehne, zum Knie, den Hüften, die Wirbelsäule und weiter nach oben. Kommen „runde" Schultern und ein nach vorne geschobener Kopf dazu, ist die gesamte dorsale Kette gestört und somit genau die Muskeln und Gewebe, die für unsere Aufrichtung und unseren Vortrieb sorgen sollen.

Wenn die Lösung all dieser Probleme nur das passende Schuhwerk für Ihren Fuß und Ihren bevorzugten Laufuntergrund (Straße, unbefestigtes Terrain) ist, warum haben sich dann die Verletzungen bei Läufern in den letzten 40 Jahren nicht mit der Entwicklung von immer besseren Laufschuhe zurückentwickelt?

Danke,
dass Sie Pilates für Läufer gelesen haben.

Es gibt viele Möglichkeiten, Ihren Weg zum besten Läufer, der Sie sein können, fortzusetzen.

- Finden Sie Videos zum Buch mit Übungsbeschreibungen und Übungssequenzen auf YouTube® unter Pilates Christian Lutz
- Erfahren Sie mehr über Pilatespeople im Internet unter www.pilatespeople.de
- Gehen Sie voran auf Ihrem Pilates-Weg und besuchen Sie unsere Kurse online www.pilatespeople.de
- Oder kommen Sie zu uns ins Studio nach Hamburg:
  Pilatespeople – Pilates Studio Hamburg, Schulweg 30a, 20259 Hamburg
- Lassen Sie sich unterstützen auf Ihrem Weg zur optimalen Laufform auf einem unserer Workshops und Seminare.
- Für weitere Informationen sowie Fragen zum Thema Pilates und Laufen kontaktieren Sie uns bitte per E-Mail unter info@pilatespeople.de

ANHANG

1 Literaturliste

Beach, P. (2010). *Muscles and meridians*. London: Churchill Livingstone.

Black, M. (2015). *Centered*. Pencaitland: Handspring Publishing Ltd.

Calais-Germain, B. (2005). *Anatomy of breathing*. Seattle: Editions Des Iris.

Calais-Germain, B. (2007). *Anatomy of movement* (revised edition). Seattle: Eastland Press.

Clippinger, K. (2007). *Dance anatomy and kinesiology*. Champaign: Human Kinetics.

Earls, J. & Myers, T. (2010). *Fascial release for functional balance*. Chichester: Lotus Publishing.

Earls, J. (2014). *Born to walk – myofascial efficiency and the body in movement*. Chichester: Lotus Publishing.

Earls, J. (2016). *Born to walk*. Aachen: Meyer & Meyer Verlag.

Feldenkrais, M. (1996). *Bewusstheit durch Bewegung*. Berlin: Suhrkamp Verlag.

Finatto, P., Soares Da Silva, E., Okamura, A. B., Almada, B. P., Oliveira, H. B., Peyré-Tartaruga, L. A. (März 2018) Pilates training improves 5-km run performance by changing metabolic cost and muscle activity in trained runners. *PLOS ONE*.

Franklin, E. (1999). *Befreite Körper*. Kirchzarten: VAK Verlags GmbH.

Franklin, E. (2000). *Entspannte Schultern, gelöster Nacken*. München: Kösel Verlag.

Franklin, E. (2002). *Beckenboden Power*. München: Kösel Verlag.

Friedman, P. & Eisen, G. (1984). *The Pilates Method of Physical and Mental Conditioning*. New York: Warner Books.

Fuller, R. Buckminster (1961). *Tensegrity. Portfolio and Art News Annual, No. 4*. The Art Foundation Press.

Gallagher, S. & Kryzanowska, R. (1999). *The Pilates method of body conditioning*. Philadelphia (PA): BainBridgeBooks.

Geweniger, V. & Bohlander, A. (2012). *Das Pilates-Lehrbuch*. Berlin.

Gracovetsky, S. (2008) *The spinal engine*. Springer Verlag: New York.

Hamilton M.T. et al. (July 2008) Too tittle exercise and too much sitting: Inactivity physiology and the need for new recommendations on sedentary behaviour. *Current Cardiovascular Risk Reports*, 292-298.

Historische Pilates-Videos von M. Bowen und Power Pilates.

Ingber, D. (1998). The architecture of life. *Scientific American*, January, 48-57.

Kapandji, I. A. (2001). *Funktionelle Anatomie der Gelenke*. Hippokrates Verlag.

Laarz, D. (2017) Atem. *Geo Magazin*, (02) 42-50.

Langevin, H. (2006). Connective Tissue: a bodywide signaling network? *Medical Hypotheses, 66 (6)*, 1074- 1077.

Larkam E. (2017). *Fascia in motion* (1. Aufl.). Handspring Publishing.

Larsen, C. (2006). *Füße in guten Händen* (2. Aufl.). Thieme.

Larsen, C. (2007). *Gut zu Fuß ein Leben lang* (3. Auflage). Trias.

Larson, P. et al. (Dez. 2011). Foot strike patterns of recreational and subelite runners in a longdistance road race. *Journal of Sports Science*, 1665-1673.

Laws, A., Williams, S. & Wilson, C. (Sept. 2017). The effect of clinical Pilates on functional movement in recreational runners. *Int. J. Sports Med.*, 776-780.

Lederman, E. (2013). *Therapeutic stretching: Toward a functional approach*. Edinburgh: Churchill Livingston.

Lee, D. (2011). *The pelvic girdle: An integration of clinical expertise and research* (4. Aufl.). Edinburgh: Elsevier.

Lieberman, D. et al. (Jan 2010). Foot strike patterns and collision forces in habitually barefoot versus shod runners. *Nature*, 531-535.

Luchau, T. (2015). *Advanced myofascial techniques*. Volume 1. Handspring Publishing Ltd., Edinburgh.

Marquardt, M. (2012). *Die Laufbibel* (11. Aufl.). spomedis.

McDougall, C. (2010). *Born to run*. Profile Books.

McDougall, C. (2010). *Born to Run*. München: Karl Blessing Verlag.

Morton, D. J. (1922) *Evolution of the human foot*. Nachdruck. Milton Keynes UK: Lightning Sources UK Ltd.

Myers, T. (2001). *Anatomy trains*. Edinburgh: Churchill Livingston.

Pilates, J. H. (1934). *Your health*. Nachdruck 1998. Presentation Dynamics Inc.

Pilates, J. H. & Miller, W. R. (1945). *Return to life through Contrology*. Nachdruck 2003. Presentation Dynamics Inc.

Rahn, S. & Lutz, C. (2017). *Pilates – das komplette Trainingsbuch*. Aachen: Meyer & Meyer.

Rahn, S. & Lutz, C. (2019). *Pilates mit Kleingeräten*. Aachen: Meyer & Meyer.

Richardson, C., Hodges, P. & Hides, J. (2009). *Segmentale Stabilisation im LWS- und Beckenbereich* (1. Aufl.). München: Urban & Fischer.

Richter, P. & Hebgen, E. (2011). *Triggerpunkte und Muskelfunktionsketten*. Stuttgart: Haug Verlag.

Rincke, E. (2015). *Joseph Pilates: Der Mann dessen Name Programm wurde*. Freiburg im Breisgau: Verlag Herder.

Rolf, I. P. (1977). *Rolfing: The integration of human structures*. New York: Fitzhenry & Whiteside Ltd.

Romanov, N. (2002). *Pose method of running*. Pose Method Publishing, Miami.

Romanov, N. (2014). *The running revolution*. Penguin Books.

Romanov, N. & Fletcher, G. (2007). Runners do not push off the ground but fall forwards via a gravitational torque. *Sports Biomechanics*.

Saxby, L. & Wilkinson M. (2018). *Foot function, excercise related pain and the influence of footwear*. Joe Nimble.

Schleip, R. & Müller, D. (Jan 2013). Training principles for fascial connective tissue – scientific foundation and suggested applications. *Journal of Bodywork and Movement Therapy*, 103-115.

Schleip, R. (2011). Principles of fascia fitness. *www.terra-rosa.com*. Issue 7.

Starrett, K. & Murphy T. J. (2014). *Ready to run*. Victory Belt Publishing, Las Vegas.

Tittel, K. (2003). *Beschreibende und funktionelle Anatomie des Menschen* (14. Aufl.). Amsterdam: Elsevier Urban & Fischer.

Vleeming, A., Mooney, V. & Stoeckart, R. (2007). *Movement, stability and lumbarpelvic pain* (2. Aufl.). Churchill, Livingston, Elsevier.

Wells, C., Kolt, G. S., Marshall, P., Hill, B. & Bialocerkowski, A. (Juli 2014). The effectiveness of Pilates exercise in people with chronic low back pain: A systematic review. *PLOS ONE, Vol 9, Issue 7.*

2 Bildnachweis

Coverlayout: Sannah Inderelst, Grafiken von: Adobe Stock

Innenlayout: Sannah Inderelst

Grafiken Innenteil: S. 25, 39, 159 : Adobe Stock
S. 26: Tensegrity Modell aus Slomka, G.: Faszien in Bewegung (4. Auflage), S. 84 - mit freundlicher Genehmigung der Autorin
Kapitelaufmacher: Adobe Stock

Satz: Guido Maetzing, www.mmedia-agentur.de

Lektorat: Dr. Irmgard Jaeger

Fotos Innenteil: TOGU

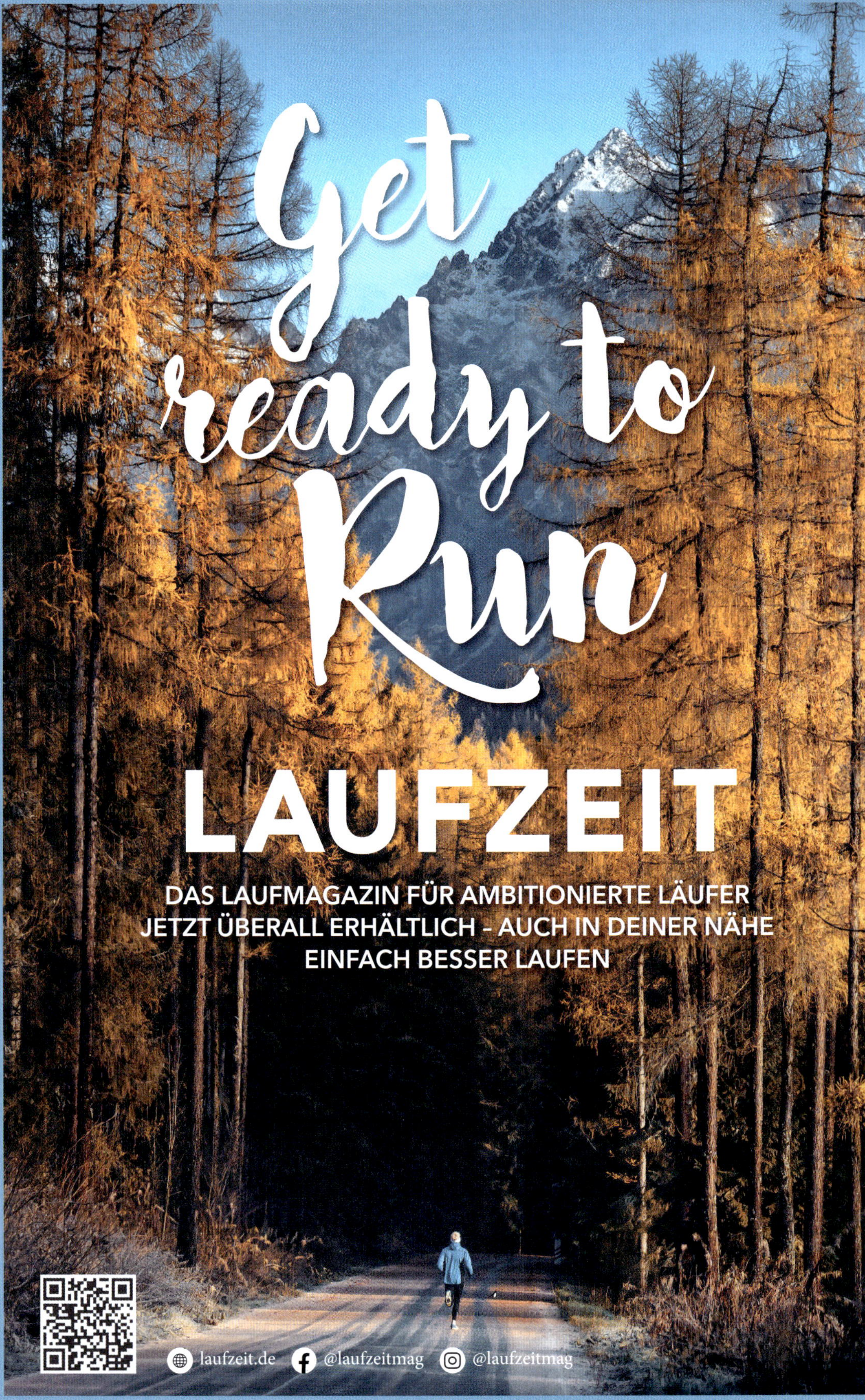
Get ready to Run
LAUFZEIT
DAS LAUFMAGAZIN FÜR AMBITIONIERTE LÄUFER
JETZT ÜBERALL ERHÄLTLICH - AUCH IN DEINER NÄHE
EINFACH BESSER LAUFEN
laufzeit.de
@laufzeitmag
@laufzeitmag